(하)

황제내경소문
(黃帝內經素問)

崔 亨 柱 해역

자유문고

차 례

(상) 차 례

(중) 차 례

제21권 황제내경소문
(黃帝內經素問第二十一卷)

※ 제72편 자법론(刺法論)과 제73편 본병론(本病論)의 2편이 유실(遺失)되었는데 후세에 연혁(沿革)해 놓은 것이 있다. 이 연혁해 놓은 두 편은 문장이 조잡하고 사리가 비루하여 참고할 만하지 못하다고 하였다.

아무튼 이 두 편을 제71편의 뒤에 삽입하여 편집하였으니 참고하기 바란다. 본래는 후미에 별도로 삽입하고자 했으나 우선 제자리에 넣을 뿐, 특별한 의미를 두지 않았다.

제72편 자법론(刺法論篇第七十二)
〈유일(遺逸)편을 수습함〉

자법론(刺法論)이란 오운육기(五運六氣)가 정상을 잃어 병이 발생했을 때 침을 놓아 치료하는 방법을 논술한 것이다.

육기(六氣)가 오르고 내리는 데에서 앞으로 나아가지 못하고 막히게 되어 일어난 병을 치료할 때의 침놓는 법과 육기가 바르게 옮겨가지 못하고 제 위치를 물러나지 못하여 발생하는 병을 치료할 때의 침놓는 법을 논했고, 사천(司天)과 재천(在泉)의 강(剛)과 유(柔)가 제자리를 지키지 못하여 역려(疫厲)를 일으켰을 때의 치료법과 오역(五疫)을 예방하고 치료하는 방법과 외사(外邪)가 12장부에 침범하여 일어나는 병을 치료할 때의 침놓는 법을 논했다.

제72편은 유실(遺失)되었다. 본 편은 이곳 저곳에 흩어져 있는 것들을 수습했다고 했다.

I. 갑자기 울(鬱)한 것의 침자법(鍼刺法)

황제가 물었다.

"기의 오르고 내리는 것이 앞으로 진행되지 못하고 기의 사귐에 변화가 있으면 갑자기 울결(鬱結)이 이루어진다는 것을 나는 이미 알고 있습니다. 어떻게 하면 살아 있는 영(靈 : 백성)을 구제하고 울(鬱)한 기를 물리칠 수 있겠습니까?"

기백이 머리를 조아려 두 번 절하고 대답했다.

"훤히 빛나는 질문이십니다. 신(臣 : 기백)이 부자(夫子 : 기백의 스승)의 말씀을 들은 바로는, 이미 천지육원(天地六元)의 기를 밝혔으면 모름지기 침놓는 법을 연구하여 울(鬱)한 것을 꺾고 운기(運氣)를 붙잡아 약한 것을 보(補)하고 진기(眞氣)를 온전히 하며 왕성한 것을 쏟게 해주고 남아도는 것을 제거하여야 이에 고통을 제거할 수 있는 것입니다."

"원컨대 모두를 듣고자 합니다."

"올라야 할 것이 앞으로 하지 못하면 곧바로 매우 흉한 일이 있게 됩니다.

목기(木氣)가 사천(司天)의 좌간(左間)으로 오르려 할 때 천주(天柱 : 金星)가 막아서 억제하여 목기가 울(鬱 : 막힘)하게 됩니다. 울한 목기가 발하려면 또한 모름지기 목이 왕성해지는 때를 기다려야 하는데 이 때는 마땅히 족궐음간경(足厥陰肝經)의 정혈(井穴)에 침을 놓아야 합니다.

화기(火氣)가 사천의 좌간으로 오르려 할 때 천봉(天蓬 : 水星)이 막아서 억제하여 화기가 울하게 됩니다. 울한 화기가 발하려면 또한 모름지기 화가 왕성해지는 때를 기다려야 하는데 이 때는 군화(君火)와 상화(相火) 모두 심포락(心包絡)의 영혈(榮血)에 침을 놓습니다.

토기(土氣)가 사천의 좌간으로 오르려 할 때 천충(天衝 : 木星)이 막아서 억제하여 토기가 울하게 됩니다. 울한 토기가 발하려면 또한 모름지기 토(土)가 왕성해지는 때를 기다려야 하는데 이 때는 마땅히 족태음비경(足太陰脾經)의 수혈(兪血)에 침을 놓아야 합니다.

금기(金氣)가 사천의 좌간으로 오르려 할 때 천영(天英 : 火星)이 막아서 억제하여 금기가 울하게 됩니다. 울한 금기가 발하려면 또한 모름지기 금(金)이 왕성해지는 때를 기다려야 하는데 이 때는 마땅히 수태음폐경(手太陰肺經)의 경혈(經穴)에 침을 놓아야 합니다.

수기(水氣)가 사천의 좌간으로 오르려 할 때 천예(天芮 : 土星)가 막아서 억제하여 수기가 울하게 됩니다. 울한 수기가 발하

려면 또한 모름지기 수(水)가 왕성해지는 때를 기다려야 하는데
이 때는 마땅히 족소음신경(足少陰腎經)의 합혈(合穴)에 침을
놓아야 합니다."

(황제문왈 승강이 부전하고 기교가 유변하여 곧 폭울을 성하니 여는 이지지
하되 여하히 생령을 예구함을 가히 득각호아? 기백이 계수하고 재배하고 대왈
소호재라 문이여! 신이 문부자하니 언하되 천원에 기명하면 법자를 궁하여 가
히 써 절울하고 부운하며 보약하고 전진하며 사성하고 견여하여 사고를 제함이
라. 제왈 원컨대 졸문지라. 기백왈 승의 부전이면 곧 심흉이 유니라. 목욕승하
면 천주가 질억지하고 목욕발울이면 역수에 대시니 당히 족궐음의 정을 자하고
화욕승하면 천봉이 질억지하고 화욕발울이면 역수에 대시니 군화와 상화 동히
포락의 영을 자하고 토욕승하면 천충이 질억지하고 토욕발울이면 역수에 대시
니 당히 족태음의 수를 자하고 금욕승하면 천영이 질억지하고 금욕발울이면 역
수에 대시니 당히 수태음의 경을 자하고 수욕승하면 천예가 질억지하고 수욕발
울이면 역수에 대시니 당히 족소음의 합을 자하니라.)

黃帝問曰 升降不前[1] 氣交有變 卽成暴鬱 余已知之 如何預救生
靈[2] 可得却乎 岐伯稽首再拜對曰 昭乎哉問 臣聞夫子言[3] 旣明天
元[4] 須窮刺法 可以折鬱扶運 補弱全眞 寫盛蠲餘 令除斯苦 帝曰 願
卒聞之 岐伯曰 升之不前 卽有甚凶也 木欲升而天柱[5]窒抑之 木欲
發鬱亦須待時[6] 當刺足厥陰之井[7] 火欲升而天蓬[8]窒抑之 火欲發鬱
亦須待時 君火相火同刺包絡之榮[9] 土欲升而天衝[10]窒抑之 土欲發
鬱亦須待時 當刺足太陰之兪[11] 金欲升而天英[12]窒抑之 金欲發鬱亦
須待時 當刺手太陰之經[13] 水欲升而天芮[14]窒抑之 水欲發鬱亦須待
時 當刺足少陰之合[15]

1) 升降不前(승강부전) : 오르고 내리는 것이 앞으로 하지 못하다. 세기(歲氣)
   의 좌우간기(左右間氣)는 연지(年支)의 변동에 따라 이동한다. 묵은해의 재
   천(在泉)의 우간(右間)이 올라 새해의 사천(司天)의 좌간(左間)이 되는 것
   을 승(升 : 오르다)이라 하고 묵은해의 사천의 우간이 내려 새해의 재천의 좌
   간이 되는 것을 강(降 : 내리다)이라 한다. 예를 들면 진년(辰年)에는 묵은

해인 묘년(卯年)의 재천의 우간인 궐음풍목(厥陰風木)이 올라 새해의 사천
의 좌간이 되어야 하고 묘년의 사천의 우간인 소양상화(少陽相火)가 내려와
진년의 재천의 좌간이 되어야 하는 것이다.

2) 生靈(생령) : 생민(生民)과 같다. 백성을 뜻한다.

3) 夫子言(부자언) : 기백의 선생인 추대계(僦貸季)이다.

4) 天元(천원) : 천지육원(天地六元)의 기(氣)를 뜻한다. 앞의 제71편 육원정
   기대론(六元正紀大論)에 자세히 나와 있다.

5) 天柱(천주) : 금성(金星)의 별칭이다. 하늘에서는 천주(天柱)라고 하고 땅
   에서는 지효(地皛)라 한다. 그 밖에 태백성·장경성(長庚成)·계명성(啓明
   星)이라고도 한다.

6) 待時(대시) : 때를 기다리다. 곧 자신에게 맞는 때를 뜻한다.

7) 足厥陰之井(족궐음지정) : 족궐음의 정혈은 대돈혈(大敦血)이다.

8) 天蓬(천봉) : 수성(水星)의 별칭이다. 하늘에서는 천봉이요 땅에서는 지현
   (地玄)이라 한다. 또 진성(辰星)이라고도 한다.

9) 包絡之榮(포락지영) : 포락의 영혈은 노궁혈(勞宮六)이다.

10) 天衝(천충) : 목성(木星)의 별칭이다. 하늘에서는 천충이요 땅에서는 지창
    (地蒼)이라 한다. 또 세성(歲星)이라고도 한다.

11) 足太陰之兪(족태음지수) : 족태음의 수혈은 태백혈(太白穴)이다.

12) 天英(천영) : 화성(火星)의 별칭이다. 하늘에서는 천영이요 땅에서는 지동
    (地彤)이라 한다. 또 형혹성이라고도 한다.

13) 手太陰之經(수태음지경) : 수태음의 경혈은 경거혈(經渠穴)이다.

14) 天芮(천예) : 토성(土星)의 별칭이다. 하늘에서는 천예라 하고 땅에서는 지
    부(地阜)라고 한다. 일명 진성(鎭星)이라고도 한다.

15) 足少陰之合(족소음지합) : 족소음의 합혈은 음곡혈(陰谷穴)이다.

2. 승강(升降)의 도(道)를 먼저 다스려야 한다

황제가 말했다.

"올라야 하는데 앞으로 하지 못하는 것을 예방할 수 있다는데
원컨대 그 내려오는 것도 예방할 수 있는지 듣고자 합니다."

기백이 말했다.

"이미 그 오르는 것에 밝게 되면 반드시 그 내려가는 것에도 통달할 수 있습니다. 오르고 내리는 것의 도(道)는 다 먼저 다스릴 수 있습니다.

목기(木氣)가 재천(在泉)의 좌간(左間)으로 내려오려 할 때 지효(地晶 : 金星)가 막아서 억제하면 내려와 들어오지 못하고 울(鬱)하게 되는데 울하던 목기가 발(發)하여 흩어져야 제자리를 얻게 되는 것입니다. 내려와서 울(鬱)이 발하게 되면 사나움이 사천(司天)의 간기(間氣)가 때를 기다리고 있는 것과 같으며 내려와 아래에 위치하지 못하게 되면 울하는 것은 더욱 빨라지게 됩니다.

내려오게 하여야 그 승하는 바를 꺾을 수 있으니 마땅히 수태음경(手太陰經)의 경기(經氣)가 나오는 정혈(井穴)에 침을 놓고 수양명경(手陽明經)의 경기가 들어가는 합혈(合穴)에 침을 놓아야 합니다.

화기(火氣)가 재천의 좌간으로 내려오려 할 때 지현(地玄 : 水星)이 막아서 억제하면 내려와 들어오지 못하고 울하게 되는데 울하던 화기가 발하여 흩어져야 가한 것입니다.

마땅히 그 승하는 바의 기를 꺾어야 그 울하던 기를 흐트러뜨릴 수 있으니 마땅히 족소음경(足少陰經)의 경기가 나오는 곳에 침을 놓고 족태양경(足太陽經)의 경기가 들어가는 합혈(合穴)에 침을 놓아야 합니다.

토기(土氣)가 재천의 좌간으로 내려오려 할 때 지창(地蒼 : 木星)이 막아서 억제하면 아래로 내려오지 못하고 토기(土氣)가 울하게 되는데 울하던 토기가 발하여 흩어져야 들어올 수 있게 됩니다. 마땅히 그 승하는 기를 꺾어서 그 울하던 것을 흐트러뜨려야 하는데 이 때는 마땅히 족궐음경(足厥陰經)의 경기가 나오는 정혈(井穴)에 침을 놓고 족소양경(足少陽經)의 경기가 들어가는 합혈(合穴)에 침을 놓아야 합니다.

금기(金氣)가 재천의 좌간으로 내려오려 할 때 지동(地彤 : 火

土)이 막아서 억제하면 아래로 내려오지 못하고 금기가 울하게 되는데 울하던 금기가 발하여 흩어져야 들어올 수 있습니다. 마땅히 그 승하던 기를 꺾어서 그 울하던 것을 흐트러뜨려야 하는데 이 때는 마땅히 심포락(心包絡)의 경기가 나오는 정혈(井穴)에 침을 놓고 수소양경(手少陽經)의 경기가 들어가는 합혈(合穴)에 침을 놓아야 합니다.

수기(水氣)가 재천의 좌간으로 내려오려 할 때 지부(地阜 : 土星)가 막아서 억제하면 아래로 내려오지 못하고 수기가 울하게 되는데 울하던 수기가 발하여 흩어져야 들어올 수 있습니다. 마땅히 그 토기를 꺾어서 그 울한 것을 흐트러뜨려야 하는데 이 때는 마땅히 족태음경(足太陰經)의 경기가 나오는 정혈(井穴)에 침을 놓고 족양명경(足陽明經)의 경기가 들어가는 합혈(合穴)에 침을 놓아야 합니다."

"오운(五運)의 기가 이르는 데는, 전(前)과 후(後)가 있고 또 육기(六氣)의 오르고 내리고 가고 오는 것과 더불어 계승하여 억제하는 것이 있다고 하는데 이에 대한 침놓는 법을 듣고 싶습니다."

"마땅히 그 육기(六氣)가 생화(生化)하는 본원(本源)에서 취해야 합니다. 이런 이유로 태과(太過)일 때에는 그 곳을 취해서 쏟게 해 주고 불급일 때는 그 곳을 도와서 보태 주는 것입니다. 태과일 때 그 곳을 취한다는 것은, 차례로 그 울하는 것을 억제시켜 그 운(運)이 생화(生化)하는 본원에서 취하여 울기를 꺾어 주는 것입니다. 불급이면 붙들어 도와 준다는 것은, 운기(運氣)를 붙잡아서 허사(虛邪)를 피하게 하는 것입니다. 도와 주고 취하는 법(法)은 그 명령이 '밀어(密語)'에서 나온 것입니다."

(제왈 승의 부전은 가히 써 예비니 원문컨대 기강을 가히 써 선방이니까? 기백왈 이미 그 승에 명하면 필히 그 강에 달함이니 승강의 도를 다 가히 선치함이라. 목이 욕강한데 지효가 질억지면 강하여 불입하고 억의 울이 발인데 산하여 가히 득위라. 강하여 울발이면 폭하여 천간의 다시와 여하여 강에 불하하면 울이 가속이라. 강에 그 소승을 절하니 마땅히 수태음의 소출에 자하고 수양명

의 소입에 자라. 화가 욕강한데 지현이 질억지면 강하여 불입하여 억의 울발이 산함이 가니라. 당히 그 소승을 절하여 가히 그 울을 산하니 당히 족소음의 소출을 자하고 족태양의 소입을 자함이라. 토가 욕강한데 지창이 질억지하여 강하여 불하하면 억의 울발은 산함에 가입이니 당히 기승을 절하여 가히 기울을 산함이라. 당히 족궐음의 소출을 자하고 족소양의 소입을 자함이라. 금이 욕강한데 지동이 질억지하여 강하여 불하하면 억의 울발은 산함에 가입이라. 당히 기승을 절하여 가히 그 울을 산하니 당히 심포락의 소출을 자하고 수소양의 소입을 자함이라. 수가 욕강한데 지부가 질억지하여 강하여 불하하면 억의 울발은 산함에 가입이라. 당히 기토를 절하여 가히 기울을 산하니 당히 족태음의 소출을 자하고 족양명의 소입을 자함이라. 제왈 오운의 지에 유전후하고 승강과 왕래로 여하여 승억한 바가 유하니 자법을 가득문호아? 기백왈 당히 기화원을 취함이라. 시고로 태과에서 취하고 불급에서 자지하니라. 태과의 취함은 차로 기울을 억하니 기운의 화원을 취하여 영히 울기를 절이라. 불급의 부자는 운기를 이부니 허사를 피함이라. 자취의 법은 영이 밀어에서 출이라.)

　帝曰 升之不前 可以預備 願聞其降 可以先防 岐伯曰 旣明其升 必達其降也 升降之道 皆可先治也 木欲降而地晶[1]窒抑之 降而不入 抑之鬱發 散而可得位 降而鬱發 暴如天間之待時也[2] 降而不下 鬱可速矣 降可折其所勝也 當刺手太陰之所出[3] 刺手陽明之所入[4] 火欲降而地玄窒抑之 降而不入 抑之鬱發 散而可矣 當折其所勝 可散其鬱 當刺足少陰之所出 刺足太陽之所入 土欲降而地蒼窒抑之 降而不下 抑之鬱發 散而可入 當折其勝 可散其鬱 當刺足厥陰之所出 刺足少陽之所入 金欲降而地彤窒抑之 降而不下 抑之鬱發 散而可入 當折其勝 可散其鬱 當刺心包絡所出 刺手少陽所入也 水欲降而地阜窒抑之 降而不下 抑之鬱發 散而可入 當折其土 可散其鬱 當刺足太陰之所出 刺足陽明之所入 帝曰 五運之至有前後 與升降往來 有所承抑之[5] 可得聞乎刺法 岐伯曰 當取其化源也[6] 是故太過取之 不及資之 太過取之 次抑其鬱[7] 取其運之化源 令折鬱氣 不及扶資 以扶運氣 以避虛邪也 資取之法 令出密語[8]

1) 地晶(지효) : 서방(西方)의 금사(金司)이다. 아래 지현(地玄)은 북방의 수

사(水司)이고 지창(地蒼)은 동방의 목사(木司)이고 지동(地彤)은 남방의
화사(火司)이고 지부(地阜)는 중앙의 토사(土司)이다.

2) 暴如天間之待時也(폭여천간지대시야) : 사나움이 사천(司天)의 간기(間
氣)와 같다는 뜻. 곧 울기(鬱氣)가 발하는 사나움이 마치 올라야 할 사천간기
(司天間氣)가 오르지 못한 울기가 발할 때가 되어 발하는 상태와 같다는 것.

3) 手太陰之所出(수태음지소출) : 소출은 정(井)이다. 곧 수태음경의 경기(經
氣)가 나오는 곳은 정혈(井穴)이다. 맥기가 나오는 곳이 정혈(井穴)이라는
뜻. 수태음의 정혈은 소상(少商)이고 족소음의 정혈은 용천(涌泉)이며 족궐
음의 정혈은 대돈(大敦)이며 수궐음심포락의 정혈은 중충(中衝)이고 족태
음의 정혈은 은백(隱白)이다.

4) 手陽明之所入(수양명지소입) : 수양명이 들어가는 곳은 합혈(合穴)이다. 맥
기가 들어가 안으로 행하는 곳이 합혈(合穴)이라는 뜻이다. 수양명의 합혈
은 곡지(曲池)이고 족태양의 합혈은 위중(委中)이고 족소양의 합혈은 양릉
천(陽陵泉)이고 수소양의 합혈은 천정(天井)이고 족양명의 합혈은 족삼리
(足三里)이다.

5) 有所承抑之(유소승억지) : 계승하고 억제하는 바가 있다. 곧 상생(相生)은
계승하여 이어받고 상극(相剋)은 억제하는 것이다.

6) 當取其化源也(당취기화원야) : 마땅히 그 화생(化生)의 근원을 취하다. 여
기서 취는 다스리다의 뜻으로 곧 사(寫)의 뜻이다. 화원은 육기(六氣)가 생
화(生化)하는 본원을 가리킨다.

7) 次抑其鬱(차억기울) : 차례로 그 울한 것을 억제하다. 곧 울한 기를 꺾어 주
다의 뜻.

8) 密語(밀어) : 현주밀어(玄珠密語)라는 저서를 뜻한다.

3. 육기(六氣)의 변동에 대한 침자법(鍼刺法)

황제가 물었다.

"육기(六氣)가 오르고 내리는 데 따른 침놓는 법의 요체(要諦)
는 알았습니다. 원컨대 사천(司天)의 기가 올바른 제 위치로 옮
겨 가지 못하여 사천의 기화가 정상적인 정령(政令)을 상실하게

되면 만물의 화(化)가 혹 모두 망령되게 되는지 듣고자 합니다. 또 이어서 백성이 병들게 되면 먼저 제거하여 많은 생명을 구제하고자 하는데 이에 대한 설명을 함께 듣기를 원합니다."

기백이 머리를 조아려 두 번 절하고 말했다.

"모두 상세한 질문이십니다. 그 지극한 이치를 언급함은 성스런 마음으로 자애를 베풀고 불쌍히 여겨 많은 백성을 구제하려 하심이니, 신은 이에 관한 모든 도를 개진하여 미묘한 것도 꿰뚫을 수 있도록 뜻을 펴보이겠습니다.

묵은해의 태양한수(太陽寒水)의 기가 다시 펼쳐지면 궐음풍목(厥陰風木)이 바르게 옮겨 가지 못하게 되고 바르게 옮겨 가지 못하게 된 목기(木氣)가 위에서 막혀 울하게 되는데 이 때는 마땅히 족궐음경(足厥陰經)의 경기(經氣)가 흐르는 영혈(榮穴)에서 사(瀉)해 주어야 합니다.

묵은해의 궐음풍목의 기가 다시 펼쳐지면 소음군화(少陰君火)가 바르게 옮겨 가지 못하게 되고 바르게 옮겨 가지 못하게 되면 소음군화의 기가 위에서 막혀 울하게 되니 이 때는 마땅히 수궐음심포락경(手厥陰心包絡經)의 경기가 흐르는 영혈에 침을 놓아야 합니다.

묵은해의 소음군화의 기가 다시 펼쳐지면 태음습토(太陰濕土)가 바르게 옮겨 가지 못하게 되고 바르게 옮겨 가지 못하게 되면 토기(土氣)가 위에서 머무르게 되니 이 때는 마땅히 족태음경(足太陰經)의 경기가 흐르는 영혈에 침을 놓아야 합니다.

묵은해의 태음습토의 기가 다시 펼쳐지면 소양상화(少陽相火)가 바르게 옮겨 가지 못하게 되고 바르게 옮겨 가지 못하게 되면 화기(火氣)가 막혀서 통하지 못하게 되니 이 때는 마땅히 수소양경(手小陽經)의 경기가 흐르는 영혈에 침을 놓아야 합니다.

묵은해의 소양상화의 기가 다시 펼쳐지면 양명조금(陽明燥金)이 바르게 옮겨 가지 못하게 되고 바르게 옮겨 가지 못하게 되면 금기(金氣)가 위로 통하지 못하게 되니 이 때는 마땅히 수태음경(手太陰經)의 경기가 흐르는 영혈에 침을 놓아야 합니다.

묵은해의 양명조금의 기가 다시 펼쳐지면 태양한수(太陽寒水)가 바르게 옮겨 가지 못하게 되고 바르게 옮겨 가지 못하게 되면 다시 수기(水氣)가 막혀서 울하게 되니 이 때는 마땅히 족소음경(足少陰經)의 경기가 흐르는 영혈에 침을 놓아야 합니다."

황제가 말했다.

"바르게 옮겨 가야 할 것이 앞으로 나아가지 못하는 데 대한 요점은 알았습니다. 원컨대 묵은해의 세기(歲氣)가 유여(有餘)하여 물러나지 않을 때 그 남아도는 기를 꺾어서 억제하여 과실이 없도록 하는 방법에 대한 명쾌한 설명을 들을 수 있겠습니까?"

기백이 말했다.

"세기(歲氣)가 유여함이 지나치면 다시 일어나 바르게 펼치게 되는데 이러한 것을 '불퇴위(不退位 : 자리를 물러나지 않다)'라고 합니다.

이 때문에 재천(在泉)의 지기(地氣)가 뒤에 화(化)하지 못하고 새해의 사천(司天)의 기가 바른 위치로 옮겨 가지 못하게 됩니다. 그러므로 묵은해의 기가 다시 펴져서 정령(政令)이 화하는 것이 본래와 같게 됩니다.

사(巳)와 해(亥)의 해에 사천의 기수(氣數)가 남아돌게 되면 그로 인하여 다음 해인 오(午)와 자(子)의 해에 이르러서도 궐음풍목(厥陰風木)이 자리를 물러나지 않아서 풍기(風氣)가 위에서 행해지고 목기의 화(化)가 하늘에서 베풀어지니 이 때는 마땅히 족궐음경(足厥陰經)의 경기(經氣)가 들어가는 합혈(合穴)에 침을 놓아야 합니다.

자(子)와 오(午)의 해에 사천의 기수가 남아돌게 되면 그로 인하여 다음 해인 축(丑)과 미(未)의 해에 이르러서도 소음군화(少陰君火)가 자리를 물러나지 않게 되어 열기(熱氣)가 위에서 행해지고 여분의 화기(火氣)가 화작용(化作用)을 하늘에서 펼치게 되니 마땅히 수궐음경(手厥陰經)의 경기가 들어가는 합혈(合穴)에 침을 놓아야 합니다.

축(丑)과 미(未)의 해에 사천의 기수가 남아돌게 되면 그로 인하여 다음 해인 인(寅)과 신(申)의 해에 이르러서도 태음습토(太陰濕土)가 자리를 물러나지 않아 습기(濕氣)가 위에서 행해지고 우기(雨氣)의 화작용(化作用)이 하늘에서 펼쳐지게 되니 족태음경(足太陰經)의 경기가 들어가는 합혈에 침을 놓아야 합니다.

인(寅)과 신(申)의 해에 사천의 기수가 남아돌게 되면 그로 인하여 다음 해인 묘(卯)와 유(酉)의 해에 이르러서도 소양상화(少陽相火)가 자리를 물러나지 않아 열기가 위에서 행해지고 화기(火氣)가 화작용(化作用)을 하늘에서 펼치게 되니 수소양경(手少陽經)의 경기가 들어가는 합혈에 침을 놓아야 합니다.

묘(卯)와 유(酉)의 해에 사천의 기수가 남아돌게 되면 그로 인하여 다음 해인 진(辰)과 술(戌)의 해에 이르러서도 양명조금(陽明燥金)이 자리를 물러나지 않아 금기(金氣)가 위에서 행해지고 조기(燥氣)의 화작용(化作用)이 하늘에서 펼쳐지게 되니 수태음경(手太陰經)의 경기가 들어가는 합혈에 침을 놓아야 합니다.

진(辰)과 술(戌)의 해에 사천의 기수가 남아돌게 되면 그로 인하여 다음 해인 사(巳)와 해(亥)의 해에 이르러서도 태양한수(太陽寒水)가 자리를 물러나지 않아 한기(寒氣)가 위에서 행해지고 수기(水氣)가 화작용(化作用)을 하늘에서 펴게 되니 이 때는 마땅히 족소음경(足少陰經)의 경기가 들어가는 합혈에 침을 놓아야 합니다.

그러므로 사천(司天)과 재천(在泉)의 기가 변화되어 거슬려서 백성에게 병을 일으키게 되더라도 침술법에 따라 침을 놓게 되면 질병을 화평하게 할 수 있는 것입니다."

(황제문왈 승강의 자는 그 요를 지함이라. 원문컨대 사천이 천정을 미득하여 사화로 하여금 그 상정을 실하여 곧 만화가 혹 그 다 망합니다. 연이나 여민으로 위병하여 선제를 가득하여 군생을 욕제커니 기설을 원문하노라. 기백이 계수하고 재배왈 실호재라 문여! 그 지리를 언하니 성념이 자민하여 군생을 욕제라 하니 신이 이에 사도를 진진하여 통미를 가신이니라. 태양이 부포하면 곧 궐음이 불천정하고 불천정하면 기가 상에서 색하니 당히 족궐음의 소류를 사함

이라. 궐음이 부포하면 소음이 불천정하고 불천정하면 즉기가 상에서 색하니 당
히 심포락맥의 소류를 자하니라. 소음이 부포하면 타음이 불천정하고 불천정하
면 즉기가 상에 유하니 당히 족태음의 소류를 자하니라. 태음이 부포하면 소양
이 불천정하고 불천정하면 기가 색하여 미통하니 당히 수소양의 소류를 자함이
라. 소양이 부포하면 양명이 불천정하고 불천정즉 기가 상으로 미통하니 당히
수태음의 소류를 자하니라. 양명이 부포하면 태양이 불천정하고 불천정즉 기기
가 부색하니 당히 족소음의 소류를 자하니라. 제왈 정천하여 부전은 기요를 통
이라. 원문컨대 불퇴에 기여를 욕절하여 과실이 무를 가득하여 명호아? 기백왈
기가 과유여하면 부작하여 포정하니 시를 불퇴위라 명이니 사지기도 후화를 부
득하고 신사천이 천정이 미니 고로 부포하여 화령이 여고니라. 사해의 세는 천
수가 유여고로 궐음이 불퇴위하여 풍이 상에 행하고 목화가 포천하니 당히 족
궐음의 소입을 자함이라. 자오의 세는 천수가 유여고로 소음이 불퇴위하여 열
이 상에 행하고 화의 여화가 포천하니 당히 수궐음의 소입을 자함이라. 축미의
세는 천수가 유여고로 태음이 불퇴위하여 습이 상에 행하고 우화가 포천하니
당히 족태음의 소입을 자함이라. 인신의 세는 천수가 유여고로 소양이 불퇴위
하여 열이 상에 행하고 화화가 포천하니 당히 수소양의 소입을 자함이라. 묘유
의 세는 천수가 유여고로 양명이 불퇴위하여 금이 상에 행하고 조화가 포천하
니 당히 수태음의 소입을 자함이라. 진술의 세는 천수가 유여고로 태양이 불퇴
위하여 한이 상에 행하고 품수화가 포천하니 당히 족소음의 소입을 자함이라.
고로 천지가 기역하고 민병이 화성하여 이법자지하여 예에 가히 평아니라.)

黃帝問曰 升降之刺 以知其要[1] 願聞司天未得遷正[2] 使司化之失
其常政 卽萬化之或其皆妄 然與民爲病 可得先除 欲濟群生[3] 願聞
其說 岐伯稽首再拜曰 悉乎哉問 言其至理 聖念慈憫 欲濟群生 臣
乃盡陳斯道 可申洞微[4] 太陽復布[5] 卽厥陰不遷正 不遷正氣塞於上
當寫足厥陰之所流[6] 厥陰復布 少陰不遷正 不遷正卽氣塞於上 當刺
心包絡脈之所流 少陰復布 太陰不遷正 不遷正卽氣留於上 當刺足
太陰之所流 太陰復布 少陽不遷正 不遷正則氣塞未通 當刺手少陽
之所流 少陽復布 則陽明不遷正 不遷正則氣未通上 當刺手太陰之
所流 陽明復布 太陽不遷正 不遷正則復塞其氣 當刺足少陰之所流

帝曰 遷正不前 以通其要 願聞不退[7] 欲折其餘 無令過失 可得明乎
岐伯曰 氣過有餘 復作布正 是名不退位也 使地氣不得後化 新司天
未可遷正[8] 故復布化令如故也 巳亥之歲 天數有餘[9] 故厥陰不退位
也 風行於上 木化布天 當刺足厥陰之所入[10] 子午之歲 天數有餘 故
少陰不退位也 熱行於上 火餘化布天 當刺手厥陰之所入 丑未之歲
天數有餘 故太陰不退位也 濕行於上 雨化布天 當刺足太陰之所入
寅申之歲 天數有餘 故少陽不退位也 熱行於上 火化布天 當刺手少
陽之所入 卯酉之歲 天數有餘 故陽明不退位也 金行於上 燥化布天
當刺手太陰之所入 辰戌之歲 天數有餘 故太陽不退位也 寒行於上
凜水化布天 當刺足少陰之所入 故天地氣逆 化成民病 以法刺之 預
可平疴

1) 以知其要(이지기요) : 이미 그 요체를 알고 있다. 이(以)는 이(已)와 같다.
2) 司天未得遷正(사천미득천정) : 사천(司天)의 기가 바르게 옮겨 가는 것을
  얻지 못하다. 곧 묵은해의 사천좌간(司天左間)이 옮겨 와 새해의 사천이 되
  고 묵은해의 재천좌간(在泉左間)이 옮겨져 새해의 재천(在泉)이 되는 것인
  데 제대로 옮겨 오지 못한다는 뜻이다.
3) 群生(군생) : 일반 백성.
4) 洞微(통미) : 깊고 미세하다. 곧 심원한 이치를 말한다.
5) 復布(부포) : 다시 펼쳐지다.
6) 足厥陰之所流(족궐음지소류) : 족궐음이 흐르는 곳. 영혈(榮穴)을 가리킨다.
7) 不退(불퇴) : 물러나지 않다. 곧 묵은해의 세기(歲氣)가 남아돌아 새해에 이
  르러서도 간기(間氣)의 자리로 물러나지 않고 계속 정령(政令)을 펴는 것. 이
  에 따라 새해의 세기가 바른 위치에 옮겨 오지 못하므로 '불퇴위' 라고 한다.
8) 新司天未可遷正(신사천미가천정) : 새해의 사천(司天)의 기가 바르게 옮겨
  가지 못하다. 곧 묵은해의 세기(歲氣)가 남아돌아 자리를 물러나지 않으므
  로 묵은해의 재천(在泉)의 기도 또한 뒤로 물러나서 간기(間氣)의 화(化)
  를 행하지 않기 때문에 새해 사천의 기가 바른 위치로 옮겨 오지 못한다는 뜻.
9) 天數有餘(천수유여) : 사천의 기수가 남아도는 것이 있어서 제때에 위치를
  물러나지 않는다.
10) 所入(소입) : 영혈(榮穴)을 뜻한다.

4. 강유(剛柔)가 지킴을 잃어 일으키는 병

황제가 물었다.

"강(剛)과 유(柔)의 두 천간(天干)이 저 자리를 잃게 되면 천운(天運)의 기가 다 허(虛)하게 됩니까? 더불어 백성이 병든다면 화평함을 얻을 수 있겠습니까?"

기백이 말했다.

"깊고 깊은 질문이십니다! 그 깊은 뜻을 밝혀드리겠습니다. 하늘〔司天〕과 땅〔在泉〕의 기가 번갈아 옮겨 가 3년이 되면 역(疫 : 역병)병으로 화하는데 이러한 것을 일러 '근원을 볼 수 있으면 반드시 역병을 피해가는 방법도 있다.'라고 하는 것입니다.

가령 갑자(甲子)년에 사천(司天)의 강(剛)과 재천(在泉)의 유(柔)가 제자리를 잃어 사천의 기인 강(剛)이 바르지 못하면 재천의 기인 유(柔)가 외롭게 되어 이지러집니다. 이에 네 계절의 차례인 시령(時令)과 맞지 않아 음(音)과 율(律)이 서로 따르지 않게 되는데 이런 상태로 3년이 되면 대역(大疫)으로 변합니다. 그 변화의 미약하고 심한 것을 자세히 보고 그 얕고 깊은 것을 살펴서 병이 이르려고 하면 침을 놓습니다. 침을 놓는 데는 마땅히 먼저 신수혈(腎兪穴)을 보(補)하는데 3일이 지나면 족태음경(足太陰經)의 경기(經氣)가 모이는 곳에 침을 놓습니다.

또 아래에 위치한 기묘(己卯)년에 재천의 음유(陰柔)의 기가 이르지 못하여 갑자(甲子)년에 사천의 양강(陽剛)의 기가 외롭게 서게 되면, 3년을 넘어서 토려(土癘)가 일어나는데 그것을 보(補)하고 사(瀉)하는 방법은 갑자(甲子)년 때의 방법과 같게 합니다. 이 때 침을 다 놓은 다음에는 밤길을 다니거나 먼 길을 떠나지 않게 하며 7일 동안 깨끗하게 하고 맑고 깨끗한 상태로 제계(齋戒)하도록 합니다.

본래부터 신장(腎臟)에 오래된 병이 있는 자는 인시(寅時 : 오전 3시~오전 5시까지)에 얼굴을 남쪽으로 향하고 깨끗한 정신으로 잡념이 없는 상태에서 숨을 닫고 일곱 번의 숨쉬는 기간을 참아 숨을 내쉬지 않게 합니다. 또 목을 당겨서 기를 삼키기를 순차적으로 하되 매우 단단한 물건을 삼키는 것처럼 하게 합니다. 이와 같이 일곱 번 반복한 뒤에 혀 밑에 있는 진액(津液 : 침)을 삼키게 하는데 이러기를 수십 번 반복하게 합니다.

가령 병인(丙寅)년에 사천의 강(剛)과 재천의 유(柔)가 제자리를 잃으면 위의 강간(剛干)이 지키던 자리를 잃고 아래의 유간(柔干)이 홀로 운(運)을 주관하지 못하고 본래 수운태과(水運太過)인 중운(中運 : 丙)에서 묵은해인 을축(乙丑)년의 사천의 토기(土氣)가 물러나지 않아 수운(水運)이 억제되어 태과하지 못합니다. 이에 법에 따른 병의 상황을 결정할 수 없게 됩니다.

하늘에 펴지는 사천의 기가 남아돌더라도 위의 양간(陽干)이 올바름을 잃으면 하늘과 땅이 합하지 못하게 되어 곧바로 율(律)과 여(呂)가 음의 조화를 이루지 못하여 소리를 달리하게 되는 것입니다.

이와 같으면 곧바로 천운(天運)이 질서를 잃게 되어 3년 뒤에는 역병(疫病)으로 변하게 됩니다. 그 미세하고 심한 변화를 자세하게 살피면 크고 작은 차이가 있음을 알게 되니 서서히 이르면 3년 후에 이르고 빨리 이르면 3년보다 먼저하게 될 것입니다.

이 때는 마땅히 먼저 심수혈(心兪穴)을 보하고 5일이 지나면 신경(腎經)의 경기(經氣)가 들어가는 합혈(合穴 : 少海穴)에 침을 놓습니다.

아래에 위치하는 재천(在泉)의 간지(干支 : 甲子)인 신사(辛巳)의 유간(柔干)이 강간(剛干)에 부착되지 않는 것 또한 '제자리를 잃었다.'라고 이름하는 것입니다.

이렇게 되면 재천의 지운(地運)이 다 허해져서 3년 뒤에는 수려(水癘)로 변하는데 이 때 침놓는 방법은 상강간(上剛干)이 제자리를 잃었을 때와 똑같이 합니다.

침놓는 일이 끝나면 크게 기뻐하는 일과 속에서 일어나는 정욕(情慾)을 삼가게 해야 합니다. 만약 꺼리지 않으면 곧 그 기가 다시 흩어지니 7일 동안 조용하게 지내게 합니다. 또 심기를 실하게 하려면 생각을 적게 하도록 합니다."

(황제문왈 강유의 이간이 기위를 실수하면 천운의 기로 하여금 다 허하게 합니까? 여민으로 위병에 가히 득평이니까? 기백왈 심하다 문의여! 그 오지를 명하리라. 천지가 질이하여 삼년을 화역하면 시위하되 근의 가견을 필히 도문이 유니라. 가령 갑자에 강유가 실수하여 강이 디정이면 유고하여 유휴니 시서가 불령하고 곧 음률이 비종이니 여차를 삼년이면 대역으로 변이라. 그 미심을 상하고 그 천심을 찰하여 욕지하면 가자니 자지에 당히 먼저 신수를 보하고 삼일을 차하여 가히 족태음의 소주를 자니라. 또 하위의 기묘가 부지하고 갑자가 고립한 자는 삼년을 차하여 토려를 작하니 그 볍은 보사니 한결같이 갑자와 동법이라. 그 자가 이필하고 또 모름지기 야행이나 원행치 아니함이요 칠일을 결하여 청정하게 재계함이라. 신에 자래한 바가 있는 구병이 유한 자는 가히 써 인시에 면을 향남하여 정신하고 불난사하며 폐기하고 불식을 칠편하여 인경토록 연기하여 순하고 심한 경물을 연함같이 하여 여차를 칠편 후에 설하의 진을 이하되 무수로 함이라. 가령 갑인에 강유가 실스하여 상의 강간이 실수하고 하로 유가 독주를 불가하며 중의 수운이 비태과면 집법으르 정함이 불가니라. 포천이 유여하고 상정이 실수하며 천지가 불합하면 곧 율려가 음이니라. 여차면 곧 천운이 실서하고 후삼년에 변역이라. 그 미슨을 상하여 차에 대소가 유하면 서지에 곧 후삼년이요 지심에 곧 삼년에 수니라. 당히 먼저 심수를 보하고 오일을 차하여 가히 신의 소입을 자니라. 또 하위의 지의 갑자인 신사의 유가 강을 불부하여 또한 실수라 명함이라. 곧 지운이 개허하니 후삼년에 수려로 변하니 곧 자법이 개여차라. 기자가 여필하면 그 대희하고 중의 욕정을 신함이라. 여에 불기면 곧 기기가 부산하니 칠일을 정하고 심욕이 실에 영소사니라.)

黃帝問曰 剛柔二干[1] 失守其位 使天運之氣皆虛乎 與民爲病 可得平乎 岐伯曰 深乎哉問 明其奧旨 天地迭移 三年化疫 是謂根之可見 必有逃門[2] 假令甲子 剛柔失守[3] 剛未正 柔孤而有虧[4] 時序不令 卽音律非從[5] 如此三年 變大疫也 詳其微甚 察其淺深 欲至而可刺 刺之當先補腎兪 次三日 可刺足太陰之所注 又有下位己卯不至

而甲子孤立者[6] 次三年 作土癘[7] 其法補寫 一如甲子同法也 其刺以
畢 又不須夜行及遠行 令七日潔 淸淨齋戒 所有自來腎有久病者 可
以寅時面向南 淨神不亂思 閉氣不息七遍 以引頸嚥氣順之[8] 如嚥甚
硬物 如此七遍後 餌舌下津 令無數 假令丙寅 剛柔失守[9] 上剛干失
守 下柔不可獨主之 中水運非太過[10] 不可執法而定之 布天有餘 而
失守上正 天地不合 卽律呂音異[11] 如此卽天運失序 後三年變疫 詳
其微甚 差有大小 徐至卽後三年 至甚卽首三年 當先補心兪 次五日
可刺腎之所入 又有下位地甲子[12]辛巳柔不附剛 亦名失守 卽地運皆
虛 後三年變水癘 卽刺法皆如此矣 其刺如畢 愼其大喜欲情於中 如
不忌 卽其氣復散也 令靜七日 心欲實 令少思

1) 剛柔二干(강유이간) : 사천(司天)의 강(剛)과 재천(在泉)의 유(柔), 두 개
   의 천간(天干)이라는 뜻. 천간(天干)에서 홀수를 양(陽)이라 하고 양기는
   굳세어서 강간(剛干)이라고 한다. 강간은 갑(甲)·병(丙)·무(戊)·경(庚)·
   임(壬)이다. 천간(天干)에서 짝수를 음(陰)이라 하고 음의 기는 부드러워
   유간(柔干)이라 한다. 음간은 을(乙)·정(丁)·기(己)·신(辛)·계(癸)이다.

2) 逃門(도문) : 역사(疫邪)를 피해 가는 법문(法門)을 뜻함. 도는 피(避)와 같다.

3) 甲子剛柔失守(갑자강유실수) : 갑자년에 굳센 것과 부드러운 것이 지키는
   것을 잃다. 갑자년은 양년(陽年)으로 묵은해인 계해(癸亥)년의 천수(天數)
   가 남아 있으면 해가 비록 갑자(甲子)년으로 교체되었을지라도 궐음(厥陰)
   이 아직 하늘을 주관하고 있게 된다. 반면 땅은 기가 바르게 옮겨져서 양명
   (陽明)이 재천(在泉)하고 계해년 소양(少陽)이 이미 땅의 우간(右間)이 된
   다. 이에 하늘에는 궐음이 사천하고 땅에는 양명이므로 화합하여 받들지 못
   하게 된다. ※갑자(甲子)년에서 갑(甲)과 기(己)는 토운(土運)이고 자(子)
   년은 곧 소음이 사천하고 양명이 재천하는데 양명은 묘와 유(酉)이다. 토운
   이 배합하려면 기(己)와 묘(卯)년이어야 하므로 이 기묘(己卯)년은 갑자년
   에 있어서 재천의 화(化)가 된다. 이와 같은 것이 곧 위는 굳센 것이요 아래
   는 부드러운 것으로 천지가 화합함이다.

4) 剛未正柔孤而有虧(강미정유고이유휴) : 강이 정해지지 않으면 유(柔)가 고
   립되어 이지러짐이 있다. 곧 상강(上剛)의 갑자(甲子)가 사천(司天)의 자
   리에 바로 하지 못하게 되면 하유(下柔)인 기묘(己卯)가 비록 재천(在泉)

의 자리에 있다 할지라도 역시 외로워서 이지러지게 된다는 뜻이다.

5) 時序不令卽音律非從(시서불령즉음률비종) : 때의 질서가 시령과 맞지 않게 되어 음률이 따르지 않게 되다. 곧 운기(運氣)의 강유(剛柔)가 조화를 잃어 음과 양이 혼란스러워지면 음과 율이 질서를 따르지 않게 된다는 뜻. 음률은 음양으로 나뉘기에 운(運)의 음양을 대표하여 말한 것이다.

6) 己卯不至而甲子孤立者(기묘부지이갑자고립자) : 갑자(甲子)년에는 재천인 기묘(己卯)의 기가 마땅히 이르러야 하는데 이르지 못하게 되면 위에 있는 갑자(甲子)의 기도 반드시 고립되어서 짝이 없게 된다는 뜻이다.

7) 作土癘(작토려) : 토려를 일으키다. 토운(土運)의 해에 재천(在泉)이 바르게 옮겨지지 못함이 오래되어 이것이 화하여 이루어진 역려(疫癘)이다. 아래의 수려(水癘), 금려(金癘), 화려(火癘)도 똑같은 현상에서 일어난다.

8) 引頸嚥氣順之(인경연기순지) : 목을 당겨서 기를 삼키는 것을 순차적으로 하다.

9) 丙寅剛柔失守(병인강유실수) : 병인년에 강유가 지킴을 잃다. 곧 병인년에 만일 사천의 기가 제자리로 옮겨 가지 못하게 되면 위로 사천에 짝하는 강간(剛干)의 병(丙)이 아래로 재천에 짝하는 음간(陰干 : 柔干)인 신(辛)과 서로 합하지 못하는 것을 뜻한다.

10) 中水運非太過(중수운비태과) : 중운인 수운이 타 과하지 못하다. 병(丙)년은 원래 수운태과(水運太過)이나 사천이 바르게 옮겨지지 못하여 병(丙)의 수운(水運)이 당연히 있어야 할 기화에 이르지 못하게 되니 태과에 속하지 못함이다.

11) 律呂音異(율려음이) : 양률(陽律)과 음려(陰呂)가 화합되지 못하고 서로 소리를 다르게 낸다. 곧 음(音)이 문란해지다.

12) 下位地甲子(하위지갑자) : 재천(在泉)의 연간지(年干支)를 뜻한다. 하위지는 재천(在泉)이요 갑자는 간지(干支)를 뜻하는 말이다.

5. 경진·임오·무신의 질병

가령 경진(庚辰)년에 사천의 강간(剛干)과 재천의 유간(柔干)이 제자리를 잃게 되면 위로 사천(司天)의 강간(剛干)의 운이 제자리를 잃어 아래로 재천의 유간(柔干)과 합함이 없게 되며 을(乙)과 경(庚)년의 금운(金運)이 본디부터 서로 응하지 않게 되는 것입니다.

이에 묵은해인 기묘(己卯)년에 하늘에 펼쳐졌던 양명사천(陽明司天)이 자리에서 물러나지 않고 재천의 소음군화가 새해의 중운을 이기고 오면 상하의 기가 서로 어긋나게 되는데 이러한 것을 일러 '제자리 지킴을 잃었다.'라고 하며 고선(姑洗)과 임종(林鐘)의 상음(商音)이 응하지 않게 됩니다.

이와 같이 되면 천운(天運)이 화(化)하여 바뀌어서 3년 정도에 대역(大疫)으로 변화합니다. 이에 천수(天數)를 자세히 살피면 미약하고 심한 차이가 있음을 알게 되는데 변하는 차이가 경미하면 변하는 역기(疫氣)도 미약하여 3년이 되어야 이르게 되고 차이가 매우 심하면 변하는 역기(疫氣)도 매우 심하여 3년 안에 이르게 됩니다. 이 때는 마땅히 먼저 간수혈(肝兪穴)을 보해 주고 3일이 지나면 폐경(肺經)의 경기(經氣)가 행하는 곳인 경혈(經穴)에 침을 놓아야 합니다.

침놓는 일이 끝나면 7일 동안 정신을 안정시키고 크게 화내는 일을 삼가게 해야 합니다. 화를 내면 반드시 진기(眞氣)가 물러나 흩어지게 됩니다.

또 혹 아래 땅에 있는 재천의 간지(干支 : 甲子)인 을미(乙未)가 제자리를 잃으면 을(乙)인 유간(柔干)이 제대로 기능을 행사하지 못하고 위로 사천의 강간(剛干)인 경(庚)이 홀로 다스리게 되는데 이것 역시 '지킴을 잃었다.'라고 말하니, 곧 천운(天運)이 독단으로 주관하는 것입니다.

3년 정도 되면 역려(疫癘)로 변하는데 이것을 '금려(金癘)'라고 이름합니다. 이것이 이르는 데는 때를 기다려야 되는데 그 지수(地數)의 등급의 차이를 상세하게 살펴 알게 되면, 또한 그 미약하고 매우 심한 것을 추측하고 늦게 발생하고 빨리 발생하는 것을 알 수 있는 것입니다.

모든 위치에서 을(乙)과 경(庚)이 제자리를 잃었을 때 침놓는 법은 동일하며 간(肝)을 화평하게 하고자 하면 화내지 않아야 합니다.

가령 임오(壬午)년에 사천의 강(剛)과 재천의 유(柔)가 제자리를 잃으면 사천의 임(壬)의 목운(木運)이 바른 위치로 옮겨 가지 못하게 되고 재천의 정(丁)의 목운(木運)만 제자리에 홀로 하니 비록 양년(陽年)이라 하더라도 이지러져서 함께 하는 데에 이르지 못합니다. 위아래가 지키는 것을 잃어 서로 부르는 데에 시기가 있어서 어긋남에도 미약하고 심함이 있으니 각각에 따른 그수(數)가 있는 것입니다.

이에 양률(陽律)과 음려(陰呂)는 태각(太角)과 소각(少角)으로 두 각(角)이 음의 조화를 잃어 화합하지 못하게 되는데 가끔은 음의 조화를 이루는 날도 있게 되며 미약한 것과 매우 심한 것이 나타나 보이는 듯하면 3년에 대역(大疫)이 발생합니다.

이 때는 마땅히 비수(脾兪)에 침을 놓아야 하고 3일이 지난 뒤에 간경(肝經)의 경기(經氣)가 나오는 정혈(井穴)에 침을 놓아야 합니다.

침놓는 일이 끝나면 7일 동안 정신을 안정시키고 지나치게 술을 마시거나 음악을 즐겨서 기가 다시 흩어지게 하는 일이 없도록 해야 하며, 또 포식하지 말고 날것을 먹지 않게 해야 합니다. 비기(脾氣)를 충실하게 하려면 기가 막혀서 포화되지 않도록 하고 오래도록 앉아 있지 말고 먹는 것은 너무 신것을 먹지 말고 모든 날것을 먹지 않아야 합니다. 마땅히 달고 담담한 맛의 음식만 먹어야 합니다.

또 혹은 재천의 간지(干支 : 甲子)인 정유(丁酉)가 제자리를 잃게 되어 중운(中運)이 맡는 것을 얻지 못하면 곧바로 기가 자리에 합당하지 않게 되어 아래에서 위의 임(壬)을 받들어 합하는 것을 함께 하지 못하니 이도 또한 '실수(失守)'라고 이름하며 '합덕(合德)'이라고 이름하지 않습니다.

때문에 하(下)의 유간(柔干)이 상(上)의 강간(剛干)에 붙지 못하여 곧바로 재천(在泉 : 地)의 운이 중운과 합하지 못해 3년에 여병(癘病)으로 변화하는데, 그 때 침놓는 법은 한결같이 목역(木疫)에서의 치료방법과 같습니다.

가령 무신(戊申)년에 사천의 강간(剛干)과 재천의 유간(柔干)이 제자리를 잃게 되면 무(戊)와 계(癸)년이 비록 화운(火運)이더라도 양강년(陽剛年)의 무운(戊運)은 태과(太過)하지 못하고 사천의 강간(剛干)이 자리를 잃고 재천의 유간(柔干)이 홀로 주관하여 그 기가 바르지 못하게 되므로 사기(邪氣)의 침범이 있게 됩니다.

이에 그 자리가 번갈아 옮겨지면 얕고 깊은 차이가 있게 되며 그것이 이르러 장차 합하려 할 때에는 음률이 먼저 함께 하게 되는데 이와 같이 되면 천운(天運)이 때를 잃게 되어 3년 안에 화역(火疫)이 이릅니다. 이 때는 마땅히 폐수혈(肺兪穴)에 침을 놓습니다.

침놓는 일이 끝나면 7일 동안 정신을 안정시키고 큰 슬픔에 상심하지 않게 해야 합니다. 슬픔에 마음이 상하게 되면 곧바로 폐가 동하여 진기(眞氣)가 다시 흩어지게 됩니다. 폐기(肺氣)를 충실하게 하려면 요체가 식기(息氣 : 숨을 고르는 법)에 있습니다.

또 혹 재천의 갑자(甲子 : 干支)인 계해(癸亥)가 제자리를 잃은 것은 곧 유간(柔干)이 제자리를 잃은 것이며 위에서 강간(剛干)이 그 자리를 잃은 것이니 이것을 '무계(戊癸)가 서로 덕을 합하지 못한 것이다.'라고 합니다. 운이 재천에서 허해져 3년 뒤에 여병(癘病)으로 변화되니 이를 '화려(火癘)'라고 이름합니다.

이런 까닭에 땅의 5년을 세워서 사천(司天)과 재천(在泉)의 강과 유가 제자리를 지키지 못하는 것을 밝히고 규정된 법으로 침놓는 법을 궁구하였습니다.

이에 역(疫)과 여(癘)는 곧 상(上 : 司天)과 하(下 : 在天)와 강(剛)과 유(柔)의 이름이며 궁극적으로는 일체(一體)로 돌아가는 것입니다.

역(疫)에 침놓는 법은 다만 다섯 가지 법이 있는데 이는 모든 자리에서 지킴을 상실한 것을 총괄하였으므로 다만 오행(五行)

으로 돌아가서 거느릴 수 있습니다."

(가령 경진에 강유가 실수하면 상위가 실수하고 하위가 무합하며 을경의 금운이 고로 상초를 비하여 포천에 미퇴하여 중운이 승래하니 상하가 상착하여 위함을 실수니 고선과 임종과 상음이 불응이라. 여차즉 천운이 화역하고 삼년에 변대역이라. 그 천수를 상하고 차에 유미심이니 미즉미가 삼년지하고 심즉심이 삼년지라. 당히 먼저 간수를 보하고 차삼일에 가히 폐의 소행을 자라. 자필에 가히 정신칠일이니 신히 물대로하니 노에 필히 진기가 각산이라. 우혹은 하지 갑자에 재에 을미가 실수자는 곧 을유간이요 곧 상경이 독치지니 또한 실수자라 명이라. 곧 천운이 고주니 삼년에 변려니 명왈 금려라. 기지는 대사니 그 지수의 등차를 상하고 또한 기미심을 추하면 지속을 가지니라. 제위의 을경이 실수에 자법이 동이라. 간을 욕평이면 곧 물로니라. 가령 임오에 강유가 실수하면 상임이 미천정하고 하정이 독연하여 즉수 양년이나 휴하고 부동이라. 상하가 실수하여 상초함에 기유기니 차의 미숀에 각유기수라. 율려의 이각이 실하고 불화면 동음이 유일이라. 미심이 여견하면 삼년에 대역이라. 당히 비의 수를 자하고 차삼일에 가히 간의 소출을 자라. 자필에 정신칠일이요 대취와 가락을 물이니 기기가 부산이라. 또 물포식하며 생물을 물식이요 비실을 욕령커든 기에 무체포하며 무구좌며 식에 무태산하며 일체 생식을 무식이라. 의감하고 의담이라. 또 혹 지하의 갑자인 정유가 기위를 실수하여 중사를 미득하면 즉기가 부당위하여 하로 임의 봉합과 불여한 자는 역명이 실수요 합덕이 비명이라. 고로 유가 불부강하고 즉 지운이 불합하고 삼년에 변겨니 그 자법이 일로 목역의 법과 여함이라. 가령 무신에 강유가 실수하면 무계가 수화운이나 양년이 불태과하고 상이 기강을 실하고 유지가 독주하여 기기가 부정고로 유사간하여 기위를 질이하여 차에 유천심하여 장합에 욕겨하여 음률이 선동이라. 여차면 천운이 실시하고 삼년의 중에 화역이 지니 당에 폐의 수를 자니라. 자필에 정신칠일하고 대비상을 물이라. 비상은 즉폐동하여 진기가 부산이니 인이 욕실폐자는 요가 재식기니라. 또 혹 지하의 갑자인 계해가 실수자는 즉 유가 위를 실수하면 즉 상이 기강을 실하고 즉역에 무계가 불상합덕자라 명이니 즉운이 여지로 허하여 후삼년에 변려니 명왈 화려니라. 시고로 입지 오년에 실수를 이명하고 법자를 이궁이라. 어시에 역의 여려는 즉시로 상하와 강유의 명이니 궁에는 귀일

체니라. 즉 자역법은 지유오법이니 즉 그 제위실수를 총한 고로 다만 오행으로
귀하여 통지함이라.)

假令庚辰 剛柔失守¹⁾ 上位失守 下位無合 乙庚金運 故非相招²⁾ 布
天未退 中運勝來³⁾ 上下相錯 謂之失守 姑洗林鐘 商音不應也 如此
則天運化易 三年變大疫 詳其天數 差有微甚 微卽微 三年至 甚卽
甚 三年至 當先補肝兪 次三日 可刺肺之所行 刺畢 可靜神七日 愼
勿大怒 怒必眞氣却散之 又或在下地甲子乙未失守者 卽乙柔干 卽
上庚獨治之 亦名失守者 卽天運孤主之 三年變癘 名曰金癘 其至待
時也 詳其地數之等差 亦推其微甚 可知遲速爾 諸位乙庚失守 刺法
同 肝欲平 卽勿怒 假令壬午 剛柔失守⁴⁾ 上壬未遷正 下丁獨然 卽雖
陽年 虧及不同⁵⁾ 上下失守 相招其有期 差之微甚 各有其數也⁶⁾ 律
呂二角 失而不和 同音有日⁷⁾ 微甚如見 三年大疫 當刺脾之兪 次三
日 可刺肝之所出也 刺畢 靜神七日 勿大醉歌樂 其氣復散 又勿飽
食 勿食生物 欲令脾實 氣無滯飽 無久坐 食無太酸 無食一切生物
宜甘宜淡 又或地下甲子丁酉失守其位 未得中司⁸⁾ 卽氣不當位 下不
與壬奉合者 亦名失守 非名合德⁹⁾ 故柔不附剛 卽地運不合 三年
變癘 其刺法 一如木疫之法 假令戊申 剛柔失守¹⁰⁾ 戊癸雖火運 陽年
不太過也¹¹⁾ 上失其剛 柔地獨主¹²⁾ 其氣不正 故有邪干¹³⁾ 迭移其位
差有淺深 欲至將合 音律先同¹⁴⁾ 如此天運失時 三年之中 火疫至矣
當刺肺之兪 刺畢 靜神七日 勿大悲傷也 悲傷卽肺動 而眞氣復散也
人欲實肺者 要在息氣¹⁵⁾也 又或地下甲子癸亥失守者 卽柔失守位也
卽上失其剛也 卽亦名戊癸不相合德者也 卽運與地虛 後三年變癘
名曰火癘 是故立地五年 以明失守 以窮法刺 於是疫之與癘 卽是上
下剛柔之名也 窮歸一體也 卽刺疫法 只有五法 卽總其諸位失守 故
只歸五行而統之也

1) 庚辰剛柔失守(경진강유실수) : 경진년에 사천의 강간과 재천의 유간이 자리
   지키는 것을 잃다. 경(庚)과 을(乙)은 금운(金運)이고 진(辰)년에는 반드
   시 태양이 사천(司天)하고 태음이 재천한다. 태음은 축미(丑未)에 속하는데
   축미가 금운(金運)과 짝하게 되면 곧 을미(乙未)이고 이는 재천의 화(化)

가 된다. 경(庚)은 강(剛)이고 을(乙)은 유(柔)여다. 이들의 운이 바르게 자리하지 못하는 것을 실수(失守)라고 한다.

2) 上位失守~故非相招(상위실수~고비상초) : 위로 사천의 강간(剛干)의 운이 제자리를 지키지 못하고 아래로 재천의 유간(柔干)과 합함이 없어서 을(乙)과 경(庚)년의 금운이 서로 합하지 못하는 것으로 서로 불러들이지 못하다. 곧 묵은해인 기묘년의 양명사천의 자리가 물러나지 않아 태양사천이 바른 위치로 옮겨 가지 못하게 되면 양명조금이 그대로 남게 되고 이에 따라 사천 양명의 짝인 재천의 소음군화가 중운인 금운을 제어한다. 이에 새해의 사천에 배합하는 강간인 경(庚)이 위에서 자리를 지키지 못한다. 사천의 강간이 재천의 유간과 짝하지 못하여 지킴을 잃게 되므로 상하가 서로 불러들이지 못하는 것이다.

3) 布天未退中運勝來(포천미퇴중운승래) : 하늘에 펼쳐져 있던 양명사천이 물러나지 않아 중운을 이겨서 오다. 곧 묵은해인 기묘(己卯)년은 양명이 사천하고 소음이 재천하는 해이고 새해인 경진년의 중운은 금(金)에 속한다. 묵은해의 세기가 남아 있어 퇴위하지 않으면 소음사천의 화(火)가 와서 중운인 금(金)을 이기게 된다는 뜻.

4) 壬午剛柔失守(임오강유실수) : 임오년에 사천의 강간과 재천의 유간이 지킴을 잃다. 정임(丁壬)은 다 목운이고 자오(子午)년에는 반드시 소음이 사천하고 양명이 재천하게 되어 있다. 재천의 양명이 목운인 정(丁)과 짝하면 정유(丁酉)가 되니 이들이 재천의 화(化)가 된다.

5) 上壬未遷正~虧及不同(상임미천정~휴급부동) : 상임의 목운이 바른 위치로 옮겨 가지 못하고 아래 재천의 정(丁)의 목운간 홀로 제자리에 있어 비록 양년이라도 이지러져서 함께 하지 못한다. 임년(壬年)은 목운태과이다. 그러나 사천이 바르게 옮겨 가지 못하여 사천에 짝하는 강간의 임(壬)이 위에서 제자리를 지키지 못하면 목운은 응당 있어야 할 기화를 얻지 못하고 반드시 이지러져서 함께 하지 못한다.

6) 各有其數也(각유기수야) : 사천이 바르게 옮겨 가지 못하여 상강(上剛)과 하유(下柔)가 제자리를 잃게 되면 비록 서로 합하는 기일이 있다 하더라도 그 구체적인 수는 마땅히 차이가 나니 대소(大小)에 근거하여 정해진다.

7) 律呂二角失而不和同音有日(율려이각실이불화동음유일) : 율려의 이각을

잃어서 화하지 않지만 음을 함께 하는 날이 있다. 곧 임오(壬午)년의 사천과 재천이 동시에 바르게 옮겨 가지 못하면 양률(陽律)과 음려(陰呂)의 이각(二角：太角과 少角)이 서로 화합하지 못한다. 이 둘이 동시에 바르게 옮겨져야 음이 조화된다.

8) 中司(중사)：중운(中運)이 맡아 하다. 곧 주관하다.

9) 合德(합덕)：사천의 간지(干支)와 재천의 간지가 제때에 각기 본래의 위치로 나아가 음양이 서로 합하고 상하가 서로 불러들여 응하여, 천지의 있어야 할 위치에 있어서 각자의 정당한 작용을 공동으로 발휘하는 것을 뜻한다.

10) 戊申剛柔失守(무신강유실수)：무신년에 사천의 강간과 재천의 유간이 지키는 것을 잃다. 무계(戊癸)는 모두 화(火)운의 해이고 인신(寅申)의 해에는 반드시 소양이 사천하고 궐음이 재천한다. 재천의 궐음이 화운에 배합하는 것은 계해(癸亥)이고 이는 재천의 화(化)이다. 무신의 강은 위에 있고 계해의 유는 아래에 있어야 하는데 하나라도 바르지 못한 것이 있으면 모두 제 위치를 지킴을 잃은 것이라고 한다.

11) 戊癸雖火運陽年不太過也(무계수화운양년불태과야)：무계(戊癸)의 해가 비록 화운이기는 하지만 양강(陽剛)년의 무운(戊運)은 태과하지 못하다. 곧 천간이 운을 주장하는 원칙에 입각하여 무계는 화로 화하니 무(戊)년은 마땅히 화운태과(火運太過)이다. 그런데 사천이 바르게 옮겨 가지 못하여 사천과 짝하는 강간(剛干)인 무(戊)가 상을 지키지 못하고 화운이 마땅히 있어야 할 기화를 하지 못하므로 태과가 못 된다는 것이다.

12) 上失其剛柔地獨主(상실기강유지독주)：사천의 강간이 제자리를 지키지 못하여 재천의 유간이 홀로 주관하다. 묵은해인 정미년의 사천 태음이 태과하여 있어서 태음습토가 자리를 물러나지 않게 되면 사천태음의 짝인 재천의 태양한수가 새해인 무(戊)의 화운을 억제하여 무신년이 위에서 바른 자리를 지키지 못한다. 곧 위에서 강을 잃게 되면 재천의 계해가 홀로 아래에서 주관하므로 유지(柔地)가 홀로 주한다고 한 것이다.

13) 邪干(사간)：사기가 침범하다.

14) 音律先同(음률선동)：음과 율이 먼저 함께 하다. 예를 들면 강유(剛柔)가 장차 합하려면 먼저 음률이 함께 해야 한다. 이는 무신(戊申)년의 양률은 태치(太徵)이고 계해년의 음려(陰呂)는 소치(少徵)이니 그 기가 화합하면 그

음도 협조한다는 뜻.

15) 息氣(식기) : 기(氣)를 닫아서 신(神)을 보호하는 것. 곧 폐(肺)를 보호하는 것이다.

6. 오역(五疫)의 예방과 치료

황제가 말했다.

"내가 듣기로는, 오역(五疫)이 이르게 되면 다 서로 전염되고 변역되어서 어른이나 어린아이를 가리지 않고 증상이 서로 같다고 합니다. 침으로 치료하여 구제할 수 없을 때 어떤 방법으로 서로 전염되고 변역되지 않도록 할 수 있습니까?"

기백이 말했다.

"병이 서로 전염되지 않는 경우는 정기(正氣)가 안에 있어서 사기(邪氣)가 침범하지 못할 때입니다. 반드시 전염병의 독기(毒氣)를 피해야 하는데 독기는 천빈(天牝 : 콧구멍)을 따라 들어왔다가 다시 그 천빈으로 나가므로 기(氣)가 뇌에서 나오게 되면 사기(邪氣)가 침범하지 못하게 됩니다.

기가 뇌에서 나온다는 것은, 자신의 방 안에서 먼저 '마음이 태양과 같다.'라고 상상하는 것입니다.

역병(疫病)든 환자의 방으로 들어가려 할 때는 먼저 청기(靑氣)가 간(肝)에서 나와 왼쪽인 동쪽에서 행하여 임목(林木)을 화하여 일으킨다고 생각합니다. 다음은 백기(白氣)가 폐에서 나와 오른쪽인 서쪽에서 행하여 창과 갑옷과 같은 화(化)를 일으킨다고 생각합니다. 다음은 적기(赤氣)가 심(心)에서 나와 남쪽인 위에서 행하여 불꽃처럼 밝은 화를 일으킨다고 생각합니다. 다음은 흑기(黑氣)가 신(腎)에서 나와 북쪽인 아래에서 행하여 수(水)를 화하여 일으킨다고 생각합니다. 다음은 황기(黃氣)가 비(脾)에서 나와 중앙에 있으면서 토(土)의 조화 작용을 일으킨다고 생각합니다.

이상과 같이 오기(五氣)가 몸을 보호한다는 생각을 마친 다음,

다시 머리 위에 북두성(北斗星)이 환히 빛나는 것처럼 상상한 연후에 역병 환자가 있는 방에 들어가는 것입니다.

또 한 가지 법은 춘분(春分)날 해가 뜨기 전에 원지(遠志)를 마시고 토하는 것입니다.

또 한 가지 법은 우수(雨水)가 지난 뒤에 약을 우려낸 물로 세 번 목욕하고 땀을 내어 병사(病邪)를 몰아내는 것입니다.

또 한 방법은 소금단방(小金丹方)을 쓰는 것입니다. 소금단방은 진사(辰砂) 2냥, 물에 씻은 웅황(雄黃) 1냥, 엽자자황(葉子雌黃) 1냥, 자금(紫金) 반냥을 뚜껑 있는 합(盒) 안에 모두 넣습니다. 밖을 단단히 봉하여 땅을 파고 한 자 높이로 지실(地實)을 쌓아서 화로를 사용하지 않고 약의 제제법도 없이 20근의 불을 사용하여 단련시킵니다. 7일 동안 단련을 마치면 서늘한 곳에서 7일 동안 식힙니다.

다음 날 합(盒) 안의 약을 꺼내어 약을 땅 속에 7일 동안 묻었다가 다시 꺼내 매일 갈기를 3일 동안 한 다음 백사밀(白沙蜜)을 넣어서 환(丸)을 만드는데 오동나무 씨앗 크기로 만듭니다.

그 환(丸)을 매일 아침 동쪽을 바라보고 태양의 정화(精華)한 기를 한 입 들이마신 다음 얼음물로 한 알을 복용하되 정화의 기와 함께 삼킵니다. 이러한 방법으로 열 알을 복용하면 역병의 침범이 없게 되는 것입니다."

(황제왈 여문하니 오역의 지는 다 서로 염역하여 대소를 무문하고 병상이 상사하니 구료가 불시하면 여하로 서로 이역치 못함을 가득가? 기백왈 불상염자는 정기가 존내하고 사가 불가간이라. 기독기를 피함은 천빈에서 종래하여 기왕을 부득이니 기가 뇌에서 출하면 즉 불사간이라. 기가 뇌에서 출은 즉 실에서 먼저 심여일을 상하고 장차 역실에 입고자 하면 선상에 청기가 자간에서 출하여 좌로 동에서 행하여 임목을 화작함이요 차상에 백기가 자폐에서 출하여 우로 서에서 행하여 과갑을 화작함이요 차상에 적기가 자심에서 출하여 남으로 상에서 행하여 염명을 화작함이요 차상에 흑기가 자신에서 출하여 북으로 하에서 행하여 수를 화작함이요 차상에 황기가 자비에서 출하여 중앙에 존하여 토

를 화작함이라. 오기가 호신을 필하면 두상에 북두의 황황함을 여히 상한 연후에 가히 역실에 입함이라. 우일법은 춘분의 일에 일이 미출에 토지함이요 우일법은 우수의 일후에 약으로 삼욕하여 설한이요 우일법은 소금단방인데 진사 이냥 수마웅황 일냥 엽자자황 일냥 자금 반냥하여 합중에 동입하여 외고하고 지의 일척을 요하여 지실을 축하고 불용로하며 약제를 불수하고 용화 이십근으로 단이니 칠일종에 후랭으로 칠일하고 차일에 출합자하여 지중에 매약을 칠일하고 순일에 취출하여 삼일을 연하여 백사밀을 연하여 위환하되 오동자의 대와 여히함이라. 매일 망동하고 일의 화기를 일구를 흡하고 빙수로 하일환하여 화기로 연지라. 십립을 복이면 역간이 무함이라.)

　黃帝曰 余聞五疫之至 皆相染易 無問大小 病狀相似 不施救療[1] 如何可得不相移易者 岐伯曰 不相染者 正氣存內 邪不可干 避其毒氣 天牝[2]從來 復得其往 氣出於腦 卽不邪干 氣出於腦 卽室先想心如日[3] 欲將入於疫室 先想靑氣自肝而出 左行於東 化作林木 次想白氣自肺而出 右行於西 化作戈甲[4] 次想赤氣自心而出 南行於上 化作焰明 次想黑氣自腎而出 北行於下 化作水 次想黃氣自脾而出 存於中央 化作土 五氣護身之畢 以想頭上如北斗[5]之煌煌 然後可入於疫室 又一法 於春分之日 日未出而吐之[6] 又一法 於雨水日後三浴以藥泄汗 又一法 小金丹方 辰砂[7]二兩 水磨雄黃[8]一兩 葉子雌黃[9]一兩 紫金[10]半兩 同入合中[11] 外固 了地一尺築地實[12] 不用爐 不須藥制 用火[13]二十斤煅之也 七日終 候冷七日取 次日出合子 埋藥地中七日 取出順日[14]研之三日 煉白沙蜜[15]爲丸 如梧桐子大 每日望東吸日華氣[16]一口 冰水下一丸 和氣嚥之 脈十粒 無疫干也

1) 不施救療(불시구료) : 타본(他本)에는 '욕시구료(欲施救療)'로 쓰여 있는데 그것이 타당한 것 같다.

2) 天牝(천빈) : 콧구멍의 별칭.

3) 想心如日(상심여일) : 마음이 태양과 같다고 상상하다.

4) 戈甲(과갑) : 창과 갑옷. 금기(金氣)의 굳센 것을 상징한다.

5) 北斗(북두) : 북두칠성(北斗七星). 일곱 개의 별로 형성되어 있다. 천추(天樞), 천선(天璇), 천기(天璣), 천권(天權), 옥형(玉衡), 개양(開陽), 요광

(搖光) 등으로 불린다.

6) 日未出而吐之(일미출이토지) : 태양이 떠오르지 않았을 때 원지(遠志)를 끓
인 물을 마시고 그것을 토해내다의 뜻. 원지는 한약재이며 일명 영신초(靈神
草)이다. 뿌리를 약재로 쓴다.

7) 辰砂(진사) : 수은과 유황(硫黃)의 화합물. 주사(朱砂).

8) 水磨雄黃(수마웅황) : 물에 씻은 웅황. 천연적으로 계관석(鷄冠石)이 분해
되어 이루어진 물질이며 독성이 있어서 물에 씻어서 사용한다. 석웅황(石雄
黃)이라고도 한다.

9) 葉子雌黃(엽자자황) : 나뭇잎 같은 자황. 무늬결이 층층이 포개진 자황. 질좋
은 자황. 자황은 비소(砒素)와 유황(硫黃)의 화합물인 황색의 결정체이다.
약용하거나 안료로 쓰인다.

10) 紫金(자금) : 적동(赤銅)의 별칭이다.

11) 同入合中(동입합중) : 함께 합 속에 넣다. 합은 합(盒)과 같다.

12) 了地一尺築地實(요지일척축지실) : 땅을 한 자 높이로 파고 지실을 쌓다.

13) 用火(용화) : 불을 사용하다. 연료이다.

14) 順日(순일) : 날을 따르다. 햇빛을 따르다의 뜻.

15) 白沙蜜(백사밀) : 벌꿀의 별칭. 백밀(白蜜) 또는 사밀(沙蜜)이라고도 한다.

16) 日華氣(일화기) : 해가 뜰 때의 정화(精華)한 기.

7. 외사(外邪)가 침범한 병의 침자법(鍼刺法)

황제가 물었다.

"사람이 허해지면 신(神)이 떠돌아다녀 제자리를 지키지 못하
고 귀신(鬼神)이 밖에서 침범하게 되어 이로 인하여 일찍 죽게
됩니다. 이 때는 어떻게 진기(眞氣)를 온전하게 할 수 있습니까?
원컨대 침놓는 방법을 듣고자 합니다."

기백이 머리를 조아리며 두 번 절하고 대답했다.

"훤하십니다. 질문하심이여! 신(神)이 옮겨 다녀 제자리를 잃었
다 할지라도 그 몸에 있다면 죽음에 이르지는 않습니다. 다만 사기
(邪氣)가 침범하는 일이 있음으로써 일찍 죽게 되는 것입니다.

궐음풍목(厥陰風木)이 사천(司天)해야 하는데 제자리를 잃게
되면 천운(天運)이 공허해집니다. 이 때 사람의 기가 간(肝)이
허한 상태에서 다시 하늘의 허에 감촉되면 거듭 허하게 되어 곧
바로 혼(魂)이 장(臟)으로 들어가 감추어지지 못하고 위(上)에
서 떠돌게 됩니다. 이 때 사기(邪氣)가 침범하면 대기(大氣)가
궐역(厥逆)하게 되는데 몸이 따뜻하면 침을 놓을 수 있습니다. 족
소양경(足少陽經)의 경기(經氣)가 지나가는 구허혈(丘墟穴)에
침을 놓고 다음에 간(肝)의 배수혈(背兪穴)에 침을 놓습니다.

사람이 심(心)이 허(虛)한 병을 앓으면서 또 군화(君火)와 상
화(相火)의 두 화(火)가 사천해야 하는데 제자리를 잃게 되는 때
를 만나고 또 사기에 감촉되어 세 번 허한 데다 화운(火運)이 불
급한 해를 만나게 되면 흑시귀(黑尸鬼)가 침범하여 사람을 갑자
기 죽게 만듭니다. 이 때는 수소양경(手少陽經)의 경기가 지나
가는 양지혈(陽池穴)에 침을 놓고 다시 심(心)의 배수혈(背兪
穴)에 침을 놓습니다.

사람이 비(脾)에 병을 앓으면서 또 태음(太陰)이 사천해야 하
는데 제자리를 잃게 되는 때를 만나고 사기에 감촉되어 세 번 허
한 데에다 또 토운(土運)이 불급한 해를 만나게 되면 청시귀(靑
尸鬼)가 사람에게 침범하여 사람을 갑자기 죽게 만듭니다. 이 때
는 족양명경(足陽明經)의 경기가 지나가는 충양혈(衝陽穴)에
침을 놓고 다시 비(脾)의 배수혈(背兪穴)에 침을 놓습니다.

사람이 폐에 병을 앓으면서 양명(陽明)이 사천해야 하는데 제
자리를 잃게 되는 때를 만나고 또 사기에 감촉되어 세 번 허한 상
태에다 또 금운(金運)이 불급한 해를 만나게 되면 적시귀(赤尸
鬼)가 있어 사람에게 침범하여 사람을 갑자기 죽게 합니다. 이 때
는 수양명경(手陽明經)의 경기가 지나가는 합곡(合谷)에 침을
놓고 다시 폐의 배수혈(背兪穴)에 침을 놓습니다.

사람이 신(腎)에 병을 앓으면서 태양(太陽)이 사천해야 하는
데 제자리를 잃게 되는 때를 만나고 또 사기에 감촉되어 세 번 허
한 데에다 또 수운(水運)이 불급한 해를 만나게 되면 황시귀(黃

尸鬼)가 있어서 사람의 정기(正氣)를 침범하여 사람의 신혼(神魂)을 흡수해서 갑자기 사망하는 데 이르게 됩니다. 이 때는 족태양경(足太陽經)의 경기가 지나가는 속골(束骨)에 침을 놓고 다시 신(腎)의 배수혈(背兪穴)에 침을 놓습니다."

(황제문왈 인허하여 즉신유하여 실수위하면 사귀신으로 외간하여 시치요망인데 하이로 전진고? 원문컨대 자법이니라. 기백이 계수하고 재배왈 소호재라 문이여! 위컨대 신이하고 실수라도 비록 기체에 재하면 연불치사나 혹 유사간고로 영요수니라. 다만 궐음이 실수함과 같아 천이 이허하고 인기에서 간허한 데 감천하여 중허하면 즉혼이 상에 유하여 사간하고 대기가 궐하면 신온에 오히려 가자니 그 족소양의 소과에 자하고 차는 간의 수에 자니라. 인이 심허를 병하고 또 군상의 이화가 사천에서 실수를 우하고 감하여 삼허하고 화불급을 우하면 혹시귀가 범하면 영인으로 폭망이니 가히 수소양의 소과를 자하고 다시 심수를 자함이라. 인이 비병하고 또 태음이 사천에서 실수를 우하고 감하여 삼허하고 또 토불급을 우하면 청시귀가 인에 사범하면 영인으로 폭망이니 가히 족양명의 소과를 자하고 다시 비의 수를 자함이니라. 인이 폐병하고 양명이 사천에서 실수를 우하고 감하여 삼허하고 또 금불급을 우하면 적시귀가 유하여 간인하면 영인으로 폭망이니 가히 수양명의 소과를 자하고 다시 폐수를 자함이라. 인이 신병하고 또 태양이 사천에서 실수를 우하고 감하여 삼허하고 또 수운이 불급의 연을 우하면 황시귀가 유하여 인의 정기를 간범하고 인의 신귀를 흡하면 폭망을 치하니 가히 족태양의 소과를 자하고 다시 신수를 자함이니라.)

黃帝問曰 人虛卽神遊失守位 使鬼神外干 是致夭亡 何以全眞 願聞刺法 岐伯稽首再拜曰 昭乎哉問 謂神移失守 雖在其體 然不致死 或有邪干 故令夭壽 只如厥陰失守 天以虛 人氣肝虛 感天重虛[1] 卽 魂遊於上 邪干厥大氣 身溫猶可刺之 刺其足少陽之所過[2] 次刺肝之 兪 人病心虛 又遇君相二火司天失守 感而三虛[3] 遇火不及 黑尸鬼[4] 犯之 令人暴亡 可刺手少陽之所過 復刺心兪 人脾病 又遇太陰司天 失守 感而三虛 又遇土不及 靑尸鬼邪犯之於人 令人暴亡 可刺足陽 明之所過 復刺脾之兪 人肺病 遇陽明司天失守 感而三虛 又遇金不

及 有赤尸鬼干人 令人暴亡 可刺手陽明之所過 復刺肺兪 人腎病 又
遇太陽司天失守 感而三虛 又遇水運不及之年 有黃尸鬼干犯人正
氣 吸人神魂⁵⁾ 致暴亡 可刺足太陽之所過 復刺腎兪

1) 感天重虛(감천중허) : 이미 장기(臟器)가 허해졌는데 다시 천(天)의 사기
(邪氣)가 침범하여 감촉된 것을 뜻함.

2) 足少陽之所過(족소양지소과) : 족소양이 지나가는 곳. 곧 족소양담경맥의
원혈(原穴)인 구허혈(丘墟穴)이다.

3) 三虛(삼허) : 사람의 기(氣)가 허하고 사천(司天)과 재천(在泉)이 자리 지
킴을 잃어서 조성된 천허(天虛)와, 땀이 나서 장기가 상한 것이 보태진 것을
뜻한다.

4) 黑尸鬼(흑시귀) : 수(水)의 역기(疫氣)에 죽은 시체의 귀신. 청시귀(靑尸
鬼)·황시귀(黃尸鬼)·적시귀(赤尸鬼) 등이 같은 뜻으로, 사람이 죽은 뒤에
도 그 병의 기운이 여전히 전염될 수 있다는 뜻. 시귀(尸鬼)는 역사(疫邪)에
의해 이르른 귀주(鬼疰)의 기를 뜻한다그 했다. 귀주(鬼疰)는 열 가지가 있
는데 기주(氣疰)·노주(勞疰)·귀주(鬼疰)·냉주(冷疰)·식주(食疰)·시주
(尸疰)·수주(水疰)·토주(土疰)·생인주(生人疰)·사인주(死人疰) 등이
다. 귀사(鬼邪)의 기이며 사람의 신체에 주입되어 사람에게 한열이나 정신
착란을 일으키게 하고 어느 곳에 이르거나 이로움이 없다. 이를 제거할 때는
십주환(十疰丸)이나 도노환(桃奴丸)·팔독적살(八毒赤散)·태을정신단
(太乙神精丹) 등을 사용한다고 했다.

5) 吸人神魂(흡인신혼) : 사람의 신과 혼을 흡수하다.

8. 12기관에 사기가 침범했을 때의 침자법(鍼刺法)

황제가 물었다.

"열두 장기가 서로 부려지는데 어느 하나라도 신기(神氣)가 제
자리를 잃게 되면 밖으로 드러나는 신기(神氣)가 원만하지 못하
게 되어 사기(邪氣)가 침범할까 두려운 일입니다. 이러한 상태가
되었을 때 침을 놓아 치료할 수 있습니까? 원컨대 그 방법을 듣
고자 합니다."

기백이 머리를 조아려 두 번 절하고 말했다.

"상세하십니다! 지극한 이치를 물으시고 가르침의 참뜻을 말씀하셨습니다. 성스런 황제(皇帝)가 아니시면 어떻게 이러한 근원을 궁구하겠습니까? 이러한 것을 일러 정기(精氣)와 신(神)이 도에 합치되고 상천(上天)에 부합한다고 하는 것입니다.

심(心)이란 것은 군주(君主)의 기능을 맡은 관(官)이며 신명(神明)이 나오는 곳이니 수소음경(手少陰經)의 원혈(原穴)인 신문혈(神門穴)에 침을 놓는 것입니다.

폐(肺)라는 것은 서로 돌보는 기능을 맡은 관(官)이며 때를 다스리는 법규가 나오는 곳이니 수태음경의 원혈인 태연혈(太淵穴)에 침을 놓는 것입니다.

간(肝)이라는 것은 장군(將軍)의 기능을 맡은 관(官)이며 모려(謀慮 : 계획)가 나오는 곳이니 족궐음경의 원혈인 태충혈(太衝穴)에 침을 놓는 것입니다.

담(膽)이라는 것은 치우치지 않고 바르게 하는 기능을 담당한 관(官)으로써 결단을 내리는 곳이니 족소양경의 원혈인 구허혈(丘墟穴)에 침을 놓는 것입니다.

전중(膻中)이라는 것은 신하가 사신 역할을 하는 기능을 담당한 관(官)으로써 기쁨과 즐거움이 나오는 곳이니 심포락(心包絡)의 기가 흐르는 영혈(滎穴)인 노궁혈(勞宮穴)에 침을 놓는 것입니다.

비(脾)는 간하고 의논하는 기능을 담당한 관(官)으로써 지혜와 주밀한 것이 나오는 곳이니 비경(脾經)의 원혈인 태백혈(太白穴)에 침을 놓는 것입니다.

위(胃)는 창고의 기능을 담당하는 관(官)으로써 다섯 가지 맛이 나오게 하는 곳이니 위경(胃經)의 원혈인 충양혈(衝陽穴)에 침을 놓는 것입니다.

대장(大腸)이라는 것은 전달하는 기능을 담당한 관(官)으로써 거친 것을 변화시키는 곳이니 대장경의 원혈인 합곡혈(合谷穴)에 침을 놓는 것입니다.

소장(小腸)이라는 것은 성대한 것을 받는 기능을 담당한 관(官)으로써 물(物)의 변화를 일으켜서 나오게 하는 곳이니 소장경의 원혈인 완골혈(腕骨穴)에 침을 놓는 것입니다.

신(腎)이라는 것은 강성함을 일으키는 기능을 담당한 관(官)으로써 기교를 내보내는 곳이니 신경의 원혈인 태계혈(太谿穴)에 침을 놓는 것입니다.

삼초(三焦)라는 것은 도랑을 터지게 하는 기능을 담당한 관(官)으로써 수도(水道)가 나오는 곳이니 삼초경의 원혈인 양지혈(陽池穴)에 침을 놓는 것입니다.

방광(膀胱)이라는 것은 고을의 행정기능을 맡은 관(官)으로써 정액(精液)을 저장하여 두었다가 기화(氣化)되면 내보내는 곳이니 방광경의 원혈인 속골혈(束骨穴)에 침을 놓는 것입니다.

이상 모든 열두 기관의 장부는 서로 기능을 잃는 일이 없어야 합니다.

이런 까닭으로 침놓는 법에는 신(神)을 온전하게 하고 진기(眞氣)를 기르는 뜻이 들어 있으며 또한 그 법에는 진기(眞氣)를 닦는 길도 있으니 질병만 다스리기 위한 것이 아닙니다. 그러므로 진기를 닦아 기르고 신(神)을 화평하게 해야 합니다.

진기를 닦고 기르며 신을 화평하게 하는 도는 항상 진기를 보존하고 신(神)을 보양하여 뿌리를 굳게 하고 정기(精氣)가 흩어지지 않게 하고 신(神)이 지켜져서 분리되지 않게 하는 것입니다. 그렇게 하여 신이 지켜져 떠나지 않게 되면 진기를 완전하게 할 수 있는 것입니다.

사람의 신(神)이 제자리를 지키지 않게 되면 지극한 참된 도에 통달할 수가 없습니다. 지극한 참됨의 요체는 천현(天玄)에 존재하고 신(神)은 천식(天息 : 胎息)에서 지켜져서 다시 본원(本元)으로 들어가는 것을 '귀종(歸宗)'이라고 이르는 것입니다."

(황제문왈 십이장의 상사에 신이 실위하여 신채토 하여금 불원하여 사가 간범을 공한데 치의 가자에 기요를 원문하노라? 기백이 계수하고 재배왈 실호재

라! 지리를 문하고 진종을 도하니 차는 비성제면 사원을 언구하랴? 시위는 기신이 합도하고 상천과 계부함이라. 심자는 군주의 관이요 신명이 출이니 가히 수소음의 원을 자라. 폐자는 상부의 관이요 치절이 출이니 가히 수태음의 원을 자라. 간자는 장군의 관이요 모려가 출이니 가히 족궐음의 원을 자라. 담자는 중정의 관이요 결단이 출이니 가히 족소양의 원을 자라. 전중자는 신사의 관이요 희락이 출이니 가히 심포락의 소류를 자라. 비는 간의의 관이 됨이요 지주가 출이니 가히 비의 원을 자라. 위는 창름의 관이 됨이요 오미가 출이니 가히 위의 원을 자라. 대장자는 전도의 관이요 변화가 출이니 가히 대장의 원을 자라. 소장자는 수성의 관이요 화물이 출이니 가히 소장의 원을 자라. 신자는 작강의 관이요 기교가 출이니 기신의 원을 자라. 삼초자는 결독의 관이요 수도가 출이니 삼초의 원을 자라. 방광자는 주도의 관이요 정액을 장하여 기화즉 능출이니 방광의 원을 자라. 범차의 십이관자는 상실을 부득이라. 시고로 자법이 전신하고 양진의 지가 유하고 역법이 수진의 도가 유하니 치질이 비라. 고로 요는 수양하고 화신이라. 도귀는 상존하고 보신은 고근이니 정기가 불산하고 신수가 불분이라. 연이나 곧 신수하고 수불거라야 역능전진이라. 인신이 불수하고 지진을 비달면 지진의 요는 천현에 재하고 신은 천식을 수하여 본원으로 부입을 명왈 귀종이니라.)

　　黃帝問曰 十二藏之相使 神失位 使神彩之不圓[1] 恐邪干犯 治之可刺 願聞其要 岐伯稽首再拜曰 悉乎哉 問至理 道眞宗[2] 此非聖帝焉究斯源 是謂氣神合道[3] 契符上天[4] 心者 君主之官 神明出焉 可刺手少陰之源[5] 肺者 相傅[6]之官 治節出焉 可刺手太陰之源 肝者將軍之官 謀慮出焉 可刺足厥陰之源 膽者 中正之官 決斷出焉 可刺足少陽之源 膻中者 臣使之官 喜樂出焉 可刺心包絡所流[7] 脾爲諫議之官 知周出焉[8] 可刺脾之源 胃爲倉廩之官 五味出焉 可刺胃之源 大腸者 傳道之官 變化出焉 可刺大腸之源 小腸者 受盛之官化物出焉 可刺小腸之源 腎者 作强之官 伎巧出焉 刺其腎之源 三焦者 決瀆[9]之官 水道出焉 刺三焦之源 膀胱者 州都之官 精液藏焉氣化則能出矣 刺膀胱之源 凡此十二官者 不得相失也 是故刺法有全神養眞之旨 亦法有修眞之道 非治疾也 故要修養和神也 道貴常

存 補神固根 精氣不散 神守不分 然卽神守而雖[10]不去 亦能全眞 人
神不守 非達至眞 至眞之要 在乎天玄[11] 神守天息[12] 復入本元 命曰
歸宗

1) 神彩之不圓(신채지불원) : 신(神)의 광채가 원만해지 않다.

2) 眞宗(진종) : 가르침의 참뜻. 곧 진정한 종지(宗旨).

3) 氣神合道(기신합도) : 기와 신이 하늘과 땅의 도와 부합하다.

4) 契符上天(계부상천) : 하늘과 부합하다. 계부는 부합(符合)의 뜻이고 상천
   은 하늘을 가리킨다.

5) 手少陰之源(수소음지원) : 수소음경의 원혈(原穴). 원(源)은 원(原)과 같
   다. 수소음경의 신문혈(神門穴)이다.

6) 相傳(상부) : 서로 돕다.

7) 心包絡所流(심포락소류) : 심포락경이 흐르는 곳에 침을 놓다. 곧 노궁혈(勞
   宮穴)이다.

8) 諫議之官 知周出焉(간의지관 지주출언) : 간하고 의논하는 기능을 담당하
   므로 지혜의 주밀함이 나온다. 비(脾)는 의(意)를 담당하는 곳이다.

9) 決瀆(결독) : 하수구를 트다. 물의 수로를 트다.

10) 雖(수) : 유(惟)의 오자라고 했다.

11) 天玄(천현) : 사람의 코 일설에는 현(玄)은 물의 색이고 천현은 천일(天
    一)의 뜻이며 지진(至眞)의 요체이며 중요함은 정(精)에 있다고 했다.

12) 天息(천식) : 태식(胎息)이라 했다. '태식경(胎息經)'의 태식명(胎息銘)
    에 이르기를 '삼십육인(三十六咽 : 인은 삼키다)에서 일인(一咽 : 한 번 삼
    킴)을 먼저하는데 세세하게 숨을 내뿜고 면면(綿綿 : 가느다랗고 길게 끊이
    지 않도록)하게 들이키고 앉아 있을 때나 누워 있을 때도 역시 그렇게 하며
    걸음걸이도 탄연(坦然 : 평탄하게)하게 라고 훤잡(喧雜 : 시끄럽고 복잡함)
    을 삼가고 비린내, 노린내 나는 것을 삼가는 것들을 가명(假名)으로 태식(胎
    息)이라고 부르는데 실은 내단(內丹)이라고 한다. 병을 치료하고 장수하는
    것도 이로 말미암아 결정된다. 이것을 오러도록 실행하면 이름이 상선(上仙)
    의 반열에 오른다.' 라고 하였다. 삼십육인(三十六咽)을 주하기를 기를 조화
    롭게 조절하고 진액을 삼킴으로써 중궁(中宮)의 원기를 보충해 준다. 매 시
    마다 세 번씩 삼키는데 자시(子時)에 삼키면 양생에 더욱 효과가 있다고 했

다. 상선(上仙)이란 하늘나라로 올라 신선(神仙)이 되는 아홉 등급의 하나
이다. 첫째는 상선(上仙), 둘째는 차선(次仙), 셋째는 태상진인(太上眞人),
넷째는 비천진인(飛天眞人), 다섯째는 호령선(號靈仙), 여섯째는 호진인
(號眞人), 일곱째는 호령인(號靈人), 여덟째는 호비선(號飛仙), 아홉째는
호선인(號仙人)이다.

제73편 본병론(本病論篇第七十三)
〈유일(遺逸)편을 수습함〉

※ 제73편도 유실(遺失)되었다.

현재의 제73편은 이곳 저곳에서 가져다가 조합(組合)한 것이다.

이 편은 운기(運氣)가 정상을 벗어나면 병이 발생하게 되는데 그 근본을 논했으므로 편명을 '본병론(本病論)'이라고 했다.

첫째는 육기(六氣)의 오르고 내리는 일이 행해지지 않았을 때의 기후변화에 따른 발병현황을 설명하였다.

둘째는 육기(六氣)가 바르게 옮겨 가지 못하거나 자리에서 물러나지 않았을 때의 기후변화에 따른 발병현황을 말했다.

셋째는 오운(五運)이 제자리를 잃었을 때 기후가 변하여 역병(疫病)으로 화하는 정황을 설명했다.

넷째는 오장(五臟)의 허와 실과 은기의 실(失)과 상(常)이 발병의 원인이 되는 것을 논했다.

1. 네 계절이 순서를 잃게 되면…

황제가 물었다.

"천원(天元 : 자연의 근본)의 구질(九窒)에 대해서는 나는 이미 알았습니다. 원컨대 기(氣)가 사귀어 고대하는데 어떠한 것을 제자리를 잃었다고 하는지에 대해 듣고자 합니다."

기백이 말했다.

"그 상(上)인 사천(司天)과 하(下)인 재천(在泉)의 기가 오르고 내리며 바르게 옮겨 가고 자리를 물러나는 현상은 각각의 경(經)에서 논(論)한 것이 있는 바, 상승하고 하강하는 데 각각 앞으로 나아가지 못하는 것이 있으므로 '실수((失守 : 자리 지킴을 잃다, 제자리를 잃다.)'라고 이름하는 것입니다.

이러한 이유로 기가 사귀어 교대해야 하는데 자리를 바꾸지 못하게 되면 기가 사귀어 교대하는 속에서 변화하게 되고, 변화하여 바뀌는 것이 떳떳하지 못하면 곧바로 네 계절이 질서를 잃게 되고 만물의 조화(造化)가 안정되지 못하고 백성의 질병으로 변하게 되는 것입니다."

"오르고 내리는 것이 앞으로 나아지지 못하는 까닭과 기(氣)가 사귀어 교대하는 데에 있게 되는 변화는 어떤 방법으로 명확하게 알 수 있는지 듣고자 합니다."

"훤하십니다. 질문이시여! 도(道)에도 밝으십니다! 기(氣)가 사귀어 교대하는데 변화가 있게 되면 이것을 '천지기(天地機 : 하늘과 땅의 기틀)'라고 합니다. 단지 내려오고자 하는데 내려오지 못하는 것은 지기(地氣)가 막아서 벌하기 때문입니다.

또 오운(五運)이 태과(太過)한 해에 기가 천시(天時)의 절기보다 앞서 이르는 것은 기가 사귀어 교대하여 앞으로 나아가지 못한 것입니다.

오르려고 하는데 오르지 못하는 것은 중운(中運)이 그것을 억제하기 때문이며 내리려고 할 때 내려오지 못하는 것도 중운이 억제하기 때문입니다.

이러한 이유로 오르려고 하는데 앞으로 나아가지 못하고 내려와야 하는데 내려오지 못하는 것이 있고, 또 내려와 아래에 하지는 못하지만 올라가 사천(司天)의 영역에 있게 되는 것이 있고, 또 상승하고 하강하는 것이 모두 앞으로 나아가지 못하는 것이 있게 됩니다.

이와 같은 분별이 있게 되면 이것이 곧 기가 사귀어 교대할 때의 변화입니다. 변화하는 데는 차이가 있어 항상 각각 동일하지 않으므로 재앙에는 경미한 것과 매우 심한 것이 있게 되는 것입니다."

(황제문왈 천원의 구질은 여가 이지라. 원문컨대 기교에 하명 실수오? 기백왈 그 상하가 승강하고 천정하며 퇴위를 위함은 각각 경론에 유하니 상하가 각각 부전함이 유 고로 실수라 명이라. 시고로 기교가 역위를 실하고 기교가 내변하여 변역이 비상이니 즉 사시가 실서하고 만화가 툴안하여 변하여 민병이라. 제왈 승강이 부전을 원문컨대 기고와 기교가 유변은 무엇으로써 명지오? 기백왈 소호라 문이여. 도에 명이라. 기교가 유변은 시위를 천지기니 단 욕강하되 부득강자는 지가 질하여 형이니라. 또 오운이 태과하고 선천하여 지자가 유함은 즉 교가 부전이라. 단 욕승하되 기승을 부득함은 중운이 억지요 단 욕강하되 기강을 부득함도 중운이 억지라. 이시에 승의 부전하고 강의 불하자가 유하고 강의 불하와 승하여 지천자도 유하고 승강을 구부전도 유라. 여차의 분별을 작하면 즉 기교의 변이니 변의 유이하고 상에 각각 부동으로 재에 유미심자니라.)

黃帝問曰 天元九窒[1] 余已知之 願聞氣交 何名失守 岐伯曰 謂其上下升降 遷正退位 各有經論[2]也 上下各有不前 故名失守[3]也 是故氣交失易位 氣交迺變 變易非常 即四時失序 萬化不安 變民病也 帝曰 升降不前 願聞其故 氣交有變 何以明知 岐伯曰 昭乎問哉 明乎道矣 氣交有變 是爲天地機[4] 但欲降而不得降者 地窒刑之[5] 又有五運太過 而先天而至者 即交不前 但欲升而不得其升 中運抑之[6] 但欲降而不得其降 中運抑之 於是有升之不前 降之不下者 有降之不下 升而至天者 有升降俱不前 作如此之分別 即氣交之變 變之有異常各各不同 災有微甚者也[7]

1) 天元九窒(천원구질) : 천원(天元)의 구궁(九宮)을 뜻한다. 오성(五星)이 하늘에 있을 때의 오질(五窒)과 땅에 있을 때의 오질(五窒)을 합하면 십질(十窒)인데 여기서 구질이라고 한 것은 구궁(九宮)의 구성(九星)의 숫자를 뜻한다. 곧 토(土)는 중앙의 오(五)만 사용하고 십(十)은 사용하지 않음.

2) 經論(경론) : 각각의 경전(經典)에서 논한 것이 있다는 뜻.

3) 失守(실수) : 1년 중 삼기(三氣)는 언제나 천위(天位)에 있고 삼기(三氣)는 언제나 지위(地位)에 있다. 곧 하나의 기는 하늘로 올라 사천(司天)의 좌간기(左間氣)가 되고 또 한 기는 땅으로 내려와 재천(在泉)의 좌간기가 되며, 한 기는 바른 위치로 옮겨져서 사천(司天)이 되고 한 기는 바른 위치로 옮겨

져서 재천(在泉)이 되고, 한 기는 자리를 물러나 사천의 우간기(右間氣)가 되고 한 기는 자리를 물러나 재천의 우간기가 되어 육기(六氣)가 각각 제자리를 지킨다. 만약 바르게 옮겨가지 못하고 자리에서 물러나지 못해 오르고 내리는 것을 못하여 앞으로 나아가지 못하면 곧 그 자리를 지키지 못한 것이다. 이것을 실수(失守)라고 한다.

4) 天地機(천지기) : 기(氣)가 사귀어 교대하는 데 변화가 있는데 이를 일러 천지의 기(機)라고 한다. 곧 천지기(天地機)는 운행되는 것을 뜻한다.

5) 地窒刑之(지질형지) : 앞 편에서 논한 것처럼 목(木)이 내려오려고 하면 지효금기(地晶金氣)가 막아 억제하고 화(火)가 내려오려고 하면 지현수기(地玄水氣)가 막아 억제하며 토(土)가 내려오려고 하면 지창목기(地蒼木氣)가 막아 억제하고 금(金)이 내려오려고 하면 지동화기(地彤火氣)가 막아 억제하고 수(水)가 내려오려고 하면 지부토기(地阜土氣)가 막아 억제하는 것을 뜻한다. 형(刑)은 승기(勝氣)가 물러나지 않고 있는 것이 형벌을 내리는 것과 같음을 뜻한다.

6) 中運抑之(중운억지) : 갑년(甲年)에는 토운(土運)이 태과(太過)하므로 수(水)의 오르고 내리는 것을 억제하고 병년(丙年)에는 수운(水運)이 태과하므로 이화(二火)의 오르고 내리는 것을 억제하고 무년(戊年)에는 화운이 태과하므로 금(金)의 오르고 내리는 것을 억제하고 경년(庚年)에는 금운이 태과하므로 목의 오르고 내리는 것을 억제하고 임년(壬年)에는 목운이 태과하므로 토의 오르고 내리는 것을 억제하는 것 등이다.

7) 災有微甚者也(재유미심자야) : 재앙이 경미하고 매우 심한 것이 있다. 곧 천기(天氣)와 지기(地氣)와 중기(中氣)가 막아 억제하므로 기가 사귀어 교대하는 데에 변화가 발생하게 되는데 그로 인한 재해는 경미한 것이 있거나 매우 심한 것이 있음을 지적한 것이다.

2. 기교(氣交)에서 이루어지는 질병

황제가 말했다.

"원컨대 사천(司天)의 기가 사귀어 교대하는데 만나고 모이고 승하고 억제하는 까닭과, 변화가 이루어져 백성이 병을 앓는데 가

법고 무거운 증상이 어떻게 나타나는지 듣고 싶습니다."

기백이 말했다.

"기(氣)가 서로 만났을 때 승하는 기가 눌러 굴복시켜서 그렇게 하도록 시키는 것입니다.

이런 까닭으로 진(辰)과 술(戌)의 해에는 목기(木氣)가 사천(司天)의 좌간(左間)으로 오르려 하는데 천주(天柱)의 주관을 받게 되면 천주인 금기(金氣)가 독기를 더겨 목기가 앞으로 나아가지 못하게 됩니다. 또 경술(庚戌)년을 만나면 금운(金運)이 천시(天時)의 절기보다 먼저 이르게 되어 중운(中運)의 금기가 목기를 이겨 제압하므로 갑자기 목기가 앞으로 나아가지 못하게 됩니다.

목운(木運)의 기가 하늘로 오르려 하는데 금운(金運)의 기가 이에 억제하여 목기가 올라서도 앞으로 나아가지 못하게 되면 청량(淸凉)한 기가 생겨나고 바람이 적어지며 봄철에 말라 죽이는 기(氣 : 肅殺)가 나타나 이슬과 서리가 다시 내리고 풀과 나무가 이에 시들게 됩니다.

백성에게는 온역(溫疫)을 앓는 일이 일찍 발생하고 인후와 목구멍이 이에 건조해집니다. 또 온몸이 붓고 팔다리의 관절이 다 아프게 됩니다.

목기가 오래도록 울(鬱)하였다 화하게 되면 큰 바람이 불어 나무를 꺾고 쓰러뜨리며 꺾여져 떨어지는 가지의 울음소리가 문란해지고 백성은 졸중(卒中)이나 반신불수(半身不遂)나 수족불인(手足不仁)의 병을 앓게 됩니다.

이러한 연유로 사(巳)와 해(亥)의 해에는 군화(君火)가 사천의 좌간으로 오르려 하는데 천봉(天蓬)의 기가 저지하여 화기(火氣)를 이기면 화기가 앞으로 나아가지 못하게 됩니다. 또 궐음(厥陰)의 기가 바르게 옮겨 가지 못하면 소음(少陰)의 기도 사천의 좌간에 오르지 못하게 되는데 이는 수운(水運)이 그 중운(中運)에 이르렀기 때문입니다.

군화(君火)가 오르려고 하지만 중운인 수운(水運)이 이를 억제하여 화기(火氣)가 올라가야 하는데 앞으로 하지 못하게 되니 청한(淸寒)한 기가 다시 일어나고 아침 저녁으로 냉기(冷氣)가 생겨납니다.

백성에게는 양기(陽氣)가 잠복하여 속으로 번열이 발생하고 심신(心神)이 놀라 두근거리며 한열(寒熱)이 사이 사이에 발작하게 됩니다.

날이 오래되도록 화기가 오르지 못하고 울(鬱)하면 사나운 열기가 이르게 되고 불타는 듯한 풍기(風氣)가 모여 하늘을 가리고 역(疫)으로 화하여 온려병(溫癘病)이 날씨가 따뜻할 때 발생합니다.

적색(赤色)의 기가 드러나고 화역(火疫)으로 화하여 모두 번열증이 나고 조갈(躁渴)이 나며 목의 갈증이 심하게 되면 치료는 사법(瀉法)으로 하여야 이에 중지됩니다.

이런 까닭으로 자(子)와 오(午)의 해에는 태음이 사천의 좌간으로 오르려 하는데 천충(天衝)이 주관하여 막아서 토기를 이기면 토기가 앞으로 나아가지 못하게 됩니다.

또 혹 임자(壬子)년을 만나게 되면 목운(木運)의 기가 천시(天時)의 절기보다 먼저 이르러 중운인 목운이 토기를 억제하므로 올라가야 할 토기가 앞으로 나아가지 못하게 됩니다. 이 때 바람과 먼지가 사방에서 일어나며 때때로 먼지가 심하게 일어나 하늘이 어둡게 되고 우습(雨濕)이 화(化)하지 못하게 됩니다.

백성은 풍궐(風厥)하고 연액(涎液)이 솟아오르고, 반신불수(半身不遂)와 창만(脹滿) 등의 병을 앓게 됩니다.

토기(土氣)가 오래도록 엎드려 울(鬱)하면 누런 먼지가 일고 역병(疫病)이 화하게 되는데 백성은 병으로 일찍 죽게 되고 얼굴과 사지에 황달(黃疸)이 나타나고 대장과 소장이 창만하고 폐색이 생기게 됩니다. 이 때 습(濕)한 영(令)이 펼쳐지지 못하여 우(雨)로 화하는 것이 미약해집니다.〔비가 적게 내리다〕

이런 까닭으로 축(丑)과 미(未)의 해에는 소양상화(少陽相火)가 사천의 좌간으로 오르려 하는데 천봉(天蓬 : 水)이 막는 것을 주관하여 상화(相火)를 이겨 제압하건 상화가 제재를 받아 앞으로 나아가지 못하게 됩니다.

또 혹 태음의 기가 제자리로 바르게 옮겨 가지 못하게 되면 소양의 기도 사천에 오르지 못하게 되는데 이는 수운(水運)이 이르렀기 때문입니다.

상화(相火)가 사천해야 하는데 오르지 못하게 되면 한분(寒雰 : 찬 안개)이 오히려 펼쳐져 차갑고 어는 일이 겨울과 같게 되고 물이 다시 마르고 얼음이 다시 얼게 되며 따뜻한 날씨가 잠깐 이어지다가 다시 추워지는데 추위와 더위가 때도 없이 반복됩니다.

백성에게는 양기(陽氣)가 잠복하여 속에 있게 되어 번열(煩熱)이 속에서 발생하고 심신(心神)이 깜짝깜짝 놀라며 오한과 신열이 시도 때도 없이 있게 됩니다.

상화(相火)가 오랫동안 울하면 매서운 더위가 이어지고 뜨거운 바람의 기운이 하늘을 가리고 변화가 이루어져 역려(疫癘)가 발생합니다. 이에 울결했던 것이 화하게 도면 복열(伏熱)로 인한 번열이 발생하고 사지의 마비와 궐역(厥逆)이 발생하며 심하면 혈일(血溢)도 있게 됩니다.

이런 까닭에 인(寅)과 신(申)의 해에는 양명(陽明)이 사천의 좌간으로 오르려 하는데 천영(天英 : 火)이 막는 것을 주관하여 금기(金氣)를 이겨 제압하면 금기가 앞으로 나아가지 못하게 됩니다. 또 혹 무신(戊申)과 무인(戊寅)년을 만나 화운(火運)의 기가 천시의 절기보다 먼저 이르게 되면 금기가 사천으로 오르고자 해도 화운(火運)이 이를 억제하므로 올라서도 앞으로 나아가지 못하게 됩니다.

금기가 상승하려다 오르지 못하면 제때에 비가 내리지 않게 되고 서풍(西風)이 자주 불고 땅에 소금기가 돋으며 건조함이 발생합니다.

백성은 위에서 열이 나고 천수(喘嗽)하고 혈일(血溢)하는 병을 앓게 됩니다. 금의 조기(燥氣)가 오래도록 울하였다가 화하게 되면 흰 먼지와 안개가 함께 하늘을 가리고 청랭한 기가 숙살(肅

殺 : 말라 죽게 함)의 기를 낳게 됩니다.

백성은 가슴과 갈비가 창만(脹滿)하게 되고 슬퍼하게 되며 상한(傷寒)으로 코가 막히고 재채기하며 목구멍이 건조해지고 손이 갈라지고 피부가 건조해지는 병을 앓게 됩니다.

이런 까닭에 묘(卯)와 유(酉)의 해에는 태양(太陽)이 사천의 좌간으로 오르려 하는데 천예(天芮 : 토)가 막는 것을 주관하여 수기를 억제하면 수기가 앞으로 나아가지 못하게 됩니다.

또 양명이 바르게 옮겨 가지 못하는 것을 만나게 되면 태양도 사천의 좌간으로 올라가지 못하게 되는데 이는 토운(土運)이 이르렀기 때문입니다. 수기(水氣)가 사천으로 오르려 하지만 토운이 억제하여 수(水)가 올라서 앞으로 나아가지 못하면 곧바로 습하게 되고 열이 찌는 듯하며 한기(寒氣)가 천지의 사이에서 발생합니다.

백성은 주하(注下 : 설사가 내리쏟듯 하는 것)하고 음식물이 소화되지 않는 질병을 앓게 됩니다. 또 수기(水氣)가 오래도록 상승하지 못하고 울결하면 냉기(冷氣)가 와서 열(熱)의 손님 노릇을 하여 우박이 갑자기 떨어집니다.

백성의 질병은 궐역(厥逆)하고 딸꾹질하며 안에서 열이 발생하고 밖에서 기가 마비되어 발과 정강이가 시리고 아프며 도리어 마음이 두근거리고 오뇌(懊憹 : 원통하고 괴로움)하고 열이 나며 갑자기 번열(煩熱)하고 다시 궐역하게 됩니다."

(제왈 원문컨대 기교하고 우회하고 승억의 유로 변성하여 민병에 경중이 하여오? 기백왈 상회에 승하여 억복하여 사연이라. 시고로 진술의 세에는 목기가 승에 천주가 주봉하여 승하여 부전이라. 또 경술을 우하여 금운이 선천하면 중운이 승하여 홀연히 부전이라. 목운이 승천하면 금이 내억이니 승하되 부전하니 곧 청생하고 풍소하여 춘에 숙살하니 노상이 부강하고 초목이 내위라. 민병은 온역이 조발하고 인익이 내건하고 사지가 만하고 지절이 개통이라. 구하되 화울이면 곧 대풍이 최립하고 절운하고 명문이라. 민병은 졸중하고 편비하며 수족이 불인이라. 시고로 사해의 세에는 군화가 승천하면 천봉이 주질하여 승하

여 부전이라. 또 궐음이 미천정 즉 소음이 승천을 미득하여 수운이 기중에 지라. 군화가 욕승이나 중의 수운이 억하니 승하되 부전하니 곧 청한이 부작하고 냉이 단모에 생이라. 민병은 복양하고 번열이 내생하고 심신이 경계하고 한열이 간작이라. 일구하여 성울이면 즉 폭열이 내지하고 적둔이 종예하고 화역하고 온려가 난작이라. 적기가 창하고 화역으로 화하여 다 번하고 조갈하며 갈심을 치지에는 설의 가지니라. 시고로 자오의 세에는 태음이 승천하면 천충이 주질하여 승하여 부전이라. 우혹은 임자를 우하여 곡운이 선천하여 지자면 중의 목운이 억하니 승천하여 부전이라. 곧 풍애가 사기하고 시에 애혼이 거하고 우습이 불화라. 민병은 풍궐하고 연조하고 편비불수하고 창만이라. 구하되 복울이면 곧 황애가 화역하여 민병은 요망하고 검지하고 부하고 황달하고 만폐라. 습령이 불포하여 우화가 내미니라. 시고로 축미의 연에는 소양이 승천하면 천봉이 주질하여 승하여 부전이라. 우혹은 태음의 미천정자를 우하면 곧 소양이 미승천하여 수운이 지라. 승천하되 부전하니 곧 한분이 반포하고 늠렬이 여동하며 수가 부학하고 빙이 재결하여 훤난이 사작하고 닝이 부포하여 한훤이 불시니라. 민병은 복양이 재내하고 번열이 생중하며 심신이 경해하고 한열이 간쟁이라. 구울이 이성이면 곧 폭열이 내생하고 적풍기가 동예하며 화성하여 울려하면 내화가 작하여 복열하고 내번하며 비하고 생궐하며 심즉 혈일이라. 시고로 인신의 연에는 양명이 승천하면 천영이 주질하여 승하여 부전이라. 우혹은 무신과 무인을 우하여 화운이 선천하여 지라. 금이 욕승천이나 화운이 억하여 승의 부전이라. 곧 시우가 불강하고 서풍이 삭거하고 함로하고 조가 생이라. 민병은 상열하고 천수하고 혈일이라. 구하되 화울이면 곧 백개가 예무하고 청이 생살기라. 민병은 협만하고 비상하고 한구하고 체하고 익건하며 수탁하고 피부가 조니라. 시고로 묘유의 연에는 태양이 승천하면 천예가 주질하여 승하여 부전이라. 또 양명이 미천정자를 우하면 곧 태양이 미승천하여 토운이 이지라. 수가 욕승천이나 토운이 억하여 승하되 부전하니 곧 습하고 열증하며 한이 생양간이라. 민병은 주하하고 식이 불급화라. 구하되 성울이면 냉라 하고 객열하여 빙박이 졸지라. 민병은 궐역하고 얼하고 내에서 열생하고 외어서 기비하고 족경이 산동하고 반생 심계하고 오열하고 폭변하고 부궐이라.)

帝曰 願聞氣交遇會勝抑之由[1] 變成民病輕重何如 岐伯曰 勝相會

抑伏使然 是故辰戌之歲 木氣升之 主逢天柱 勝而不前[2] 又遇庚戌
金運先天 中運勝之 忽然不前[3] 木運升天 金迺抑之 升而不前 卽淸
生風少 肅殺於春 露霜復降 草木乃萎 民病溫疫早發 咽嗌迺乾 四肢
滿 肢節皆痛 久而化鬱 卽大風摧拉 折隕鳴紊 民病卒中偏痺 手足不
仁 是故巳亥之歲 君火升天 主窒天蓬 勝之不前[4] 又厥陰未遷正 則
少陰未得升天 水運以其中者[5] 君火欲升 而中水運抑之[6] 升之不
前 卽淸寒復作 冷生旦暮 民病伏陽 而內生煩熱 心神驚悸 寒熱間作
日久成鬱 卽暴熱迺至 赤氣腫翳[7] 化疫 溫癘暖作[8] 赤氣彰而化火疫
皆煩而躁渴 渴甚治之以泄之可止 是故子午之歲 太陰升天 主窒天
衝 勝之不前[9] 又或遇壬子 木運先天而至者 中木運抑之也[10] 升天不
前 卽風埃四起 時擧埃昏 雨濕不化 民病風厥涎潮[11] 偏痺不隨 䐜滿
久而伏鬱[12] 卽黃埃化疫也 民病夭亡 臉肢府黃疸滿閉[13] 濕令弗布
雨化迺微 是故丑未之年 少陽升天 主窒天蓬 勝之不前[14] 又或遇太
陰未遷正者 卽少陽未升天也 水運以至者[15] 升天不前 卽寒雰反布
凜冽如冬 水復涸 冰再結 暄暖乍作 冷復布之 寒暄不時 民病伏陽
在內 煩熱生中 心神驚駭 寒熱間爭 以成久鬱[16] 卽暴熱迺生 赤風氣
瞳翳[17] 化成鬱癘[18] 迺化作伏熱內煩 痺而生厥 甚則血溢 是故寅申
之年 陽明升天 主窒天英 勝之不前[19] 又或遇戊申戊寅 火運先天而
至[20] 金欲升天 火運抑之 升之不前 卽時雨不降 西風數擧 鹹鹵燥生
民病上熱 喘嗽血溢 久而化鬱 卽白埃翳霧 淸生殺氣 民病脇滿悲傷
寒鼽嚏嗌乾 手拆皮膚燥 是故卯酉之年 太陽升天 主窒天芮 勝之不
前[21] 又遇陽明未遷正者 卽太陽未升天也 土運以至[22] 水欲升天 土
運抑之 升之不前 卽濕而熱蒸 寒生兩間[23] 民病注下 食不及化 久而
成鬱 冷來客熱 冰雹卒至 民病厥逆而噦 熱生於內 氣痺於外 足脛
痠疼 反生心悸懊熱 暴煩而復厥

1) 遇會勝抑之由(우회승억지유) : 우는 만나다. 회는 모이다. 승은 이기다. 억은
   억제하다. 곧 만나고 모이고 승하고 억제하는 까닭.
2) 主逢天柱勝而不前(주봉천주승이부전) : 천주(天柱 : 金氣)가 주관함을 만
   나서 승하여 앞에 하지 못하다. 곧 목기(木氣)가 금기(金氣)를 만나 금기에
   제압당하여 사천(司天)은 했으나 위치로 나아가지 못하다.

3) 遇庚戌金運先天 中運勝之忽然不前(우경술금운선천 중운승지홀연부전) : 천간(天干)이 경(庚)인 해는 금운(金運)이 태과하고 지지(地支)가 술(戌)인 해는 태양한수(太陽寒水)가 사천(司天)한다. 궐음풍목의 기는 마땅히 묵은해의 재천(在泉)의 우간(右間)에서 올라가 새해의 사천의 좌간이 되어야 하는데 금운이 태과하여 천시보다 먼저 이르러 목을 이겨 제압하니 목기는 올라와 있어도 제자리를 찾아서 앞으로 나아가지를 못한다.

4) 巳亥之歲～勝之不前(사해지세～승지부전) : 사해의 해에는 소음군화(少陰君火)가 사천하여 좌간으로 오르려 하는데 천봉(天蓬)이 막는 것을 주관하여 승하므로 앞으로 나아가지 못한다. 곧 사(巳)와 해(亥)의 해에는 궐음풍목이 사천하고 소음군화의 기는 마땅히 묵은해의 재천의 우간에서 올라와 목년사천(木年司天)의 좌간이 되어야 하는데, 천봉수기(天蓬水氣)가 태과하여 화를 억제하는 것을 만나서 화기가 올라와 앞으로 나아가지 못함이다.

5) 厥陰未遷正～水運以至其中者(궐음미천정～수운이지기중자) : 신사(辛巳)와 신해(辛亥)년에는 천간인 신(辛)이 수운불급(水運不及)이고 사해(巳亥)년의 궐음풍목(厥陰風木)이 사천하니 소음군화의 기는 마땅히 묵은해의 재천의 우간에서 올라와 새해의 사천좌간(司天左間)이 되어야 한다. 그런데 이 때 수운(水運)의 기가 천시(天時)보다 먼저 이르게 되면 소음군화가 올라가야 할 길이 막혀서 앞으로 나아가지를 못하게 된다는 뜻.

6) 君火欲升而中水運抑之(군화욕승이중수운억지) : 군화(君火)가 오르려고 할 때 중운(中運)인 수운이 억제하다. 신사(辛巳)와 신해(辛亥)년은 모두 수운불급(水運不及)이지만 또한 군화(君火)를 덕제할 수가 있다. 곧 사해(巳亥)년은 음년(陰年)으로 기가 본래 불급이므로 약한 것으로 약한 것을 제압할 수 있다. 혹은 천봉(天蓬)이 그것을 막거나 혹은 수운이 그것을 억제하거나 이 속에 하나만이라도 있게 되면 모두 화(火)를 제압하여 앞으로 나아가 오르지 못하게 할 수 있다.

7) 赤風腫翳(적풍종예) : 불타듯 더운 것을 적풍(赤風)이라 한다. 종은 붙어나다. 곧 적풍이 붙어나서 가리다.

8) 溫癘暖作(온려난작) : 온려병(溫癘病)은 기후가 따뜻할 때 발생한다는 뜻.

9) 子午之歲～勝之不前(자오지세～승지부전) : 자오(子午)의 해에는 태음습토가 사천의 좌간으로 오르는데 천충이 즈관하여 막아서 억제하면 앞으로 나

아가지 못한다. 곧 자오년에는 소음군화가 사천하니 태음습토의 기는 당연히 묵은해의 재천우간에서 올라 새해의 사천좌간(司天左間)이 되어야 하는데 이때 천충목기가 태과하여 승하여 토를 극제하면 토기가 올라가서 앞으로 나아가야 할 것이 나아가지 못한다.

10) 遇壬子~中木運抑之也(우임자~중목운억지야) : 임자년을 만나면 목운이 천시보다 먼저 이르고 중운의 목운이 억제하다. 곧 천간이 임(壬)년이면 목운태과이고 지지가 자(子)년이면 소음상화가 사천하니 태음습토의 기는 마땅히 묵은해의 재천우간에서 올라와 새해의 사천좌간으로 와야 한다. 이 때 목운이 태과하여 천시보다 먼저 이르러 승하여 토를 극제하면 토기가 올라가지 못하여 앞으로 나아가지 못한다는 뜻.

11) 涎潮(연조) : 침의 액이 물처럼 솟아오르다.

12) 久而伏鬱(구이복울) : 오래도록 울결하여 화하지 못하고 계속 엎드려 있다. 일설에는 앞뒤의 문장으로 보면 복울은 '성울(成鬱)'이라고 했다. 밑의 '습령불포(濕令弗布)'로 보아 복울이 옳다.

13) 臉肢府黃疸滿閉(검지부황달만폐) : 검은 얼굴, 지는 사지(四肢), 부는 대장(大腸)과 소장(小腸), 황달은 얼굴이 누렇게 되는 것, 만은 창만, 폐는 폐색(閉塞)이다.

14) 丑未之年~勝之不前(축미지년~승지부전) : 축미의 해에는 소양이 사천의 좌간으로 오르려 하는데 천봉이 주관하여 막아서 상화(相火)를 제압하여 앞으로 나아가지 못하게 한다. 축미년에는 태음습토(太陰濕土)가 사천하니 소양상화의 기는 당연히 묵은해의 재천의 우간에서 올라와 새해의 사천의 좌간으로 올라야 하는데 천봉수기가 태과하여 승하여 화(火)를 극제하므로 화기가 앞으로 나아가지 못한다는 뜻.

15) 遇太陰未遷正者~水運以至者(우태음미천정자~수운이지자) : 태음의 기가 사천의 자리로 바르게 옮겨지지 못함을 만나면 곧바로 소양의 기도 사천으로 오르지 못하니 이는 수운이 이르러 있기 때문이다. 곧 신축(辛丑)과 신미(辛未)년에 천간(天干)인 신(辛)은 수운불급이고 축미(丑未)년은 태음습토가 사천하니 소양상화의 기는 마땅히 묵은해의 재천의 우간에서 올라 새해의 사천의 좌간이 되어야 하는데 태음습토가 아직 바르게 옮겨지지 못하여 수운이 화를 승하므로 화기가 제자리로 올라가지 못하여 앞으로 나아가지 못

하는 것이다.

16) 以成久鬱(이성구울) : '이구성울(以久成鬱)'이라 했다. 오래도록 울하고 있다.

17) 赤風氣瞳翳(적풍기동예) : 동(瞳)을 종(腫)으로 보아 '적풍기종예(赤風氣腫翳)'라고 했다. 붉은 바람의 기운이 불어나서 가리다.

18) 化成鬱癘(화성울려) : '화성역려(化成疫癘)'라고 했다. 앞에서는 울결된 상태이고 여기서는 울결이 화하여 여병(癘病)으로 변한 것.

19) 寅申之年~勝之不前(인신지년~승지부전) : 인신의 해에는 양명이 사천좌 간으로 오르는데 천영이 주관하여 막아서 승하므로 앞에 하지 못한다. 곧 인신(寅申)년에는 소양상화가 사천하니 양명조금의 기는 마땅히 묵은해의 재천의 우간에서 올라와 새해의 사천좌간이 되어야 한다. 이 때 천영화기(天英火氣)가 태과하여 금을 이기면 금기가 억제되어 앞으로 나아가지 못한다는 뜻.

20) 遇戊申戊寅火運先天而至(우무신무인화운선천이지) : 무신과 무인년을 만나서 화운이 천시보다 먼저 이르다. 천간의 무(戊)년은 화운태과이고 지지(地支)의 인신(寅申)은 소양상화가 사천하니 양명조금(陽明燥金)의 기는 마땅히 묵은해의 재천의 우간에서 올라와 새해의 사천의 좌간이 되어야 하는데 이 때 화운태과가 천시보다 먼저 이르러 금을 극제하게 되면 금기가 억제되어 제자리에 나아가지 못한다.

21) 卯酉之年~勝之不前(묘유지년~승지부전) : 묘유년에는 태양이 사천의 좌간으로 오르는데 천예토기(天芮土氣)가 주관하여 막아서 승하면 앞에 하지 못한다. 곧 묘유(卯酉)년은 양명조금이 사천하니 태양한수의 기는 마땅히 묵은해의 재천의 우간에서 올라와 새해의 사천좌간이 되어야 하는데 이 때 천예토기의 태과가 승하여 수를 극제하게 되면 수기가 오르지 못하여 앞으로 나아가지 못한다는 뜻.

22) 遇陽明未遷正者~土運以至(우양명미천정자~토운이지) : 양명의 기가 바르게 옮겨 가지 못함을 만나게 되면 곧 태양한수가 사천의 좌간으로 오르지 못하게 되고 토운이 이르게 된다. 곧 기묘(己卯)·기유(己酉)년에는 천간인 기(己)가 토운불급이고 지지(地支)인 묘유(卯酉)에는 양명조금이 사천하니 태양한수의 기는 마땅히 묵은해의 재천의 우간에서 올라와 새해의 사천좌간이 되어야 한다. 이 때 태양이 아직 사천하지 못하고 토운이 이르게 되면

토가 수(水)를 이겨 제압하므로 수기는 올라가지 못해 앞으로 나아가지 못
함을 뜻한다.

23) 兩間(양간) : 하늘과 땅 사이를 말한다.

3. 내려와서 제자리에 나아가지 못하는 것

황제가 말했다.

"올라서 앞으로 제자리에 나아가지 못하는 것에 대해서는 이미
그 뜻을 다 알았습니다. 원컨대 내려와서 제자리에 나아가지 못
하는 것에 대한 밝은 설명을 들을 수 있겠습니까?"

기백이 말했다.

"종합적인 질문이십니다! 이러한 것을 일러 '하늘과 땅의 미묘
한 뜻'이라고 하니, 이 도(道)의 모든 것을 다 진술하겠습니다.

이른바 육기(六氣)는 오르기를 마치면 반드시 아래로 내려오
는 것입니다. 사천(司天)으로 오른 지 3년이 되면 다음 해에는 반
드시 내려오는데 내려와 재천(在泉)의 지(地)로 들어가야 비로
소 좌간(左間)이 되는 것입니다.

이와 같이 오르고 내리면서 왔다 갔다 하는 것을 '육기(六紀)'
라고 이름합니다.

이러한 까닭으로 축(丑)과 미(未)의 해에는 궐음이 재천의 좌
간으로 내려오는데 지효(地晶 : 金氣)가 막는 것을 주관하여 이
겨 억제하면 내려와 앞으로 나아가지 못하게 됩니다.

또 혹 소음이 사천의 자리를 물러나지 않은 때를 만나면 궐음
이 아래로 내려오지 못하게 되는데 금운(金運)이 이미 중운(中
運)에 이르렀기 때문입니다.

금운이 중간에 있어서 받들어 궐음을 제어하면 궐음이 내려와
아래하지 못하고 억제되어 울(鬱)로 변하게 됩니다. 목기(木氣)
가 내려오려고 하는데 금운이 받들어 목기를 제재하므로 내려와
도 아래로 나아가지 못하게 되면 푸른 먼지가 멀리 보이고 백색
(白色 : 金)의 기가 받들어 바람이 일어나고 먼지가 어둡게 덮고

청량(淸凉)하고 건조한 기가 살기를 행하여 서리와 이슬이 다시 내리고 숙살(肅殺)의 기가 영(令)을 행하게 됩니다.

목기가 오래도록 내려오지 못하고 억제되었다가 울결이 화하면 일어났던 풍기(風氣)와 건조함이 서로 엎드려서 따뜻해야 하는데 도리어 시원하고 풀과 나무가 싹이 틀 시기인데 숙살하는 서리가 내리고 겨울잠에 드는 벌레들이 보이지 않게 되고 청량한 기에 장기(臟氣)를 상할까 두려워하게 됩니다.

이런 까닭으로 인(寅)과 신(申)의 해에는 소음이 재천의 좌간으로 내려오는데 지현(地玄 : 水)이 주관하여 막아서 소음군화의 화기를 이겨 제압하면 아래로 내려와 들어오지 못하게 됩니다.

또 혹 병신(丙申)과 병인(丙寅)년을 만나 수운(水運)이 태과하여 천시의 절기보다 먼저 이르게 되면 군화(君火)가 내려오려고 하는데 수운이 이를 받들게 되니 화(火)가 내려와 아래에 하지 못하게 됩니다. 이에 붉은 구름이 겨우 나타나다가 흑기(黑氣 : 水)가 도로 생하고 따뜻한 날씨가 펼쳐지는 듯하다가 한기(寒氣)가 항상 눈을 내리게 하고 얼음같이 찬 기운이 다시 일어나고 하늘의 구름은 차고 처량하게 됩니다.

소음군화가 오랫동안 내려오지 못하고 잠복했다가 울결이 화하면 승하던 한기(寒氣)가 다시 더워지고 뜨거운 바람이 역기(疫氣)로 화하여, 백성은 얼굴이 붉어지고 심번(心煩)하며 두통하고 목현(目眩)하는 병을 앓게 되고, 적기(赤氣 : 火氣)가 드러나면 온병(溫病)이 일어나려고 합니다.

이런 까닭으로 묘(卯)와 유(酉)의 해에는 태음이 재천의 좌간으로 내려오는데 지창(地蒼 : 木)이 주관하여 막아서 태음습토(太陰濕土)가 내려와 아래로 들어오지 못하게 됩니다.

또 혹 소양(少陽)이 사천에서 아직 자리를 물러나지 않은 상태를 만나게 되면 태음습토가 재천으로 내려오는 것을 얻지 못하게 됩니다. 이 때 목운(木運)이 이르게 되면 목운이 그것을 받들어 태음습토가 내려와 아래에 위치하지 못하게 됩니다. 그러면 누런 구름이 나타나고 파란 놀이 드러나며 답답하고 찌는 기운이 일어나 큰 바람이 불고 안개가 가리고 먼지가 승하여 풀과 나무가 꺾이고 쓰러지는 상태가 발생합니다.

태음습토가 오랫동안 내려오지 못하고 엎드려 있다가 울결이 화하게 되면 하늘의 먼지는 황색 기운이 되고 땅에는 습기가 쩌오르고, 백성은 사지를 펴지 못하고 어지럽고 흔들리며 사지의 관절이 쑤시고 아프며 복부(腹部)가 창만(脹滿)하고 가슴이 답답한 병을 앓게 되는 것입니다.

이런 까닭으로 진(辰)과 술(戌)의 해에는 소양상화가 재천의 좌간으로 내려오는데 지현(地玄 : 水氣)이 주관하여 막아서 억제하면 내려와야 할 상화(相火)가 아래의 위치로 들어오지 못하게 됩니다.

또 혹 수운(水運)이 태과하여 천시의 절기보다 먼저 이르는 때를 만나면 수운이 받들어 화기가 내려와 아래에 하지 못하게 됩니다. 그러면 붉은 구름이 잠시 나타나다가 흑기(黑氣 : 水)가 도리어 생하며 따뜻한 날씨가 생하고자 하다가 냉기가 갑자기 이르며 심하면 곧바로 우박이 됩니다.

상화(相火)가 오랫동안 내려오지 못하고 잠복했다가 울결이 화하게 되면 냉기는 다시 열이 되고 뜨거운 바람은 역(疫)으로 화하여, 백성은 얼굴이 붉어지고 심번(心煩)하고 두통하고 목현(目眩) 등의 병을 앓게 되고, 적기(赤氣)가 드러나게 되면 열병이 발작하려고 합니다.

이런 까닭으로 사(巳)와 해(亥)의 해에는 양명이 재천의 좌간으로 내려오는데 지동(地彤 : 火)이 주관하여 막아서 제압하면 금기(金氣)가 내려와 들어오지 못하게 됩니다.

또 혹 태양한수(太陽寒水)가 자리를 물러나지 않은 상태를 만나면 양명이 내려오지 못하게 되는데 화운이 이르렀기 때문입니다. 화운이 양명조금의 금기를 받들어 내려와야 할 것이 아래하지 못하게 되면 하늘이 청량해지고 엄숙해지며 붉은 기(赤氣 : 火)가 이에 드러나고 따뜻한 날씨가 도로 일어납니다.

백성은 다 정신이 몽롱하고 나른하며 밤에 잠자리에 누워도 편안하지 못하고 목이 건조하고 물이 마시고 싶으며 원통하여 열이 나고 속에 번열증이 나는 병을 앓으며, 아침 저녁으로 크게 청량하고 따뜻한 날씨가 다시 돌아와 일어납니다.

양명조금의 기가 오랫동안 내려오지 못하고 잠복했다가 울결이 화하게 되면 하늘은 맑고 약간 추우며 멀리 백기(白氣)가 발생하게 됩니다.

백성은 어지럽게 흔들리고 수족이 경직되고 불인(不仁)하며 양쪽 갈비가 아프고 눈이 희미하게 잘 보이지 않는 병을 앓게 되는 것입니다.

이런 까닭으로 자(子)와 오(午)의 해에는 태양이 재천의 좌간으로 내려오는데 지부(地阜:土)가 주관하여 막아서 이기므로 수기가 내려와서 제자리에 들어오지 못하게 됩니다.

또 혹 토운이 태과하여 천시의 절기보다 먼저 이르는 때를 만나면 토운이 수기(水氣)를 받들어 수기가 내려와 들어오지 못하게 됩니다. 그러면 하늘에 흑기(黑氣)가 드러나고 어두워 컴컴해지고 싸늘하고 처량해지다가 겨우 누런 먼지가 퍼지고 습기가 펼쳐지며 차가움이 화하여 기를 다스리다가 찌고 습한 것이 다시 다스리게 됩니다.

태양한수가 오래도록 내려오지 못하고 잠복해 있다가 울결이 화하게 되면 백성은 대궐(大厥)하고 팔다리가 무거워져 게을러지고 음위증(陰痿症)과 무기력증을 앓게 되고, 하늘에서 침음(沈陰)함을 펼치면 습하고 찌는 날씨가 간간이 일어나게 됩니다."

(황제왈 승의 부전은 여는 이미 기지를 진지니라. 원문컨대 강의 불하를 가득명가? 기백왈 실호재라 문이여! 시를 위하되 천지의 미지니 가히 써 사도를 진진이라. 소위 승이하면 필강이니라. 천의 삼년에 지하면 차세는 필강이니 강하되 입지는 시에 위좌간이라. 여차로 승강이 왕래를 명하되 육기니라. 시고로 축미의 세는 궐음이 강지하면 지효가 주질하여 승하여 부전이라. 우혹 소음이 미퇴위를 우하여 곧 궐음이 미강하면 금운이 이지중이라. 금운이 승하여 강하되 미하하면 억하여 변울하여 목이 욕강하며 금이 승하여 강하되 불하하면

창애가 원견하고 백기가 승하여 풍거하여 애혼하고 청조가 행살하고 상로가 부하하며 숙살이 포령이라. 구하여 불강하여 억하여 화울이면 곧 작하여 풍조가 상복하고 훤하고 반청하며 초목이 맹동하고 살상이 내하하며 집충이 미현하고 청이 상장할까 구함이라. 시고로 인신의 세에는 소음이 강지하면 지현이 주질하여 승하고 불입이라. 우혹 병신과 병인을 우하여 수운태과하여 선천하여 지하고 군화가 욕강이나 수운이 승하여 강하되 불하니라. 곧 동운이 재현하고 흑기가 반생하여 훤난이 여서하고 한이 상히 포설하니 늠렬이 부작하고 천운이 참처니라. 구하여 불강하고 복하여 화울이면 한승하고 부열하며 적풍이 화역하여 민병이 면적하고 심번하고 두통하고 목현하니 적기가 창하고 온병이 욕작이니라. 시고로 묘유의 세에는 태음이 강지하면 지창이 주질하여 승하고 불입이라. 우혹은 소양이 미퇴위자는 곧 태음이 미득강이라. 혹은 목운이 이지하여 목운이 승하여 강하되 불하면 곧 황운이 현하고 청화가 창하며 울증이 작하고 대풍하며 무예하고 애승하여 절손이 내작이라. 구하여 불강하고 복하여 화울이면 천애가 황기하고 지에 습증을 포하니 민병은 사지가 불거하고 혼현하고 지절이 통하고 복만하고 전억하니라. 시고로 진술의 세에는 소양이 강지하면 지현이 주질하여 승하여 불입이라. 우혹은 수운태과를 우하여 선천하여 지라. 수운이 승하고 수강되 불하하면 즉 동운이 재현하고 흑기가 반생하며 훤난이 욕생하고 냉기가 졸지하여 심하면 곧 빙박이라. 구하여 불강하고 복하여 화울이면 냉기가 부열하고 적풍이 화역하니 민병은 면적하고 심번하며 두통하고 목현하니 적기가 창하고 열병이 욕작이니라. 시고로 사해의 세에는 양명이 강지하면 지동이 주질하여 승하여 불입이라. 우혹은 태음이 미퇴위를 우하여 곧 소양이 미득강이면 곧 화운이 이지니라. 화운이 승하여 불하하면 곧 천청하고 숙하며 적기가 내창하고 훤열이 반작이라. 민이 다 혼권하고 야와에 불안하고 인건하고 인음하며 오열하고 내번하며 천이 조모에 청하고 훤이 환부작이라. 구하여 불강하고 복하여 화울이면 천청하고 박한하며 백기가 원생이나 민병은 도현하고 수족이 직하고 불인하며 양협이 작통하고 만목이 황황이라. 시고로 자오의 연에는 태양이 강지하면 지부가 주질하여 승하여 강하되 불입이라. 우혹은 토운태과를 우하여 선천하여 지하고 토운이 승하고 강하되 불입하면 즉 천이 흑기를 창하고 명암하고 처참하며 겨우 황애를 시하고 포습하며 한화가 영기하여 증습이 부령이라. 구하여 불강하고 복하여 화울이면 민병은 대궐하고 사지가 중태하고 음위하고 소력하며 천이 침음을 포하니 증습이 간작이라.)

　黃帝曰 升之不前 余已盡知其旨 顧聞降之不下 可得明乎 岐伯曰 悉乎哉問 是之謂天地微旨 可以盡陳斯道 所謂升已必降也 至天三年 次歲必降 降而入地 始爲左間也[1] 如此升降往來 命之六紀[2]者矣 是故丑未之歲 厥陰降地 主窒地晶 勝而不前[3] 又或遇少陰未退位 卽厥陰未降下 金運以至中[4] 金運承之[5] 降之未下 抑之變鬱 木欲降下 金承之 降而不下 蒼埃遠見 白氣承之 風擧埃昏 淸燥行殺 霜露復下 肅殺布令 久而不降 抑之化鬱 卽作風躁相伏 暄而反淸 草木萌動 殺霜乃下 蟄蟲未見 懼淸傷藏 是故寅申之歲 少陰降地 主窒地玄 勝之不入[6] 又或遇丙申丙寅 水運太過 先天而至[7] 君火欲降 水運承之 降而不下 卽彤雲纔見[8] 黑氣反生 暄暖如舒 寒常布雪 凜冽復作 天雲慘悽 久而不降 伏之化鬱 寒勝復熱 赤風化疫 民病面赤心煩 頭痛目眩也 赤氣彰而溫病欲作也 是故卯酉之歲 太陰降地 主窒地蒼 勝之不入[9] 又或少陽未退位者 卽太陰未得降也 或木運以至[10] 木運承之 降而不下 卽黃雲見而靑霞彰 鬱蒸作而大風 霧翳埃勝 折損廼作 久而不降也 伏之化鬱 天埃黃氣 地布濕蒸 民病四肢不擧 昏眩肢節痛 腹滿塡臆 是故辰戌之歲 少陽降地 主窒地玄 勝之不入 又或遇水運太過 先天而至也 水運承之 水降不下[11] 卽彤雲纔見 黑氣反生 暄暖欲生 冷氣卒至 甚卽冰雹也 久而不降 伏之化鬱 冷氣復熱 赤風化疫 民病面赤心煩 頭痛目眩也 赤氣彰而熱病欲作也 是故巳亥之歲 陽明降地 主窒地彤 勝而不入[12] 又或遇太陰未退位 卽少陽未得降 卽火運以至之[13] 火運承之不下 卽天淸[14]而肅 赤氣廼彰 暄熱反作 民皆昏倦 夜臥不安 咽乾引飮 懊熱內煩 天淸朝暮 暄還復作 久而不降 伏之化鬱 天淸薄寒 遠生白氣 民病掉眩 手足直而不仁 兩脇作痛 滿目晄晄 是故子午之年 太陽降地 主窒地阜 勝之降而不入[15] 又或遇土運太過 先天而至[16] 土運承之 降而不入 卽天彰黑氣 暝暗悽慘 纔施黃埃而布濕 寒化令氣 蒸濕復令 久而不降 伏之化鬱 民病大厥 四肢重怠 陰痿少力 天布沈陰 蒸濕間作

1) 始爲左間也(시위좌간야) : 비로소 좌간이 된다. 모든 기는 사천(司天)에서

3년 간 있는데 사천좌간(左間)에서 1년 사천(司天)에서 1년 사천우간(右間)
에서 1년씩 각 3년을 돌아다니게 되면 그 다음 해에는 내려와서 입지(入地)
하여 재천(在泉)에서 3년 간 있게 된다. 재천좌간에서 1년 재천(在泉)에서
1년 재천우간에서 1년씩 3년을 돌고 다시 하늘로 오른다.

2) 命之六紀(명지육기) : 육기(六紀)라고 명명(命名)한다. 육기는 모든 기
(氣)는 하늘에서 사천좌간(司天左間) 1년, 사천(司天) 1년, 사천우간 1년 간
있고 땅에서 재천좌간(在泉左間) 1년, 재천(在泉) 1년, 재천우간(在泉右間)
1년 간 있어 각각 3년씩 6년을 있는 것을 뜻한다.

3) 丑未之歲~勝而不前(축미지세~승이부전) : 축미의 해에는 궐음풍목이 재
천의 좌간으로 내려오는데 지효(地晶)의 금기(金氣)가 주관하여 막아 풍목
을 이겨 제압하면 풍목이 내려와 제자리로 나아가야 하는데 내려오지를 못한
다. 곧 축(丑)과 미(未)의 해에는 궐음풍목의 기가 마땅히 묵은해의 사천우
간(司天右間)에서 내려와 새해의 재천좌간(在泉左間)으로 들어와야 하는
데 지효금기(地晶金氣)가 태과하여 풍목(風木)을 이겨 제압하므로 목기(木
氣)가 내려와 좌간으로 들어오지 못한다는 뜻.

4) 遇少陰未退位~金運以至中(우소음미퇴위~금운이지중) : 을축(乙丑)과
을미(乙未)년의 천간(天干)인 을(乙)은 금운불급(金運不及)이고 지지(地
支)인 축미(丑未)년에는 궐음풍목(厥陰風木)의 기가 마땅히 묵은해의 사천
우간에서 내려와 새해의 재천좌간이 되어야 하는데 이 때 묵은해의 소음사천
의 기가 자리를 물러나지 않았으면 궐음의 기가 재천좌간으로 하강하지 못하
고 금운의 기가 이미 기교(氣交)의 중간에 이르렀다면 궐음목기가 억제당
해 내려오지 못하는 것을 뜻함.

5) 金運承之(금운승지) : 금운이 이어받는다. 사천의 간기가 위에서 아래로 내
려올 때 중운(中運)은 사천과 재천의 기가 사귀는 시점에서 그것을 이어받
을 수 있다. 여기서는 중운(中運)이 막아 억제하는 작용을 뜻한다.

6) 寅申之歲~勝之不入(인신지세~승지불입) : 인(寅)과 신(申)년에는 소음
군화(少陰君火)의 기가 마땅히 묵은해의 사천에서 내려와 새해의 재천좌간
이 되어야 하는데 이 때 지현수기(地玄水氣)가 태과하여 군화(君火)를 이
겨 제압하면 화기(火氣)가 내려오지 못하여 재천좌간으로 들어오지 못하는
것을 뜻함.

7) 遇丙申丙寅~先天而至(우병신병인~선천이지) : 병신과 병인년을 만나면
수운이 태과하여 천시의 절기보다 먼저 이른다. 곧 천간이 병(丙)인 해는 수
운태과이고 지지(地支)가 인(寅)과 신(申)인 해는 소음군화의 기가 마땅히
묵은해의 사천우간에서 새해의 재천좌간으로 내려와야 한다. 수운이 태과하
여 천시보다 먼저 이르게 되어 승하여 소음군화를 제압하면 화기가 내려오지
못해 재천좌간으로 들어오지 못하는 것을 뜻함.

8) 彤雲纔見(동운재현) : 주홍색의 구름이 비로소 나타나다. 곧 처음 보인다는
뜻. 동운은 화기(火氣)를 말한다.

9) 卯酉之歲~勝之不入(묘유지세~승지불입) : 묘(卯)와 유(酉)의 해에는 태
음습토의 기가 마땅히 묵은해의 사천우간에서 내려와 새해의 재천좌간으로
들어와야 하는데 이 때 지창목기(地蒼木氣)가 타 과하여 습토를 이겨 제압하
면 토기가 내려와 재천좌간의 위치로 들어오지를 못한다는 뜻.

10) 少陽未退位者~或木運以至(소양미토 위자~혹목운이지) : 정묘(丁卯)와
정유(丁酉)년에는 천간인 정(丁)은 목운불급이고 묘(卯)와 유(酉)의 지지
(地支)의 해는 태음습토의 기가 마땅히 묵은해으 사천우간에서 내려와 새해
의 재천좌간이 되어야 한다. 이 때 묵은해의 소양상화가 자리를 물러나지 못
하고 중운(中運)의 목기(木氣)가 빨리 이르러 승하여 토기를 이기게 되면
태음습토가 내려와 재천좌간으로 들어오지 못하는 것을 뜻함.

11) 水降不下(수강불하) : 강이불하(降而不下)가 마땅한 것 같다.

12) 巳亥之歲~勝而不入(사해지세~승이 불입) : 사(巳)와 해(亥)의 해에는
양명조금의 기가 마땅히 묵은해의 사천우간에서 내려와 새해의 재천좌간이
되어야 한다. 이 때 지동화기(地彤火氣)가 태과하여 양명조금을 이겨 금기
(金氣)를 제압하게 되면 양명조금이 재천좌간으로 내려와 들어오지 못한다
는 것을 뜻함.

13) 遇太陰未退位~卽火運以至之(우태음미퇴위~즉화운이지지) : 태음은 태
양(太陽)의 오자라고 했다. 소양(少陽)은 양명(陽明)의 오자라고 했다. 곧
계사(癸巳)와 계해(癸亥)년의 천간(天干)인 계(癸)는 화운불급(火運不
及)이요 지지(地支)가 사(巳)와 해(亥)인 해에는 양명조금의 기가 마땅히
묵은해의 사천우간에서 내려와 새해의 재천좌간이 되어야 한다. 이 때 묵은
해의 태양한수가 아직 자리를 물러나지 않고 중운(中運)의 화기(火氣)가 이

미 이르러 승하여 금기(金氣)를 제압하면 금기가 내려와 재천좌간으로 들어 가지 못하는 것을 뜻함.

14) 天淸(천청) : 천은 대(大)의 오자라고 했다.

15) 子午之年~降而不入(자오지년~강이불입) : 자(子)와 오(午)의 해에는 태양한수(太陽寒水)의 기가 마땅히 묵은해의 사천우간에서 내려와 새해의 재천좌간이 되어야 한다. 이 때 지부토기(地阜土氣)가 태과하여 승하여 태양 한수를 제압하면 수기(水氣)가 내려와 재천좌간으로 들어가지 못한다는 뜻.

16) 遇土運太過先天而至(우토운태과선천이지) : 갑자와 갑오년은 천간의 갑 (甲)이 토운태과이고 지지(地支)인 자(子)와 오(午)의 해에는 태양한수의 기가 마땅히 묵은해의 사천우간에서 내려와 새해의 재천좌간이 되어야 한다. 이 때 토운이 태과하여 천시보다 먼저 이르러 승하면 수기(水氣)를 억제하 게 되어 태양한수가 재천좌간으로 들어오지 못하는 것이다.

4. 육기(六氣)의 변화와 발병(發病)

황제가 말했다.

"사천(司天)하고 재천(在泉)하는데 오르고 내려 앞으로 나아 가지 못하는 것에 대해서는 그 여러 가지 뜻을 분명하게 알겠습 니다. 원컨대 '천정(遷正 : 바르게 옮기다)'에 대한 밝은 설명을 들을 수 있겠습니까?"

기백이 말했다.

"사천(司天)이 바르고 자리가 적중한 것, 이것을 일러 '천정위 (遷正位 : 바른 위치로 옮기다)'라고 합니다. 사천이 바른 위치로 옮겨 감을 얻지 못했다는 것은 전년(前年)의 사천이 새해와 묵 은해가 다스림을 교대하는 시기(時期 : 大寒節)가 지나도록 다스 린다는 것입니다. 곧 사천이 태과하여 남아도는 날을 만난 것이 며 묵은해를 이어서 사천의 기가 천수(天數)를 다스려 새로운 사 천이 바르게 제자리로 옮겨 가지 못하는 것입니다.

궐음(厥陰 : 風木)이 바르게 옮겨 가지 못하면 풍목(風木)의 따뜻한 기운이 제때에 이르지 않게 되어 화초들이 시들어 마르게

되고 백성은 임수(淋溲)하고 목계전(目系轉)하고 전근(轉筋)
하고 즐거웠다 화냈다 하며 소변이 붉어지는 병을 앓게 됩니다.

풍목이 영을 내리고자 하나 한기(寒氣)가 떠나지 않아 따뜻한
기후를 바르게 펼치지 못하고 봄의 바른 기운이 제때를 잃게 되
는 것입니다.

소음(少陰 : 君火)이 바르게 옮겨 가지 못하면 냉기가 물러나
지 않게 되고 봄 날씨가 냉(冷)했다가 뒤에 다시 차가워져서 따
뜻한 봄의 날씨가 제때에 하지 못하게 됩니다. 백성은 오한과 신
열이 있고 사지가 자주 아프고 허리와 척추가 뻣뻣해지는 병을 앓
게 됩니다. 전년의 목기(木氣)가 비록 남아도는 것이 있으나 그
위치는 소음군화(少陰君火)의 영을 지나치지 못합니다.

태음(太陰 : 濕土)이 바르게 옮겨 가지 못하면 구름과 비가 영
을 잃어 제때에 내리지 않아서 만물이 마르게 되고 마땅히 태어
나야 할 것들이 자라지 못하게 됩니다. 사람들은 수족지절(手足
肢節)이 붓고 뻐근하며 대복(大腹)이 수종(水腫)하고 전억(塡
臆)하고 먹지를 못하며 손설(飧泄)하고 갈비뼈가 지만하고 팔다
리를 펴지 못하는 병을 앓게 됩니다. 습토(濕土)의 기가 비로 화
하는 영을 펼치려 하지만 소음군화의 열이 오히려 다스리고 있어
따뜻한 기를 쬐어서 혜택을 받지 못하게 됩니다.

소양(少陽 : 相火)이 바르게 옮겨 가지 못하면 불 같은 기가 영
을 내리지 못해 이삭과 꽃들이 패거나 피지 못하게 되고 혹독한
더위가 가을에 나타나고 숙살(肅殺 : 말라 죽이는 기)의 기가 늦
게 이르러 서리와 이슬이 제때에 내리지 못하게 됩니다. 백성은
학질과 골열(骨熱)과 심계(心悸)와 경해(驚駭)하는 질병을 앓
게 됩니다. 심할 때는 혈일(血溢)하기도 합니다.

양명(陽明 : 燥金)이 바르게 옮겨 가지 못하면 앞에서 더운 기
가 화하게 되고 뒤에 숙살의 기가 다가와 풀과 나무가 도리어 무
성하게 됩니다. 백성은 한열(寒熱)하고 콧물이 흐르고 재채기하
고 피부와 털이 끊어지고 손발톱이 마르고 심하면 해수하고 숨이
가쁘고 슬픔으로 마음이 상하여 즐거워하지 않는 병을 앓게 됩니

다. 또 열화(熱化)가 펼쳐져 조화(燥化)가 그 영을 시행하지 못
하게 되면 곧바로 청량하고 급박한 기가 행해지지 못하여 폐금
(肺金)이 다시 병듭니다.

태양(太陽 : 寒水)이 바르게 옮겨 가지 못하면 겨울이 청량하
고 춥지 않게 되며 봄에는 영을 바꾸어 숙살(肅殺)하는 기인 서
리는 앞에 있고 찬 기운인 얼음은 뒤에 하며 양광(陽光)이 다시
다스려 찬 얼음이 얼지 않게 되고 안개 구름이 때를 기다려 나타
납니다. 백성은 온려병(溫癘病)이 이르러서 목구멍이 닫히고 목
이 건조하고 번조(煩燥)하여 갈증이 나고 천식하여 소리가 나는
병을 앓게 됩니다. 한기(寒氣)가 화하여 조기(燥氣)가 사라지기
를 기다렸다가 사천의 기를 다스리는데 조기가 시기를 넘겨 질서
를 잃게 되면 더불어 백성에게 재앙을 일으키게 됩니다."

(제왈 승강하여 부전은 기종을 석지하니 원문컨대 천정을 가히 득명가? 기
백왈 정사하여 중위를 시위를 천정위니 사천이 그 천정을 부득한 자는 곧 전사
천이 교사의 일을 과함이라. 곧 사천의 태과를 우하여 여일이 유하면 곧 잉구하
여 치천수하여 신사천으로 천정을 미득이라. 궐음이 불천정이면 곧 풍훤이 불
시하고 화훼가 위췌하니 민병은 임수하고 목계전하고 전근하고 회로하고 소변
적이라. 풍이 욕령하되 한이 불거로 유하면 온훤이 부정하고 춘정이 실시니라.
소음이 불천정이면 곧 냉기가 불퇴하고 춘랭하고 후한하며 훤난이 불시니라. 민
병은 한열하고 사지가 번통하고 요척이 강직이라. 목기가 비록 유여나 위가 군
화를 불과니라. 태음이 불천정이면 곧 운우가 실령하고 만물이 고초하며 당생
이 불발이라. 민병은 수족지절이 종만하고 대복이 수종하고 전억하고 불식하며
손설하고 협만하며 사지를 불거니라. 우화가 욕령이나 열이 유치하니 온이 기
에 후하니 항하여 불택이라. 소양이 불천정하고 곧 염작이 불령하여 묘유가 불
영하고 추에 혹서하고 숙살이 만지하고 상로가 불시니라. 민병은 해학하고 골
열하고 심계하고 경해하며 심시에는 혈일이라. 양명이 불천정이면 곧 서화가 전
에 하고 숙살이 후에 하여 초목이 반영이라. 민병은 한열하고 구체하고 피모가
절하고 조갑이 고초하며 심즉 천수하고 식고하며 비상하여 불락이라. 열화가 내
포하고 조화가 미령하여 곧 청경이 미행하고 폐금이 부병이라. 태양이 불천정

이면 곧 동청하고 반한하며 춘에 역령하여 살상이 자 전하고 한빙이 후에 하니
양광이 부치하고 늠렬이 부작하며 분운이 대시니라. 민병은 온려가 지하고 후
폐하고 익건하며 번조하여 갈하고 천식하여 유음이라. 한화가 대조하여 오히려
천기를 치하여 과하게 실서하면 여민으로 작재니라.)

　帝曰 升降不前 晰知其宗¹⁾ 願聞遷正 可得明乎 岐伯曰 正司中位
是謂遷正位 司天不得其遷正者 即前司天以過交司之日²⁾ 即遇司天
太過有餘日也 即仍舊治天數 新司天未得遷正也 厥陰不遷正 即風
暄不時 花卉萎瘁 民病淋溲 目系轉 轉筋喜怒 小便赤 風欲令而寒由
不去 溫暄不正 春正失時³⁾ 少陰不遷正 即冷氣不退⁴⁾ 春冷後寒 暄暖
不時 民病寒熱 四肢煩痛 腰脊强直 木氣雖有餘 位不過於君火也⁵⁾
太陰不遷正 即雲雨失令 萬物枯焦 當生不發⁶⁾ 民病手足肢節腫滿
大腹水腫 塡臆不食 飧泄脇滿 四肢不舉 雨化欲令 熱猶治之 溫煦
於氣 尤而不澤 少陽不遷正 即炎灼弗令 苗莠不榮 酷暑於秋 肅殺
晚至⁷⁾ 霜露不時 民病瘖瘧骨熱 心悸驚駭 甚時血溢 陽明不遷正 則
暑化於前 肅殺於後⁸⁾ 草木反榮 民病寒熱鼽嚏 皮毛折 爪甲枯焦 甚
則喘嗽息高 悲傷不樂 熱化乃布 燥化未令 即淸勁未行 肺金復病 太
陽不遷正 即冬淸反寒 易令於春 殺霜在前 寒冰於後⁹⁾ 陽光復治 凜
冽不作 霧雲待時 民病溫癘至 喉閉嗌乾 煩燥而渴 喘息而有音也 寒
化待燥 猶治天氣 過失序 與民作災

1) 晰知其宗(석지기종) : 그 여러 갈래의 뜻을 분명하게 알다. 곧 모든 것을 알
　았다는 뜻.
2) 交司之日(교사지일) : 기교(氣交)가 이루어지는 날로, 곧 매년의 대한(大
　寒)을 가리킨다. 새해와 지나가는 해의 운기(運氣)가 서로 사귀어 교대하는
　날이다
3) 溫暄不正春正失時(온훤부정춘정실시) : 따뜻한 기가 바르지 않아서 봄의 바
　른 기가 때를 잃다. 곧 태양한수(太陽寒水)의 기가 물러나지 않아 궐음풍목
　(厥陰風木)의 기가 바로 옮겨 갈 수 없으므로 한기(寒氣)가 제거되지 않으
　며 풍목(風木)의 명령이 시행되지 않아서 따뜻한 기가 제때에 이르지 못해
　봄철의 바른 영(令)이 정상적인 순서를 잃게 된다는 뜻.

4) 少陰不遷正卽冷氣不退(소음불천정즉랭기불퇴) : 소음이 바르게 옮겨 가지
못한 것은 궐음이 자리를 물러나지 않아서 군화(君火)가 제자리를 찾아가지
못하는 것으로 이 때문에 냉기(冷氣)가 물러나지 않는 것이다.

5) 位不過於君火也(위불과어군화야) : 자리를 군화(君火)에 지나가지 못한다.
곧 춘분(春分) 후에는 객기(客氣)인 사천의 소음이 바르게 옮겨지고 주기
(主氣)의 두 번째 기도 소음군화이므로 주기(主氣)와 객기(客氣)의 군화
(君火)가 모두 제자리를 얻는다. 이 때 목기(木氣)가 남음이 있을지라도 주
기(主氣)의 두 번째 기인 군화(君火)가 시령을 주관하는 시기를 지나칠 수
없다는 뜻. 소음이 재천할 때의 두 번째 기는 소양상화이고 소음이 사천할 때
의 두 번째 기는 소음군화이다.

6) 太陰不遷正~當生不發(태음불천정~당생불발) : 태음이 바르게 옮겨 가지
못하게 되는 것은 소음이 자리에서 물러나지 않았기 때문이다. 그러므로 습
토의 기가 운행할 수 없으므로 구름과 비가 바른 영을 잃는다. 또 군화의 기
는 너무 왕성해서 만물을 마르고 시들게 하며 비가 내리지 않으면 마땅히 살
수도 없다는 뜻.

7) 少陽不遷正~肅殺晚至(소양불천정~숙살만지) : 태음이 자리를 물러나지
않아서 소양이 제자리로 옮겨 가지 못하게 되면 소양상화의 기가 제때에 영
을 펴지 못해 대체로 늦어지게 되어 무더위가 가을철까지 늦추어지고 숙살
(肅殺)의 기가 제때의 영을 행하는 것도 늦어지게 된다는 뜻.

8) 陽明不遷正~肅殺於後(양명불천정~숙살어후) : 소양이 자리를 물러나지
않아 양명이 바르게 옮겨 가지 못하게 되면 소양상화의 더운 기가 앞에서 먼
저하고, 양명은 조금(燥金)이므로 뒤에 바르게 옮겨 가게 되면 숙살의 기는
그 뒤에 펼쳐진다는 뜻.

9) 太陽不遷正~寒冰於後(태양불천정~한빙어후) : 태양한수가 바르게 옮겨
가지 못하게 되면 겨울에 청량하여 추운 것에 반대되고 숙살하는 서리는 앞
에 하고 한랭한 것은 뒤에 펼친다. 곧 양명조금이 자리를 물러나지 않아 태양
한수가 바르게 옮겨 가지 못하게 되면 조금의 기 때문에 숙살하는 서리가 앞
에 펼쳐지고, 태양한수가 그 뒤에 옮겨 가게 되면 엄동(嚴冬)의 얼음과 눈이
뒤따르게 된다.

5. 육기(六氣)의 퇴위(退位)

황제가 말했다.

"천정(遷正 : 바르게 옮기는 것)의 일찍하고 늦게 하는 것에 대한 여러 갈래의 뜻을 설명해 주었는데, 원컨대 퇴위(退位 : 자리를 물러남)에 대해서도 명철한 설명을 들을 수 있겠습니까?"

기백이 말했다.

"이른바 '물러나지 않는 것〔不退者〕' 이란 천수(天數)를 마치지 않았다는 것이며 천수가 남아 있다는 것이니, 명명(命名)하기를 '부포정(復布政 : 다시 정령을 펴다)' 이라고 하므로 이름하여 '재치천(再治天 : 다시 하늘을 다스리다)' 이라고 합니다. 곧 하늘의 명령이 전과 같아서 자리에서 물러나지 않은 것입니다.

궐음(厥陰 : 風木)이 자리를 물러나지 않으면 큰 바람이 일찍 일어나고 제때에 내려야 할 비가 내리지 않으며 습령(濕令)이 화(化)하지 못하게 됩니다. 백성에게는 온역(溫疫)이 발생하고 자폐(疵廢)하고 풍병(風病)이 발생합니다. 백성의 질병은 다 사지(四肢)의 관절이 아프고 머리와 눈이 아프고 복열(伏熱)하고 안으로 번열증이 나고 인후가 건조하고 갈증이 나 물을 마시고 싶어합니다.

소음(少陰 : 君火)이 자리를 물러나지 않으면 온기(溫氣)가 봄과 겨울에 생겨나고 겨울잠에 든 동물이 일찍 나오고 풀과 나무에 싹이 틉니다. 백성에게는 격막(膈膜)에서 열이 나고 목이 건조하고 혈일(血溢)하고 경해(驚駭)하고 소변이 붉고 껄끄러우며 단류(丹瘤)하고 진(瘮)하고 창양(瘡瘍)하고 유독증(留毒症)이 발생합니다.

태음(太陰 : 濕土)이 자리를 물러나지 않으면 추위와 더위가 시도 때도 없이 이르고 먼지가 하늘을 어둡게 덮고 습령(濕令)이 떠나가지 않게 됩니다. 백성의 질병은 사지가 무기력하고 음식물이 내려가지 않고 물을 쏟듯이 설사를 하고 소변이 가득한데 방

울방울 떨어지고 발과 정강이가 차고 음위(陰痿)하고 대소변이
막혀서 요실금(溺失禁)하거나 소변을 자주 보게 됩니다.

소양(少陽 : 相火)이 자리를 물러나지 않으면 열기가 봄에 발
생하고 더운 기가 이에 뒤에 화(化)하여 겨울에 따뜻하여 얼음이
얼지 않으니 흐르는 물이 얼지 않게 되고 겨울잠 자는 동물이 뛰
쳐나오게 됩니다. 백성의 질병은 무기력해지고 한열이 번갈아 일
어나고 변혈(便血)하고 상초(上焦)가 열이 있고 아랫배가 단단
하면서 가득하고 소변이 붉게 쏟아지고 심하면 혈일(血溢)하게
됩니다.

양명(陽明 : 燥金)이 자리를 물러나지 않으면 봄에 청랭(淸冷)
한 기가 생하고 풀과 나무가 늦게 번성하고 한열(寒熱)이 사이
사이 일어납니다. 백성의 질병은 구토하고 폭주(暴注 : 갑자기 쏟
아내다)하며 음식물이 내려가지 않고 대변이 건조하고 사지를 거
동하지 못하고 눈이 어둡고 도현(掉眩)하게 됩니다.

태양(太陽 : 寒水)이 자리를 물러나지 않으면 봄에 한기(寒氣)
가 다시 일어나고 얼음이 얼고 우박이 내리며 가라앉은 음기가 어
둡게 가려 두 번째의 기〔二之氣〕가 이르는데도 한(寒)이 오히려
떠나지 않게 됩니다. 백성의 질병은 비궐(痺厥)하고 음위(陰痿)
하며 요실금하고 허리와 무릎이 다 아프고 온려(溫癘)가 늦게 발
동하게 됩니다."

"사천(司天)의 세기(歲氣)가 일찍하거나 늦게 하는 것에 대해
나는 이제 알았습니다만 원컨대 재천(在泉)의 지수(地數)에 대
해 설명을 들을 수 있겠습니까?"

"재천의 기가 땅의 아래로 내려오고 제자리로 바르게 옮겨지고
올라 사천하고 자리에서 물러나고 앞으로 하지 못하는 법이 있습
니다. 이에 따라 땅의 토가 산화(産化)에 응하며 만물이 때를 잃기
도 하고 제때에 변화하기도 합니다."〔※문장에 결함이 있는 것 같다.〕

(제왈 천정의 조만은 기지를 이명하니 원문컨대 퇴위를 가히 득명가? 기백
왈 소위 불퇴자는 곧 천수가 미종이요 곧 천수가 유여로 명왈 부포정이니 고로

명왈 재치천이니 곧 천령이 여고하여 불퇴의니라. 끝음이 불퇴위하면 곧 대풍이 조거하고 시우가 불강하여 습령이 불화니라. 민병은 온역하며 자폐하며 풍생하고 민병은 다 지절통하고 두목통하고 복열이 내번하고 인후가 건하고 인음이라. 소음이 불퇴위하면 즉 온이 춘동에 생하고 칩충이 조지하고 초목이 발생이라. 민병은 격열하고 인건하고 혈일하고 경해하며 소변이 적삽하고 단류하며 진하며 창양하며 유독이라. 태음이 불퇴위하면 한서가 불시하고 애혼이 포작하며 습령이 불거니라. 민병은 사지가 소력하고 식음이 불하하고 설주하고 임만하며 족경이 한하고 음위하며 폐색하며 실뇨하고 소변이 삭이니라. 소양이 불퇴위하면 곧 열이 춘에 생하고 서가 이에 후화하고 동온하고 부동하며 유수가 불빙하고 칩충이 출현이라. 민병은 소기하고 한열이 경작하고 변혈하고 상열하며 소복이 견만하고 소변이 적옥하고 심즉 혈일이라. 양명이 불퇴위하면 곧 춘에 청랭이 생하고 초목이 만영하고 한열이 간작이라. 민병은 구토하고 폭주하며 식음이 불하하고 대변이 건조하고 사지를 불거하며 목명하고 도현이라. 태양이 불퇴위하면 곧 춘한이 부작하고 빙박이 내강ᄒ고 침음이 혼예하여 이의 기가 한함이 오히려 불거하니 민병은 비궐하고 음위하고 실뇨하며 요슬이 다 통하고 온려가 만발이라. 제왈 천세가 조만을 여는 지하니 원문컨대 지수를 가히 득문가? 기백왈 지하하고 천정하고 승천하는 것ᅳ 퇴위하고 부전의 법은 곧 지토의 산화이며 만물의 실시의 화니라.)

帝曰 遷正早晚 以命其旨[1] 願聞退位 可得明哉 岐伯曰 所謂不退者 卽天數未終 卽天數有餘 名曰復布政 故名曰再治天也 卽天令如故而不退位也 厥陰不退位 卽大風早擧 時雨不降 濕令不化 民病溫疫 疵廢風生[2] 民病皆肢節痛 頭目痛 伏熱內煩 咽喉乾引飮 少陰不退位 卽溫生於[3]春冬 蟄蟲早至 草木發生 民病膈熱咽乾 血溢驚駭 小便赤澀 丹瘤瘮[4]瘡瘍留毒 太陰不退位 而取[5]寒暑不時 埃昏布作 濕令不去 民病四肢少力 食飮不下 泄注淋滿 足脛寒 陰痿閉塞 失溺小便數 少陽不退位 卽熱生於春 暑迺後化 冬溫不凍 流水不冰 蟄蟲出見 民病少氣 寒熱更作 便血上熱 小腹堅滿 小便赤沃[6] 甚則血溢 陽明不退位 卽春生淸冷 草木晚榮 寒熱間作 民病嘔吐暴注 食飮不下 大便乾燥 四肢不擧 目瞑掉眩 太陽不退位 卽春寒復作 冰

雹乃降 沈陰昏翳 二之氣寒猶不去 民病痺厥 陰痿失溺 腰膝皆痛
溫癘晚發[7] 帝曰 天歲早晩 余以知之 願聞地數[8] 可得聞乎 岐伯曰
地下 遷正 升天 及退位 不前之法[9] 卽地土産化 萬物失時之化也

1) 以命其旨(이명기지) : 그 뜻을 가르치다. 명(命)은 교(敎)의 뜻이 있다.

2) 疵廢風生(자폐풍생) : 자폐는 흉터가 생기고 몸 안쪽을 못쓰게 되는 것. 풍
   생은 풍(風)이 발생한다는 것.

3) 於(어) : 본래는 없었는데 보충해 넣었다고 했다. 없어도 뜻이 통함.

4) 丹瘤瘮(단류진) : 단류는 붉은 혹. 진은 땀띠로 인해 진물이 나는 것.

5) 而取(이취) : 즉(卽)의 오자가 아니면 연문(衍文)이다. 일설에는 차(且)라
   고 했다.

6) 赤沃(적옥) : 붉게 나오는 오줌.

7) 太陽不退位~溫癘晚發(태양불퇴위~온려만발) : 원래 결문(缺文)인데 금
   각본(金刻本)에 의거해 보충한 것이라 했다.

8) 地數(지수) : 재천(在泉)의 수(數)를 뜻한다.

9) 地下遷正升天及退位不前之法(지하천정승천급퇴위부전지법) : 재천의 기
   가 재천의 좌간으로 내려오고 재천으로 바르게 옮겨 가고 재천의 우간으로
   옮겼다가 사천(司天)하고 자리에서 물러나고 앞으로 나아가지 못하는 것. 이
   러한 법에 이르러 지토(地土)를 출생시키고 변화시키는 것에 따라서 만물이
   제때의 변화를 잃기도 하고 제때에 변화를 이루기도 한다는 것이다.

6. 오운(五運)의 실수(失守)에 의한 질병

황제가 말했다.

"나는 들으니 하늘과 땅의 두 갑자(甲子)와 십간(十干)과 십
이지(十二支)가 상하에서 하늘과 땅의 씨줄[東西]과 날줄[南
北]이 되어서 수가 교대하여 옮기는 것이 있을 때 그 제자리 지킴
을 잃게 되는 경우가 있다는데 밝은 설명을 들을 수 있겠습니까?"

기백이 말했다.

"교대할 때 자리를 잃었다고 하는 것은 비록 육기(六氣)가 해
[歲]의 바른 위치를 얻었다고 할지라도 바른 위치에서 맡아 다스

리는 기를 얻지 못함을 이른 것이니 곧 네 저절이 절기(節氣)에 맞지 않은 것이며 대역병(大疫病)이 생할 것입니다.〔주(注) : '현주밀어(玄珠密語)'에 이르기를 '천간(天干)이 양년(陽年)인 30년에는 6년의 천형(天刑 : 中運이 司天의 기에 제압당함)을 제외하면 태과(太過)한 24년이 있음을 셀 수 있다. 이 6년을 제외하면 모두 태과년(太過年)의 작용을 일으킨다. 뜻이 그렇지 않다면 지금 말하는 지(支)가 교체되고 위(位)가 교체되는 것은 모두 불급(不及)한 작용을 일으키는 것이다.' 라고 하였다.〕

가령 갑자(甲子)년은 양년(陽年)으로 토운(土運)이 태과인데 묵은해인 계해(癸亥)년의 사천의 천수(天數)가 유여(有餘)함이 있으면 크게 억제받으니, 해가 비록 교대하여 갑자년이 되었을지라도 묵은해의 궐음(厥陰)이 오히려 사천을 다스리게 됩니다.

새해의 땅의 재천은 이미 바르게 옮겨 가 양명(陽明)이 재천(在泉)하고 묵은해의 재천인 소양(少陽)은 재천우간(在泉右間)이 됩니다. 이렇게 되면 하늘에는 궐음이 사천하고 땅에는 양명이 재천하므로 사천과 재천이 서로 화하여 받들 수가 없는 것입니다.

사천의 계(癸)와 재천의 기(己)가 서로 도이게 되면 토운이 태과하더라도 토기는 허해지고 도리어 사천의 기인 목기(木氣)의 제압을 받게 되므로 태과가 아닌데 무슨 이유로 토운이 태과라고 할 수 있겠습니까? 황종(黃鍾)은 크게 억제받아서 응하지 못하게 되고 목기는 이미 승하여 토기를 억제하므로 금기(金氣)가 돌아와 보복하게 됩니다.

금기(金氣)가 보복하여 소음군화(少陰君火 : 甲子의 司天氣)가 함께 이르게 되면 곧바로 목기가 화기(火氣)와 같이 금기를 제재하니 금기의 보복은 미약해집니다. 이와 같으면 갑기(甲己)의 토운이 지키는 것을 잃게 되고 3년이 지난 뒤에는 토역(土疫)이 화성(化成)하는데 늦으면 정묘(丁卯)년에 발생하고 빠르면 병인(丙寅)년에 발생하게 됩니다.

토역병(土疫病)이 발생하게 되면 병세의 크고 작고 양호하고 나쁜 증상들은 그 해의 사천과 재천의 기를 미루어서 태일유궁 (太一游宮)에서 자세히 살펴야 합니다.

또 갑자년에는 갑(甲)이 자(子)에 이르러 합하여 사천의 기가 교체되는 날에 응해 하늘을 다스리게 되는데 아래의 재천인 기묘 (己卯)의 양명이 바르게 옮겨 가지 못하고 전년의 무인(戊寅)의 사천인 소양상화(少陽相火)가 자리를 물러나지 않으면 또한 갑 기(甲己)가 아래로 합덕(合德)하지 못하게 됩니다.

토운(土運)이 태과하지 않으면 목기가 그 허한 틈을 타 토기를 제압하고, 토의 자기(子氣)인 금기가 다음으로 또 행하여 보복해 서 목기를 제압하니 사기(邪氣)로 화하는 것을 반대하게 됩니다.

음양이 하늘과 땅에서 다르게 되므로 역질(疫疾)의 크고 작고 양호하고 나쁜 증상은 한결같이 하늘과 땅의 법지(法旨)와 같게 됩니다."

(제왈 여문하니 천지의 이갑자는 십간과 십이지가 상하로 천지를 경위하여 수가 유질이에 그 위 실수함을 가히 득소아? 기백왈 질위를 실한 자가 비록 세 정을 득이나 정위의 사를 미득하면 곧 사시가 부절하여 곧 대역을 생함이라. 〔주 현주밀어에 운하되 양년 삼십년에 육년 천형을 제하면 계하여 태과이십사년이 유라. 이 육년을 제하면 다 태과의 용을 작이라. 하여금 불연의 지면 금언질지 질위는 모두 불급을 작이라.〕가령 갑자의 양년에 토운이 태질하여 계해의 천수 가 유여함이 여하면 연이 비록 갑자를 교득이나 궐음이 상히 치천과 유함이라. 지가 이미 천정하고 양명이 재천이며 거세의 소양이 작우간이니 즉 궐음의 지 는 양명 고로 서로 화봉이 불이라. 계기가 상회하면 토운이 태과하고 허가 도리 어 목승을 수 고로 비태과니 하이로 토운태과라 언고? 황히 황종이 태질에 불 응하여 목이 이미 승하면 금이 환복이라. 금이 기복하면 소음이 여지하니 곧 목 승이 여화하고 금이 복미니라. 여차즉 갑기가 실수하여 후삼년에 토역으로 화 성하고 만지하면 정묘요 조지하면 병인이라. 토역이 지에 대소와 선악으로 그 천지를 추하여 태일에 상이라. 우지에 갑자년과 여하고 갑에서 지자하여 합과 여함은 응교사하여 치천이니 곧 하의 기묘가 미천정이면 무인의 소양이 미퇴위 자하면 또한 갑기가 하로 유합이라. 곧 토운이 비태과하고 목이 내승허하여 승

토면 금이 차로 우행하여 복승이니 곧 반사하니라. 음양이 천지와 수이 고로 그 대소와 선악이 일히 천지의 법지와 여함이라.)

帝曰 余聞天地二甲子[1] 十干十二爻 上下經緯天地[2] 數有迭移 失守其位 可得昭乎 岐伯曰 失之迭位者 謂雖得歲正 未得正位之司[3] 卽四時不節 卽生大疫〔注玄珠密語云 陽年三十年 除六年天刑 計有太過二十四年 除此六年 皆作太過之用 令不然之旨 今言迭支迭位 皆可作其不及也[4]〕假令甲子陽年 土運太窒 如癸亥天數有餘者 年雖交得甲子 厥陰猶尙治天 地已遷正 陽明在泉 去歲少陽以作右間 卽厥陰之地陽明 故不相和奉者也 癸巳相會[5] 土運太過 虛反受木勝 故非太過也 何以言土運太過 況黃鍾不應太窒 木旣勝而金還復 金旣復而少陰如至 卽木勝如火而金復微 如此則甲己失守[6] 後三年化成土疫 晚至丁卯 早至丙寅 土疫至也 大小善惡 推其天地 詳乎太一[7] 又只如甲子年 如甲至子而合 應交司而治天 卽下己卯未遷正 而戊寅少陽未退位者 亦甲己下有合也[8] 卽二運非太過 而木乃乘虛而勝土也 金次又行復勝之 卽反邪化也 陰陽天地殊異爾 故其大小善惡 一如天地之法旨也

1) 天地二甲子(천지이갑자) : 하늘과 땅의 두 갑자. 하늘과 땅의 두 갑자(甲子) 란 강(剛)이 위에서 바르게 되면 유(柔)는 아래에서 합하게 되고 유가 위에 서 바르게 되면 강이 아래에서 합하게 되는 것을 뜻한다. 예를 들면 위에 있 는 것이 갑(甲)이면 아래에 있는 것은 기(己)이고 위에 있는 것이 기(己)이 면 아래에 있는 것이 갑이다. 그러므로 이갑자(二甲子)라고 했다.

2) 上下經緯天地(상하경위천지) : 상하는 천간(天干)과 지지(地支)이다. 경위 는 씨줄과 날줄이며 동과 서이고 남과 북을 뜻한다. 곧 천간과 지지는 하늘과 땅의 씨줄과 날줄이 된다는 뜻이다. 얽혀 가로와 세로를 관장한다는 뜻이기 도 하다.

3) 雖得歲正未得正位之司(수득세정미득정위지사) : 비록 세(歲)의 바름을 얻 었을지라도 바른 자리를 맡는 것을 얻지 못하다. 비록 육기(六氣)가 절기에 따라 1년 중의 정식 때의 위치를 이미 얻었다 하더라도 기(氣)는 이르지 못 하고 때만 이르는 것으로, 곧 바른 위치에서 제때의 기를 얻어 다스리지 못하

는 것을 말한다.

4) 注玄珠密語云~皆可作其不及也(주현주밀어운~개가작기불급야) : 원문 (原文)이 아닌 것 같다. 주(注)라고 한 것으로 보아 '현주밀어(玄珠密語)' 의 말을 인용하여 착오로 들어온 것 같다. '현주밀어'는 왕빙(王冰)이 지은 것이다. 연문(衍文)인 것 같다.

5) 癸己相會(계기상회) : 계와 기가 서로 모이다. 곧 서로 만나다. 갑자(甲子) 년에는 위의 갑(甲)이 강(剛)이면 아래의 기(己)는 유(柔)가 된다. 이 갑기 (甲己)가 서로 합하게 되면 강유(剛柔)가 서로 배합되는데 이것이 정상지회 (正常之會 : 정상적인 만남)이다. 계기상회는 묵은해인 계해의 천수(天數) 가 유여하여 자리를 물러나지 않아 위는 계(癸)인데 아래 재천의 기(己)는 이미 자리를 옮겨 기묘가 그 위치를 차지하게 된 경우이다. 이에 계해의 사천 인 목기(木氣)가 기묘의 토운(土運)을 이겨 제압하므로 토운이 정상적인 화 (化)를 잃게 된다. 아래의 병인(丙寅) 경진(庚辰) 임오(壬午) 무신(戊申) 도 이와 같은 뜻이다.

6) 黃鍾不應太窒~如此則甲己失守(황종불응태질~여차즉갑기실수) : 황종 이 태질에 응하지 않다. 황종은 태궁(太宮)이며 양률(陽律)이다. 양(陽)의 토운(土運)이 막히면 황종은 화합하지 못하고 목이 이를 제압한다. 목이 제 합하게 되면 반드시 금(金)이 보복한다. 금이 보복하면 자년(子年)의 사천 (司天)인 소음이 갑자기 이르게 되고 이에 목이 도리어 화(火)를 도와 금 (金)을 이기게 될 것이니 그 보복은 필연코 미미하여 갑기(甲己)의 토(土) 는 모두 제자리를 지키지 못한다. 여(如)는 같다. 또는 따르다의 뜻.

7) 太一(태일) : 태일유궁(太一游宮 : 太乙游宮)의 뜻. 태을(太乙)은 항상 동 짓날부터 입춘 전까지 북방의 엽칩궁(葉蟄宮)에 46일 간 머물고 그 다음은 입춘부터 춘분 전까지 동북방의 천류궁(天留宮)에서 46일 간 머물고 그 다 음 춘분부터 입하 전까지 동방의 창문궁(倉門宮)에서 46일 간 머물고 그 다 음 입하에서 하지 전까지 동남방의 음락궁(陰洛宮)에서 45일 간 머물고 그 다음 하지에서 입추 전까지 남방의 천궁(天宮)에서 46일 간 머물고 그 다음 입추에서 추분 전까지 서남방의 현위궁(玄委宮)에서 46일 간 머물고 그 다 음 추분에서 입동 전까지 서방의 창과궁(倉果宮)에서 46일 간 머물고 그 다 음 입동에서 동지 전까지 서북방의 신락궁(新洛宮)에서 45일 간 머물러 있

는 것을 뜻한다. 곧 8궁(八宮)을 두루 다 돌고 나면 1년이 된다. 1년이 끝나면 처음 엽칩궁(葉蟄宮)에서부터 다시 시작하여 전과 같이 계속된다.

8) 甲己下有合也(갑기하유합야) : 갑과 기(己)가 아래로 합하는 것이 있다는 뜻으로 해석하면 문맥이 상통하지 않는다. 유(有)자 밑에 불(不)자가 일탈한 것이 아닌가 한다.

7. 병인(丙寅)년에 전년의 천수가 남아돌면

가령 병인(丙寅)년은 양년(陽年)이며 태과인데 묵은해인 을축(乙丑)년의 사천(司天)의 천수(天數)가 남음이 있게 되면 비록 교체되어 병인년이 되었을지라도 태음이 오히려 사천을 다스리게 됩니다.

새해의 지기(地氣)인 궐음이 올바르게 옮겨 가 궐음(厥陰)이 땅을 맡아 다스리고 묵은해의 태양(太陽)은 재천우간이 됩니다.

이렇게 되면 천(天 : 하늘)은 태음이고 지(地 : 땅)는 궐음이므로 땅의 재천이 사천의 화(化)를 받들지 못하게 됩니다.

사천의 을(乙)과 재천의 신(辛)이 서로 만나면 수운(水運)이 지나치게 허해져서 도리어 축(丑)년인 사천토기(司天土氣)에 제압당하게 되므로 병(丙)년의 수기(水氣)가 태과가 안 되는 것입니다.

이 때는 태주(太簇)의 관(管)이 태우(太羽)와 응하지 못하게 되고 토기가 승하여 우화(雨化)하게 되면 수(水)의 자기(子氣)인 목기(木氣)가 보복하여 곧바로 바람이 일게 됩니다.

이러한 것은 병신(丙辛)이 만남에 그 지켜야 할 것을 잃은 것으로 3년 후에 수역(水疫)이 화성(化成)하는데 늦으면 기사(己巳)년에 이르고 이르면 무진(戊辰)년에 이르게 되는데 심하면 곧바로 이르고 미미하면 서서히 하게 됩니다.

수역(水疫)이 이르게 되면 크고 미약하고 좋고 나쁜 증상들은 사천과 재천의 수(數)와 태을유궁(太乙游宮 : 북극성)이 시령(時令)을 맡는 때를 유추(類推)해야 합니다.

또한 병인년에는 병(丙)이, 인(寅)이 이르러 합하여 사천의 기가 교체하는 날에 응해서 하늘을 다스리는데 신사(辛巳)의 궐음 재천(厥陰在泉)이 바르게 옮겨 가는 것을 얻지 못하고 전년인 경진년의 태양이 자리를 물러나지 않으면 또한 병(丙)인 사천과 신(辛)인 재천이 합덕하지 못하게 됩니다.

수운(水運)이 약간 허하여 승(勝)하는 것도 약간 승하게 되고 혹 보복이 있더라도 3년 후에 여(癘)로 화하는 것을 이름하여 수려(水癘)라고 합니다. 그 증상은 수역(水疫)과 같으며 치료법도 또한 앞 편 자법론(刺法論)에서 설명한 것과 같습니다.

(가령 병인의 양년에 태과하여 을축의 천수가 유여함과 여하면 비록 병인을 교득이나 태음이 상히 치천이라. 지가 이미 천정하여 궐음이 사지에 거세의 태양이 우간을 이작이라. 곧 천은 태음이요 지는 궐음으로 고로 지는 천화를 불봉이라. 을신이 상회에 수운이 태허하여 도리어 토승을 수 고로 비태과니라. 곧 태주의 관이 태우와 불응하여 토승하여 우화하면 수복이 즉풍이라. 차자는 병신이 기회를 실수하면 후삼년에 수역이 화성하니 만은 기사에 지하고 조는 무진에 지하고 심즉 속하고 미즉 서니라. 수역이 지하면 대소하고 선악은 그 천지수를 추하되 이에 태을유궁이라. 우지에 병인년과 여하면 병에 지인하여 차합하고 교사에 응하여 치천하여 곧 신사가 천정을 미득하면 경진의 태양이 미퇴위자는 또한 병신이 불합덕이라. 곧 수운이 또한 소허하면 소승이니 혹 유복이면 후삼년에 화려니 명왈 수려니 그 상은 수역과 여하고 치법은 여전이라.)

假令丙寅陽年太過 如乙丑天數有餘者 雖交得丙寅 太陰尚治天也 地已遷正 厥陰司地 去歲太陽 以作右間 卽天太陰而地厥陰 故地不奉天化也 乙辛相會 水運太虛 反受土勝 故非太過 卽太簇之管[1] 太羽不應[2] 土勝而雨化 水[3]復卽風 此者丙辛失守其會 後三年化成水疫 晚至己巳 早至戊辰 甚卽速 微卽徐 水疫至也 大小善惡 推其天地數 乃太乙游宮 又只如丙寅年 丙至寅且合 應交司而治天 卽辛巳未得遷正 而庚辰太陽未退位者 亦丙辛不合德也 卽水運亦小虛而小勝 或有復 後三年化癘 名曰水癘 其狀如水疫 治法如前[4]

1) 太簇之管(태주지관) : 태주는 양률(陽律)이다. 관은 맡다. 곧 태주의 맡음. 또는 소리.

2) 太羽不應(태우불응) : 태주의 관은 우(羽)음이며 양률인데 병운(丙運)이 지킴을 잃게 되면 태우가 응하지 않는다고 했다.

3) 水(수) : 목(木)의 오자라고 했다.

4) 治法如前(치법여전) : 치료하는 방법은 앞에서 말한 것과 같다. 곧 제72편 자법론(刺法論)에서 수역(水疫)을 치료하는 법과 같다는 뜻.

8. 경진(庚辰)년에 전년의 천수가 유여하면

가령 경진(庚辰)년은 양년(陽年)이며 태과인데 기묘(己卯)년의 천수(天數)가 유여함이 있으면 비록 경진년으로 교체되었을지라도 양명은 오히려 하늘을 다스리게 됩니다.

새해의 지기(地氣)가 이미 바르게 옮겨 가 태음재천이 땅을 맡아 다스리고 묵은해의 소음군화(少陰君火)가 재천의 우간(右間)이 됩니다.

이렇게 되면 하늘의 사천은 양명이고 땅의 재천은 태음이므로 땅의 재천이 하늘의 사천을 받들지 못하게 됩니다.

이 때 사천의 기(己)와 재천(在泉)의 을(乙)이 서로 만나게 되면 금운(金運)이 지나치게 허해져서 도리어 화기(火氣)의 제압을 받게 되므로 태과가 안 되는 것입니다.

이 때 고선(姑洗)의 관(管)이 태상(太商)과 응하지 않게 되고 화기가 승하여 열로 화하게 되면 수기(水氣)가 보복하여 한기(寒氣)의 형벌이 있습니다.

이러한 것이 을경(乙庚)의 실수(失守)이며 그 3년 후에는 금역(金疫)으로 화성하게 됩니다. 빠르면 임오(壬午)년에 이르고 서서히 하면 계미(癸未)년에 이르게 됩니다.

금역(金疫)이 이르게 되면 크고 경미하고 양호하고 악화되는 증상들은 당년(當年)의 천수(天數) 및 태을유궁(太乙游宮)에서 유추하는 것입니다.

또 경진년에는 경(庚)이 진(辰)에 이르고 기가 교대하는 날에 응하여 하늘을 다스리는데, 아래의 을미(乙未) 태음이 재천의 자리로 바르게 옮겨 가지 못하고 전년인 갑오(甲午)년의 재천인 소음이 자리를 물러나지 않으면 재천인 을(乙)과 사천인 경(庚)이 합덕하지 못하게 됩니다.

아래의 재천인 을미(乙未)의 유간(柔干)이 바르게 옮겨 가지 못하여 위의 강간(剛干)과 합하지 못한 것이니 또한 금운(金運)이 약간 허하게 되어 약간의 승함이 있고 혹은 보복하는 기가 없으며 3년 후에는 여(癘)로 화하게 됩니다. 이것을 이름하여 금려(金癘)라고 하는데 그 증상은 금역(金疫)과 같고 치료하는 방법은 자법론편에 있습니다.

(가령 경진의 양년에 태과하여 기묘의 천수가 유여함과 여하면 비록 경진년과 교득이나 양명이 상히 치천과 유하여 지가 이미 천정하고 태음이 사지하면 거세의 소음이 우간을 이작이라. 곧 천은 양명이요 지는 태음 고로 지가 천을 불봉이라. 을기가 상회하면 금운이 태허하여 오히려 화승을 수 고로 비태과라. 즉 고선의 관이 태상과 불응하여 화승하고 열화하니 수복하고 한형이라. 차는 을경이 실수하여 기후 삼년에 금역으로 화성하여 속에 지임오요 서에 지계미니라. 금역이 지하면 대소와 선악을 본년의 천수와 태일에서 추니라. 우지에 여경진하고 여경에 지진하여 또 교사에 응하여 치천이니 즉하로 을미가 천정을 미득 자는 곧 지의 갑오의 소음이 미퇴위자니 차는 을경이 불합덕이라. 곧 하로 을미유간이 실강하고 또한 금운이 소허하여 유소승에 혹무복이니 후삼년에 화려하니 명왈 금려니 기상이 여금역이니 치법이 여전이니라.)

假令庚辰陽年太過 如己卯天數有餘者 雖交得庚辰年也 陽明猶尙治天 地已遷正 太陰司地 去歲少陰以作右間 卽天陽明而地太陰也 故地不奉天也 乙己相會 金運太虛 反受火勝 故非太過也 卽姑洗之管 太商不應[1] 火勝熱化 水復寒刑 此乙庚失守 其後三年化成金疫也 速至壬午 徐至癸未 金疫至也 大小善惡 推本年天數 及太一也 又只如庚辰 如庚至辰 且應交司而治天 卽下乙未未得遷正者 卽地甲

午少陰未退位者 且乙庚不合德也 卽下乙未柔干失剛²⁾ 亦金運小虛也 有小勝 或無復 後三年化癘 名曰金癘 其狀如金疫也 治法如前

1) 姑洗之管太商不應(고선지관태상불응) : 고선은 양률(陽律)이다. 곧 경금(庚金)이 실수(失守)하면 태상(太商)이 응하지 않는다고 했다. 태상(太商)은 금(金)음이다.

2) 下乙未柔干失剛(하을미유간실강) : 아래의 을미(乙未)년의 유간(柔干)이 상의 강간(剛干)과 짝하지 못하다. 곧 경진년에 경진(庚辰)이 위에 있고 을미(乙未)가 아래에 있게 되면 강유(剛柔)가 서로 합한다. 그런데 지금은 아래에 있는 을미(乙未)가 바르게 옮겨 가지 못하게 되어 상의 강간(剛干)이 고립되어 짝이 없어지므로 유간실강(柔干失剛)이라고 했다.

9. 임오(壬午)년에 전년의 천수가 유여하면

가령 임오(壬午)년은 양년(陽年)이며 태과인데 전년의 신사(辛巳)년의 천수(天數)가 유여함이 있으면 비록 임오년으로 기가 교체되었을지라도 신사년의 궐음이 오히려 사천을 다스리게 됩니다.

새해의 지기(地氣)가 이미 바르게 옮겨 가 양명이 재천하고 묵은해인 병신(丙申)년의 소양이 재천우간이 됩니다.

이렇게 되면 사천은 궐음이고 재천은 양명이므로 재천이 사천을 받들지 못하게 됩니다.

이 때 재천의 정(丁)과 사천의 신(辛)이 서로 합하여 만나게 되면 목운(木運)이 지나치게 허해져서 도리어 금기(金氣)의 제압을 받게 되므로 태과가 안 되는 것입니다.

유빈(蕤賓)의 관이 태각(太角)과 응하지 않게 되고 금기가 행해져 조기(燥氣)가 승하게 되면 화(火)가 화하여 열기가 보복하게 됩니다.

심하면 빨리하고 미약하면 서서히하여 역(疫)이 이르는데, 그 크고 작고 징후가 좋고 나쁜 상태는 역(疫)이 이른 해의 천수와 태일유궁(太一游宮)이 머무는 것을 보고 유추하는 것입니다.

임(壬)이 오(午)에 이르고 기가 교체하는 날에 응하여 사천을
다스리는데 아래 재천의 정유(丁酉)가 바르게 옮겨 가는 것을 얻
지 못하고 지난해 재천인 병신(丙申) 소양이 자리를 물러나는 것
을 얻지 못한 것들은 재천의 정(丁)과 사천의 임(壬)이 합덕하
지 못함을 나타낸 것입니다.

이는 곧 정(丁)이 유간(柔干)으로서 위의 강간(剛干)과 합하
는 것을 잃어서 또한 목운(木運)이 약간 허해져 약간 승하고 약
간 보복함이 있을 뿐입니다. 3년 후에 여(癘)가 화하는데 이름하
여 목려(木癘)라고 하며 그 증상은 풍역(風疫)과 같고 치료법은
자법론(刺法論)에 있는 방법과 같습니다.

(가령 임오의 양년에 태과하여 신사의 천수가 유여함과 여하면 비록 임오년
과 교후나 궐음이 상히 치천과 유라. 지는 이미 천정하고 양명이 재천하니 거세
의 병신소양이 우간으로 작이라. 곧 천은 궐음이요 지는 양명 고로 지가 천을
불봉이라. 정신이 서로 합회하면 목운이 태허하여 오히려 금승을 수 고로 비태
과니라. 즉 유빈의 관은 태각과 불응하고 금행에 조승하여 화화로 열복하니 심
즉 속하고 미즉 서니 역지에 대소와 선악은 역지의 연의 천수와 태일을 추함이
라. 우지에 여임지오하고 또 교사에 응하여 치하니 곧 하의 정유가 천정을 미득
자나 즉 지하의 병신소양이 퇴위를 미득 자는 정임이 불합덕을 현함이니 즉 정
의 유간이 강을 실하고 또한 목운이 소허하여 소승하고 소복이 유니라. 후삼년
에 화려하니 명왈 목려니 기상이 여풍역하니 치법이 여전이라.)

假令壬午陽年太過 如辛巳天數有餘者 雖交後[1]壬午年也 厥陰猶
尙治天 地已遷正 陽明在泉 去歲丙申少陽以作右間 卽天厥陰而地
陽明 故地不奉天者也 丁辛相合會 木運太虛 反受金勝 故非太過也
卽蕤賓之管 太角不應[2] 金行燥勝 火化熱復[3] 甚卽速 微卽徐 疫至
大小善惡 推疫至之年天數及太一 又只[4]如壬至午 且應交司而治之
卽下丁酉未得遷正者 卽地下丙申少陽未得退位者 見丁壬不合德也
卽丁柔干失剛 亦木運小虛也 有小勝小復 後三年化癘 名曰木癘 其
狀如風疫 治法如前

1) 後(후) : 득(得)의 오자(誤字)라 했다.
2) 蕤賓之管太角不應(유빈지관태각불응) : 유빈은 양률(陽律)이며 유빈의 음
   은 태각(太角 : 木)의 율(律)이다. 양률이 바르지 굿하므로 양목(陽木)인 태
   각과 응하지 못한다는 뜻.
3) 火化熱復(화화열복) : 이 문구 아래 '此丁壬不合德也 其後三年化成木疫
   也'의 글자가 빠진 것 같다고 했다.
4) 又只(우지) : 밑에 '如壬午'의 세 글자가 빠진 듯하다고 했다.

10. 무신(戊申)년에 전년의 천수가 태과하면

가령 무신(戊申)년은 양년(陽年)으로 태과인데 정미(丁未)년
의 천수(天數)가 태과하게 되면 비록 무신년으로 교체되었을지
라도 태음의 토기가 오히려 사천을 다스리게 됩니다.

새해의 지기(地氣)는 이미 바르게 옮겨져 계해궐음(癸亥厥
陰)이 재천하고 묵은해의 임술(壬戌) 태양은 자리를 물러나 재
천우간이 됩니다.

이렇게 되면 사천은 정미(丁未)인 태음이고 재천은 계해(癸
亥)인 궐음으로 재천이 사천의 화(化)를 받들 수 없게 됩니다.

사천의 정(丁)과 재천의 계(癸)가 서로 만나게 되면 화운(火
運)이 크게 허해져서 도리어 수기(水氣)의 제압을 받게 되므로
태과가 안 되는 것입니다.

이에 이칙(夷則)의 관이 위로 태치(太徵)와 응하지 않게 됩니
다. 이렇게 무계(戊癸)가 모여 만나서 그 지킴을 잃으면 3년 후
에는 역(疫)으로 화하는데 빠르면 경술(庚戌)년에 이릅니다.

역(疫)의 크고 작은 증상과 좋고 나쁜 상태는 역(疫)이 이른
해의 천수와 태을유궁이 머무는 수치를 유추하는 것입니다.

무신년에는 무(戊)가 신(申)에 이르고 장차 기가 교체되는 날
에 응하여 하늘을 다스리는데 아래로 계해궐음(癸亥厥陰)이 바
르게 옮겨 가지 못한 것이나 또 재천의 임술태양이 재천에서 자
리를 물러나지 못한 것들은 사천의 구와 재천의 계(癸)가 합덕하

지 못함을 나타내는 것입니다.

이는 아래 계(癸)의 유간(柔干)이 상의 강간(剛干)과 합하는 것을 잃어서 화운(火運)이 조금 허한 것을 나타낸 것이니 조금 승함이 있고 혹 보복은 없는 것입니다. 3년 후에 여(癘)로 화하는데 이름하여 화려(火癘)라고 하며 치료방법은 자법론(刺法論)의 방법과 같습니다.

약으로 치료할 때에는 차게 하거나 쏟게 해 주는 것입니다.

(가령 무신의 양년에 태과하여 정미의 천수의 태과자와 여하면 비록 무신년과 교득이나 태음이 상히 치천과 유라. 지가 이미 천정하여 궐음이 재천하고 거세의 임술태양이 퇴위하여 우간을 작하여 즉 천은 정미요 지는 계해 고로 지가 천화를 불봉이라. 정계가 상회하면 화운이 태허하여 오히려 수승을 수 고로 비태과니 즉 이칙의 관이 상의 태치와 불응이라. 차는 무계가 기회를 실수니 후삼년에 화역이니 속지는 경술이라. 대소와 선악은 역지의 연의 천수와 태일을 추니라. 우지는 무신과 여하여 여무지신이니 차는 교사와 응하여 치천이니 곧 하의 계해가 천정을 미득 자나 즉 지하의 임술태양이 퇴위를 미 자는 무계가 미합덕을 현함이니 곧 하의 계가 유간으로 실강하여 화운이 소허를 현함이니 소승하고 혹은 무복이 유니 후삼년에 화려니 명왈 화려니 치법이 여전하고 치의 법은 가히 한케 하고 설케 함이라.)

假令戊申陽年太過 如丁未天數太過者 雖交得戊申年也 太陰猶尙治天 地已遷正 厥陰在泉 去歲壬戌太陽以退位作右間 卽天丁未 地癸亥 故地不奉天化也 丁癸相會 火運太虛 反受水勝 故非太過也 卽夷則之管 上太徵不應[1] 此戊癸失守其會 後三年化疫也 速至庚戌 大小善惡 推疫至之年天數及太一 又只如戊申如戊至申 且應交司而治天 卽下癸亥未得遷正者 卽地下壬戌太陽未退位者 見戊癸未合德也 卽下癸柔干失剛 見火運小虛也 有小勝 或無復也 後三年化癘 名曰火癘也 治法如前 治之法 可寒之泄之

1) 夷則之管上太徵不應(이칙지관상태치불응) : 이칙은 양률(陽律)이며 화(火)의 율이다. 곧 이칙의 관이 위로 태치와 응하지 못하다. 무(戊)가 바름을

얻지 못했으므로 위로 태치와 응하지 못한다는 뜻.

II. 오장(五臟)의 허실(虛實)에 따른 질병

황제가 말했다.

"사람의 기(氣)가 부족하고 하늘의 기도 허하게 되면 사람의 신(神)이 지키는 것을 잃어서 신광(神光)이 모이지 않게 되어 사귀(邪鬼)가 사람을 범하여 요절하는 데에 이른다고 합니다. 이에 대해 들을 수 있겠습니까?"

기백이 말했다.

"사람의 오장(五臟) 가운데 어느 한 장(臟)의 기가 부족한 상태에서 또 하늘의 기가 허한 상황을 만나게 되면 사기(邪氣)가 이르러 감촉되게 됩니다.

사람이 근심하고 지나치게 사색하면 심(心)을 상하게 됩니다. 이런 상태에서 또 혹 소음(少陰)이 사천(司天)하는 해를 만나서 천수(天數)가 불급하게 되면 태음이 일어나 접하여 사천의 좌간(左間)에 이르게 되는데 이것을 천허(天虛)라고 하며 '사람의 기와 하늘의 기가 함께 허한 것'이라고 합니다.

또 놀라서 정(精)을 빼앗기면 땀이 심(心)에서 나오게 되는데 그로 인하여 세 번 허한 상태가 되면 신명(神明)이 지키는 것을 잃게 됩니다.

심장(心臟)은 군주(君主) 역할을 하는 기관으로 신명(神明)이 그 곳에서 나옵니다. 신명이 지키는 것을 잃게 되면 신(神)이 상단전(上丹田 : 머리 부위)에서 놀게 되는데 이 곳은 하느님인 태일제군(太一帝君)이 머무는 이환궁(泥丸宮)의 아래에 있습니다.

신기(神氣)가 이미 지킴을 잃어서 신광(神光)이 모이지 않게 된데다 갑자기 화운(火運)이 불급한 해를 만나게 되면 흑시귀(黑尸鬼 : 水疫氣)가 나타나는 일이 있으므로 사람이 갑작스레 죽게 되기도 합니다.

사람이 지나치게 음식을 먹고 지나치게 피로하면 비(脾)를 상

하게 됩니다. 이런 상태에서 또 혹 태음(太陰)이 사천하는 해를
만나서 천수가 불급하게 되면 소양이 일어나 접하여 사천의 좌간
에 이르게 되는데 이것을 천허(天虛)라고 하며 '사람의 기가 허
하고 하늘의 기가 허하다.'라고 합니다.

또 음식을 포식한 상태가 너무 지나치면 땀이 위(胃)에서 나오
고 취하고 포식한 상태에서 방사(房事 : 성교행위)를 하면 땀이
비(脾)에서 나오는데 이로 인한 것을 삼허(三虛)라고 하며 이는
비신(脾神)이 지키는 것을 잃게 되는 것입니다.

비장(脾臟)은 간하고 의론하는 기능을 담당한 기관으로서 지
혜의 주도면밀함이 나오는 곳입니다. 비신(脾神)이 지키는 것을
잃게 되면 신광(神光)이 제자리를 잃어 모이지 않게 됩니다. 여
기에 문득 토기(土氣)가 불급한 해를 만나거나 혹은 기년(己年)
이나 갑년(甲年)이 제자리를 잃은 상태를 만나거나 혹은 태음사
천(太陰司天)의 기가 허한 해를 만나게 되면 청시귀(靑尸鬼 :
木疫氣)가 나타나 사람을 갑자기 죽게 합니다.

사람이 습지에 너무 오래 앉아 있거나 강력한 힘으로 물에 들
어가면 곧바로 신(腎)을 상하게 됩니다. 신장(腎臟)은 강력한 힘
을 만들어 내는 기관으로 기기묘묘한 것들이 나오는 곳입니다.

신장을 상한 상태가 더해져 삼허(三虛)가 되어 신신(腎神)이
지키는 것을 잃게 되면 신지(神志)가 자리를 잃어 신광(神光)이
모이지 않게 됩니다.

또 갑자기 수기(水氣)가 불급한 해를 만나거나 혹은 신(辛)년
이 덕을 부합하지 못하고 혹은 병년(丙年)이 지키는 것을 잃고
혹은 태양사천의 기가 허한 해를 만나게 되면 황시귀(黃尸鬼 :
土疫氣)가 이르러 나타나 사람으로 하여금 갑자기 죽게 합니다.

사람이 혹 분노하여 기가 위로 거슬러 올라 내려오지 않게 되
면 간(肝)을 상하게 됩니다. 또 궐음사천(厥陰司天)의 해를 만
나서 천수가 불급하게 되면 소음이 일어나 접하여 사천의 좌간에
이르게 되는데 이러한 것을 일러 천허(天虛)라고 하며 '하늘의
기도 허하고 사람의 기도 허한 것'이라고 합니다.

또 빨리 달리거나 두려움을 만나게 되면 땀이 간(肝)에서 나오게 됩니다.

간장(肝臟)은 장군(將軍)의 역할을 담당하는 기관으로 계획과 계략이 나오는 곳입니다. 간신(肝神)이 자리 지킴을 잃게 되면 신광(神光)이 모여지지 않습니다. 이런 상태에서 목기(木氣)가 불급한 해를 만나거나 혹은 정년(丁年)이 부합하지 않거나 혹은 임년(壬年)이 지키는 것을 잃거나 혹은 궐음사천의 허한 해를 만나게 되면 백시귀(白尸鬼 : 金凌氣)가 나타나는 일이 있게 되어 사람들이 갑자기 죽게 됩니다.

이상의 장기가 지킴을 잃은 다섯 가지는, 하늘의 기도 허하고 사람의 기도 허하여 신(神)이 제자리를 잃어버리고 돌아다녀서 곧 다섯 시귀〔五尸鬼〕가 사람을 범하여 사람으로 하여금 갑자기 죽게 하니 이러한 것을 일러 '시궐(尸厥)'이라고 합니다.

사람의 오신(五神)이 자리를 바꾸게 되면 신광(神光)이 원활하지 못하게 되며 시귀(尸鬼)뿐 아니라 모든 사기(邪氣)가 침범하게 되니, 다 신(神)이 지키는 자리를 잃은 데에서 기인하는 것입니다.

이를 '지키는 것을 얻은 사람은 살고 지키는 것을 잃어버린 자는 죽게 되고 신기(神氣)를 얻은 자는 번영하고 신기(神氣)를 잃은 자는 망한다.'라고 하는 것입니다."

(황제왈 인기가 부족하고 천기가 여허면 인신이 실수하여 신광이 불취하고 사귀가 간인하여 요망이 유함에 치한다 하니 가득문가? 기백왈 인의 오장은 일장이 부족하고 또 천허를 회하면 사의 지에 감이라. 신이 우수하고 사려하여 즉 상심하고 우혹은 소음사천을 우하여 천수가 불급하그 태음이 작접하여 간지하면 즉위를 천허니 차는 즉 인기와 천기가 동허니라. 또 경하여 탈정하고 한이 심에서 출함을 우하면 인하여 삼허니 신명이 실수니라. 심은 군주의 관이 됨이니 신명이 출하고 신이 수위를 실하면 곧 신이 상단천에 유허니 제의 태일제군의 이환궁하에 재니라. 신이 기실수하면 신광이 불취하고 각히 화불급의 세를 우하여 혹시귀가 현함이 유허면 영인으로 폭망이라. 인이 음식하고 노권하여 즉

상비하고 우혹은 태음사천을 우하여 천수가 불급하고 곧 소양이 작접하여 간지를 즉위하되 허니 차는 즉 인기허하고 천기허니라. 또 음식을 포심함을 우하여 한이 위에서 출하고 취포하여 행방하여 한이 비에서 출하면 인하여 삼허니 비신이 실수니라. 비는 간의의 관이 됨이니 지주가 출이라. 신이 이미 실수하고 신광이 실위하여 불취니라. 각히 토의 불급의 연을 우하여 혹은 기년이나 혹은 갑년이 실수하고 혹은 태음이 천허하여 청시귀가 현이면 영인으로 졸망이라. 인이 습지에 구좌하고 강력으로 입수하여 즉상신이니 신은 작강의 관이 됨이니 기교가 출이니 인하여 삼허니 신신이 실수하고 신지가 실위하고 신광이 불취니 각히 수불급의 연을 우하고 혹은 신이 불회부하고 혹은 병년이 실수하고 혹은 태양사천이 허하여 황시귀가 지함이 유하여 현이면 영인으로 폭망이라. 인이 혹은 에로하고 기가 역상하여 불하여 즉 상간이라. 또 궐음사천을 우하여 천수가 불급하고 곧 소음이 작접하여 간지하면 시위를 천허니 차위를 천허하고 인허니라. 또 질주하여 공구함을 우하여 한이 간에서 출이라. 간은 장군의 관이 됨이니 모려가 출이니 신위를 실수하면 신광이 불취하고 또 목불급의 연을 우하고 혹은 정년이 불부하고 혹은 임년이 실수하고 혹은 궐음사천이 허하여 백시귀가 현함이 유하면 영인으로 폭망이라. 이상의 오실수자는 천허하고 인허니 신이 유하여 그 위를 실수하면 곧 오시귀가 유하여 간인이니 영인폭망이니 위지를 왈 시궐이라. 인이 오신이 역위함을 범하면 곧 신광이 불원이니 비단 시귀라. 즉 일체의 사범자는 개시는 신이 위를 실수한 고이라. 차위를 득수자는 생하고 실수자는 사하고 득신자는 창하고 실신자는 망이니라.)

黃帝曰 人氣不足 天氣如虛 人神失守 神光不聚[1] 邪鬼干人 致有夭亡 可得聞乎 岐伯曰 人之五藏 一藏不足 又會[2]天虛 感邪之至也 人憂愁思慮 卽傷心 又或遇少陰司天 天數不及 太陰作接間至[3] 卽謂天虛也 此卽人氣天氣同虛也 又遇驚而奪精 汗出於心 因而三虛 神明失守 心爲君主之官 神明出焉 神失守位 卽神游上丹田[4] 在帝太一帝君泥丸宮下[5] 神旣失守 神光不聚 却遇火不及之歲 有黑尸鬼見之 令人暴亡 人飮食勞倦 卽傷脾 又或遇太陰司天 天數不及 卽少陽作接間至 卽謂之虛也 此卽人氣虛而天氣虛也 又遇飮食飽甚 汗出於胃 醉飽行房 汗出於脾 因而三虛 脾神失守 脾爲諫議之官 智

周出焉 神旣失守 神光失位而不聚也 却遇土不及之年 或己年或甲
年失守 或太陰天虛 靑尸鬼見之 令人卒亡⁶⁾ 人久坐濕地 强力入水
卽傷腎⁷⁾ 腎爲作强之官 伎巧出焉 因而三虛 腎神失守 神志失位 神
光不聚 却遇水不及之年 或辛不會符 或丙年失守 或太陽司天虛 有
黃尸鬼至 見之令人暴亡 人或恚怒 氣逆上而不下 卽傷肝也 又遇厥
陰司天 天數不及 卽少陰作接間至 是謂天虛乜 此謂天虛人虛也 又
遇疾走恐懼 汗出於肝 肝爲將軍之官 謀慮出焉 神位失守 神光不聚
又遇木不及年 或丁年不符 或壬年失守 或厥陰司天虛也 有白尸鬼
見之 令人暴亡也 已上五失守者 天虛而人虛乜 神游失守其位 卽有
五尸鬼干人 令人暴亡也 謂之曰尸厥 人犯五神易位 卽神光不圓也
非但尸鬼 卽一切邪犯者 皆是神失守位故也 此謂得守者生 失守者
死 得神者昌 失神者亡

1) 神光不聚(신광불취) : 신명(神明)이 모이지 않다. 비원광(飛圓光)이라고도
한다.
2) 又會(우회) : 또 만나다. 모이다의 뜻.
3) 太陰作接間至(태음작접간지) : 태음이 접하여 좌간(左間)에 이르다. 곧 소
음(少陰)이 사천하는 해에는 태음이 좌간(左間)에 있는데 소음이 불급(不
及)한 상태가 되면 사천에 접해 있던 태음이 이를 때가 아닌데도 이르게 되
는 것을 뜻함.
4) 上丹田(상단전) : 단전은 상단전 하단전 중단전의 세 곳이 있는데 상단전은
얼굴의 양미간(兩眉間)이고 하단전은 배꼽 아래 3치쯤 되는 곳이고 중단전
은 심장 아래라고 했다. 일설에 상단전은 수해(髓海)라고 했다.
5) 泥丸宮下(이환궁하) : 이환궁 아래 태일제군은 머리에 있는데 이를 이환궁
(泥丸宮)이라 하며 모든 신(神)을 통솔한다고 했다. 일설에는 사람의 뇌를
수해(髓海)라고 하며 이곳이 상단전이다 또 태일제군이 거처하는 곳이기도
하며 이환궁(泥丸宮)이라고 하며 모든 신(神)을 거느린다고 했다.
6) 卒亡(졸망) : 이 아래에 한 문장이 빠져나간 듯하다고 했다.
7) 卽傷腎(즉상신) : 이 문장 밑에도 '人虛天虛'의 글자가 일탈(逸脫)한 것 같
다고 했다.

제22권 황제내경소문
(黃帝內經素問第二十二卷)

제74편 지진요대론(至眞要大論篇第七十四)

지진(至眞)은 진실에 이르다, 곧 거짓이 아닌 사실에 입각한 것이라는 뜻이다. 요(要)는 모으다, 또는 구하다의 뜻이다. 지진요(至眞要)는 거의 진실에 가까운 내용들을 모아 놓았다는 뜻이다. 대론(大論)은 크게 논하다, 또는 고원하고 웅대한 의론이라는 뜻이다.

곧 지진요대론은 오운육기(五運六氣)의 임상적 응용에 관해 거의 진실에 가까운 것들을 논의했다는 뜻이다.

그 내용은 육기(六氣)의 사천(司天)과 재천(在泉), 주기(主氣)와 객기(客氣), 승기(勝氣)와 복기(復氣) 등에 의해 발병했을 때의 증상과 치료할 때의 원칙과 약을 사용하는 방법 등에 대한 것이다.

1. 사천(司天)과 재천(在泉)의 기의 화(化)

황제가 물었다.

"오운(五運)의 기가 사귀어 합하면 가득 차서 태과(太過)하고 텅 비어서 불급(不及)하는 상황이 번갈아 일어나는 것을 나는 알았습니다. 육기(六氣)가 사천(司天)과 재천(在泉)을 나누어 다스리는데 하늘과 땅을 맡아 이르는 것은 어떠합니까?"

기백이 두 번 절하고 대답했다.

"좋은 질문이십니다! 하늘과 땅의 큰 강령(綱領 : 大紀)에 사람의 신(神)이 통하여 응하는 것입니다."

"하늘을 다스리는 사천의 기는 밝고 밝은 천기(天氣)와 합하고 땅을 다스리는 재천의 기는 그윽하고 그윽한 지기(地氣)와 합한다는데 어떻게 합하는지 듣고자 합니다."

"사천과 재천의 기(氣)는 자연의 도(道)가 주관하며 의술(醫術)을 담당하는 의사들이 의문을 두는 것입니다."

"원컨대 그 의사들이 의문을 갖는 것에 대해 듣고자 합니다."

"궐음(厥陰)이 사천하면 그 화(化)하는 기는 풍(風)으로써 합니다. 소음(少陰)이 사천하면 그 화(化)하는 기는 열(熱)로써 합니다. 태음(太陰)이 사천하면 그 화하는 기는 습(濕)으로써 합니다. 소양(少陽)이 사천하면 그 화하는 기는 화(火)로써 합니다. 양명(陽明)이 사천하면 그 화하는 기는 조(燥)로써 합니다. 태양(太陽)이 사천하면 그 화하는 기는 한(寒)으로써 합니다. 인체에서는 육기(六氣)가 장(臟)의 어느 위치에 임하느냐에 따라 병을 명명(命名)합니다."

"육기(六氣)가 재천할 때 지기(地氣)는 어떻게 화합니까?"

"사천에서의 변화와 같고 간기(間氣)도 모두 같습니다."

"간기란 어떤 것을 이르는 것입니까?"

"사천의 좌간(左間)과 우간(右間)이 있고 재천의 좌간과 우간이 있음을 일러 ‘간기(間氣)’라고 합니다."

"어떻게 무엇이 다른 것입니까?"

"세(歲)를 주관하는 사천과 재천은 세(歲)를 기(紀 : 1년의 기의 운행을 파악하는 기강)하고, 간기(間氣)인 좌간과 우간은 보(步)를 기(紀 : 步를 다스리는 기강)하는 것입니다."

"좋은 말씀입니다. 육기(六氣)는 어떻게 세(歲)를 주관합니까?"

"궐음이 사천하면 풍(風)으로 화하고 재천하면 산(酸 : 신맛)으로 화하고 기(氣 : 五運)을 맡으면 창(蒼)으로 화하고 간기(間氣)에서는 동(動)으로 화하게 됩니다.

소음이 사천하면 열(熱)로 화하고 재천하면 고(苦 : 쓴맛)로 화하고 기(氣)를 맡지 않고〔少陰은 君의 역할을 하여 이름만 있고 운을 다스리지 않는다〕기에 거(居)하면 작(灼 : 불사름)으로 화하게 됩니다.

태음이 사천하면 습(濕)으로 화하고 재천하면 감(甘 : 단맛)으

로 화하고 기를 맡으면 금(黅)으로 화하고 간기에서는 유(柔)로
화하게 됩니다.

　소양이 사천하면 화(火)로 화하고 재천하면 고(苦 : 쓴맛)로 화
하고 기를 맡으면 단(丹)으로 화하고 간기에서는 명(明)으로 화
하게 됩니다.

　양명이 사천하면 조(燥)로 화하고 재천하면 신(辛 : 매운맛)으
로 화하고 기를 맡으면 소(素)로 화하고 간기에서는 청(淸)으로
화하게 됩니다.

　태양이 사천하면 한(寒)으로 화하고 재천하면 함(鹹 : 짠맛)으
로 화하고 기를 맡으면 현(玄)으로 화하고 간기에서는 장(藏)으
로 화하게 됩니다.

　그러므로 질병을 다스리는 자는 반드시 육화(六化)가 나누어
다스리는 것과 오미(五味)와 오색(五色)이 태어나는 것과 다섯
장기에 적당한 것들을 밝혀야 이에 기의 영(盈 : 太過)과 허(虛 :
不及)와 질병이 발생하는 단서를 말할 수 있는 것입니다."

　(황제문왈 오기가 교합에 영허가 경작을 여는 지니라. 육기가 분치하여 천지
를 사하는 자는 그 지함이 하여오? 기백이 재배하고 대왈 명이라 문이여! 천지
의 대기는 인신의 통응이니라. 제왈 원문컨대 상이 합소소하고 하가 합명명은
내하오? 기백왈 차는 도의 소주며 공의 소의니라. 제왈 기도를 원문하노라.
기백왈 궐음이 사천은 기화를 이풍이요 소음이 사천은 기화를 이열이요 태음이
사천은 기화를 이습이요 소양이 사천은 기화를 이화요 양명이 사천은 기화를
이조요 태양이 사천은 기화를 이한이니 장위에 임한 소이로 그 병을 명이니라.
제왈 지화는 내하오? 기백왈 사천과 동후요 간기도 개연이라. 제왈 간기는 하
위오? 기백왈 좌우 사 자를 시위 간기니라. 제왈 하이로 이오? 기백왈 주세자는
기세요 간기자는 기보니라. 제왈 선하다. 세주는 내하오? 기백왈 궐음이 사천이
면 위풍화요 재천이면 위산화요 사기는 위창화요 간기는 위동화니라. 소음이 사
천이면 위열화요 재천이면 위고화요 불사기화니 거기에 위작화니라. 태음이 사
천이면 위습화요 재천이면 위감화요 사기는 위금화요 간기는 위유화니라. 소양
이 사천이면 위화화요 재천이면 위고화요 사기는 위단화요 간기는 위명화니라.

양명이 사천이면 위조화요 재천이면 위신호요 사기는 위소화요 간기는 위청화
니라. 태양이 사천이면 위한화요 재천이면 뒤함화요 사기는 위현화요 간기는 위
장화니라. 고로 치병자는 필히 육화를 분치함과 오디와 오색의 소생과 오장의
소의를 명하여 이에 가히 영허와 생병의 서를 언함어니라.)

　黃帝問曰 五氣交合 盈虛更作[1] 余知之矣 六氣分治 司天地者 其
至何如 岐伯再拜對曰 明乎哉 問也 天地之大紀[2] 人神之通應也 帝
曰 願聞上合昭昭 下合冥冥[3]奈何 岐伯曰 此道之所主[4] 工之所疑也
帝曰 願聞其道也 岐伯曰 厥陰司天 其化以風[5] 少陰司天 其化以熱[6]
太陰司天 其化以濕[7] 少陽司天 其化以火[8] 陽明司天 其化以燥[9] 太
陽司天 其化以寒[10] 以所臨藏位[11] 命其病者也 帝曰 地化奈何 岐伯
曰 司天同候 間氣皆然[12] 帝曰 間氣何謂 岐伯曰 司左右者 是謂間氣
也 帝曰 何以異之 岐伯曰 主歲者紀歲 間氣者紀步也[13] 帝曰 善 歲
主奈何 岐伯曰 厥陰司天爲風化 在泉爲酸化[14] 司氣爲蒼化 間氣爲
動化[15] 少陰司天爲熱化 在泉爲苦化[16] 不司氣化 居氣爲灼化[17] 太陰
司天爲濕化 在泉爲甘化[18] 司氣爲黅化 間氣爲柔化[19] 少陽司天爲火
化 在泉爲苦化[20] 司氣爲丹化 間氣爲明化[21] 陽明司天爲燥化 在泉
爲辛化[22] 司氣爲素化 間氣爲清化[23] 太陽司天爲寒化 在泉爲鹹化[24]
司氣爲玄化 間氣爲藏化[25] 故治病者 必明六化分治 五味五色所生
五藏所宜 乃可以言盈虛病生之緖也

1) 五氣交合盈虛更作(오기교합영허경작) : 오운(五運)의 기가 사귀어 합해서
　　태과와 불급으로 상태가 번갈아 일어나다. 오기는 오운(五運)이다. 교합은
　　사귀어 합하다. 영허는 태과와 불급이다.
2) 天地之大紀(천지지대기) : 하늘과 땅의 큰 벼리. 곧 하늘과 땅이 변화하는 기
　　본 법칙.
3) 上合昭昭下合冥冥(상합소소하합명명) : 사천의 기는 밝고 밝은 것과 합하
　　고, 재천의 기는 어둡고 어두운 것과 합하다.
4) 此道之所主(차도지소주) : 이것은 도(道)의 주관하는 바다. 여기서 도는 의
　　학(醫學)의 이론이며 천지(天地)가 운행되는 모든 것을 포함한다.
5) 厥陰司天其化以風(궐음사천기화이풍) : 궐음이 사천하면 그 화(化)하는 풍

(風)으로써 한다. 궐음은 목에 속하고 그것은 풍(風)으로써 화(化)한다. 곧
화기(和氣)가 양(陽)을 상승하게 하여 만물이 발생(發生)하는 것은 모두 풍
(風)의 화이다.

6) 少陰司天其化以熱(소음사천기화이열) : 소음은 군화(君火)이다. 군화는 열
(熱)로 화한다. 그 열은 뜨겁게 쪄서 매우 더운 것으로 모든 사물이 번성하게
자란다.

7) 太陰司天其化以濕(태음사천기화이습) : 태음은 토(土)에 속하고 화할 때는
습(濕)으로 한다. 구름과 비가 적셔서 윤택하고 진액이 충실해지는 것은 모
두 토(土)가 화한 것이다.

8) 少陽司天其化以火(소양사천기화이화) : 소양은 상화(相火)이다. 상화는 불
꽃이 활활 타오르듯 매섭게 뜨거워서 한재(寒災)를 녹인다. 그 화하는 것은
외화(畏火)로써 한다.

9) 陽明司天其化以燥(양명사천기화이조) : 양명은 금(金)에 속한다. 화(化)할
때 조(燥)로써 한다. 날씨가 청명해지고 건조하고 숙살의 기가 있어 모든 사
물이 굳게 건강해지는 것은 모두 금(金)이 화한 것이다.

10) 太陽司天其化以寒(태양사천기화이한) : 태양은 수(水)이다. 화할 때는 한
(寒)으로써 한다. 음(陰)이 엉기고 차가워져서 모든 사물이 닫아 감추는 것
은 수(水)가 화해서 되는 것이다.

11) 藏位(장위) : 장의 정해진 위치. 곧 간목(肝木)은 동방(東方), 심화(心火)
는 남방(南方), 비토(脾土)는 서남방(西南方) 및 사유(四維 : 東西南北)이
고, 폐금(肺金)은 서방(西方), 신수(腎水)는 북방(北方)이다. 이것이 오장
(五臟)의 정해진 위치이다.

12) 司天同候間氣皆然(사천동후간기개연) : 사천과 후(候)가 같고 간기도 다
그러하다. 지기와 간기(間氣)의 용사(用事)에서 장기의 위치에 따라 병증을
말하는 것이 모두 사천의 법과 같다는 뜻.

13) 紀步也(기보야) : 보로 기(紀)하다. 보(步)는 육기(六氣)가 육보(六步)로
나누어지는 것을 가리키는데 매 보(步)는 60일 하고 87각 반이다. 세(歲)는
365일 하고 4분의 1일이 있고 보는 60일 하고 나머지 87각 반이 있다. 보(步)
의 날을 쌓아서 세(歲)를 이룬다.

14) 厥陰司天爲風化在泉爲酸化(궐음사천위풍화재천위산화) : 궐음이 사천하

면 풍화가 되고 재천하게 되면 산화가 된다. 궐음은 목(木)이다. 목기는 하늘
에서는 풍(風)이 되고 땅에서는 산(酸 : 신맛)이 된다. 곧 목기(木氣)가 하
늘에 있을 때는 풍화(風化)가 되는데 질풍(疾風)이 노(怒)하여 요동치고 구
름이나 사물이 바람에 드날리는 것이 그것이다. 기해(己亥)년에 궐음이 사
천하는 것과 같은 것이다. 또 목기가 땅에 있으면 맛이 산화(酸化)하게 되는
데 인신(寅申)년에 궐음이 재천하는 것과 같은 것이다.

15) 司氣爲蒼化間氣爲動化(사기위창화간기위동화) : 기를 맡은 것은 창화가
되고 간기는 동화가 된다. 사기는 오운(五運)의 기를 맡은 것. 목운이 기를
주관하므로 색이 푸른색으로 화하는데 정임(丁壬)년이다. 궐음이 다다라 있
는 곳에서는 풍화(風化)가 행해지면 뭇 사물들이 고동(鼓動)하므로 동화(動
化)라고 한다. 축미(丑未)년에는 곧 땅의 좌간(左間)이 되어 처음의 기를 주
관하고 자오(子午)년에는 하늘의 우간(右間)이 되어 두 번째 기를 주관하고
진술(辰戌)년에는 하늘의 좌간이 되어 네 번째 기를 주관하고 묘유(卯酉)년
에는 땅의 우간이 되어 다섯 번째 기를 주관한다.

16) 少陰司天爲熱化在泉爲苦化(소음사천위열화재천위고화) : 소음은 군화
(君火)이며 군화가 하늘에 있을 때는 열(熱)이 되고 땅에 있을 때는 쓴맛〔苦
味〕이 된다. 곧 자오(子午)년에는 양광(陽光)이 빛나 뜨거운 더위가 유행하
는데 이는 열화(熱化)이다.

17) 不司氣化居氣爲灼化(불사기화거기위작화) : 기화(氣化)를 주관하지 않으
며 기에 거하면 불사르는 듯한 화(化)를 한다. 군화(君火)는 기를 주관하지
않아서 기화하지 않는다. 거기는 거처하여 머무는 기로 간기(間氣)를 말한
다. 소음은 군화(君火)로 군화는 거하지 않는 곳이 없으므로 간기라 하지 않
고 높여서 거기(居氣)라고 했다. 오운육기(五運六氣)의 다름은, 운(運)은
천간(天干)에서 나왔으므로 운에는 다섯이 있고 기(氣)는 지지(地支)에서
나왔으므로 기에는 여섯이 있다는 것이다. 다섯인 오운은 오행(五行)이 하
나씩 배당되고 여섯인 육기에는 다섯에서 군(君)과 상(相)으로 나누어진다.
이 때문에 육기에서는 군화(君火)와 상화(相火)가 주관하는 것이 서로 다르
지만 오운에서는 화(火)가 하나일 뿐이다. 육기의 여섯에서는 오직 군화(君
火)만이 홀로 오운의 기화를 맡지 않는다.

18) 太陰司天爲濕化在泉爲甘化(태음사천위습화재천위감화) : 태음의 토기는

하늘에서는 습(濕)이 되고 땅에서는 감(甘 : 단맛)이 된다. 축미(丑未)의 해
에 흙먼지가 사방을 덮어 어둡고 구름과 비가 내려 윤택한 것은 습이 화했기
때문이다. 진술(辰戌)의 해에는 토(土)가 지기를 맡으므로 감화(甘化)가 이
에 생한다.

19) 司氣爲黅化間氣爲柔化(사기위금화간기위유화) : 토운이 기를 맡으면 기
가 누런색으로 화하는데 갑기(甲己)년이 그것이다. 태음이 다다라 있는 곳
에 습화(濕化)가 행해지면 모든 사물이 유연해진다. 예를 들면 묘유(卯酉)
년에는 땅의 좌간이 되어 처음 기를 주관하고 인신(寅申)년에는 하늘의 우
간이 되어 두 번째 기를 주관하고 자오(子午)년에는 하늘의 좌간이 되어 네
번째 기를 주관하고 사해(巳亥)년에는 땅의 우간이 되어 다섯 번째 기를 주
관한다.

20) 少陽司天爲火化在泉爲苦化(소양사천위화화재천위고화) : 인신(寅申)의
해에는 불꽃 같은 빛이 매섭고 작열하여 불살라 태워지는데 화(火)의 기가
화한 것이다. 사해(巳亥)의 해이니, 화가 지기를 맡아 다스려 고화(苦化)가
이보다 먼저 한다.

21) 司氣爲丹化間氣爲明化(사기위단화간기위명화) : 소양은 주운이 단(丹)으
로 모든 사물을 밝게 빛나게 한다. 화운이 기를 맡아 다스리게 되면 붉은 색
으로 화하는데 무계(戊癸)년이 이에 해당한다. 소양이 다다르는 위치에서 화
화(火化)가 행해지면 물(物)이 밝게 빛난다.

22) 陽明司天爲燥化在泉爲辛化(양명사천위조화재천위신화) : 양명의 금기
(金氣)가 하늘에 있으면 조화(燥化)가 이루어져 날씨가 청량하고 굳세고 절
박하며 안개와 이슬이 쓸쓸하게 내리는데 이 때는 묘유(卯酉)의 해에 양명
이 사천하여 다스리는 때이다. 금기(金氣)가 땅에 있게 되면 신화(辛化 : 매
운맛)가 되는데 자오(子午)의 해에 양명이 재천할 때이다.

23) 司氣爲素化間氣爲淸化(사기위소화간기위청화) : 양명이 기를 주관하면
소화(素化)하고 간기는 청화(淸化)한다. 주운(主運)이 희면 청결하여 티끌
이나 먼지가 일어나지 않는 금운(金運)의 기는 을경(乙庚)의 해이다.

24) 太陽司天爲寒化在泉爲鹹化(태양사천위한화재천위함화) : 수기(水氣)가
하늘에 있으면 한화(寒化)가 되어 엄숙하고 차가워지며 땅에 있으면 짠맛으
로 화하는데 축미(丑未)의 해가 태양이 재천한 해이다.

25) 司氣爲玄化間氣爲藏化(사기위현화간기위장화) : 수운(水運)이 기를 다스
리면 흑색으로 화하는데 병신(丙申)년이다. 태양이 다다르는 위치에서 한기
(寒氣)가 행해지면 만물이 달려 감추어진다.

2. 하늘에 근본한 것은 하늘의 기이다

황제가 말했다.

"궐음(厥陰)이 재천(在泉)하게 되면 산(酸 : 신맛)으로 화한
다는 것은 앞에서 알았습니다만 풍(風)으로 화하여 행해지는 이
유는 무엇입니까?"

기백이 말했다.

"풍(風)이 땅에서 행해지는 이유는 근본이기 때문이며 여타
(餘他)의 기(氣)도 이와 같은 법(法)입니다.

하늘〔司天〕에 근본한 것은 하늘의 기이며 땅〔在泉〕에 근본한
것은 땅의 기이며 하늘과 땅의 기가 합하여 육절(六節 : 六步)로
나누어져서 만물이 화생(化生)하는 것입니다. 그러므로 이르기
를 '삼가 기의 마땅함〔氣宜 : 육기가 각각 알맞은 시를 주관하는 것〕
을 살펴서 병의 기틀〔病機 : 병의 기미〕를 잃지 않아야 한다.' 라
고 한 말은 이를 이른 것입니다."

"그 질병을 주관하는 것은 어떠한 것들입니까?"

"세(歲)를 맡아 다스리는 기를 바탕으로 약물(藥物)을 갖추어
취하면 주관하는 일을 빠뜨리는 경우가 없을 것입니다."

"매년 세기(歲氣)를 맡아 다스리는 약물(藥物 : 司歲物)은 무
엇입니까?"

"하늘과 땅의 전일한 정(精)으로 이루어진 것들입니다."

"사기(司氣 : 세운을 맡아 다스림)하는 약물은 어떠합니까?"

"사기(司氣)하는 것은 세기(歲氣)를 주관하는 것과 같습니다.
다만 유여(有餘 : 太過)와 부족(不足 : 不及)의 차이가 있을 뿐
입니다."

"세(歲)를 맡아 다스리는 약물이 아닌 것은 어떠한 것을 말합

니까?"

"기가 흩어진〔散 : 전일하지 못함〕것으로 질(質)은 같지만 등급에 차이가 있습니다. '기미(氣味)는 박하고 후(厚)함이 있으며 성질의 용도는 조(躁)하고 정(靜)함이 있으며 치보(治保 : 치료하고 보전함)에는 많이 하고 적게 하는 것이 있으며 역화(力化 : 약물의 효능)에는 얕고 깊음이 있다.' 라는 말은 이러한 것을 이른 것입니다."

"세(歲)를 주관하는 기(氣)가 장(臟)을 해치게 되는 것을 무엇이라고 합니까?"

"장(臟)이 승(勝)하지 못하는 기로써 이름하는데 그것이 중요한 것입니다."

"이를 치료할 때에는 어떻게 해야 합니까?"

"위의 사천(司天)의 기가 아래에서 지나치게 승(勝)하면 지나치게 승하는 것으로써 평화롭게 해 주고 밖에 있는 재천(在泉)의 기가 안에서 지나치게 승하면 승하는 것으로써 치료합니다."

"좋은 말씀입니다. 평기(平氣 : 평화한 기)의 해에는 어떻게 해야 합니까?"

"삼가 음과 양이 있는 곳을 살펴서 이를 조절하고 평화롭게 하여, 맥(脈)과 경(經)과 병증이 일치하는 바른 것은 올바른 치료법(治療法 : 以熱治寒 以寒治熱)으로 다스리고 맥과 경(經)과 병증이 서로 반대되는 것은 반대되는 법(法 : 以熱治熱 以寒治寒)으로 치료하는 것입니다."

(제왈 궐음이 재천하여 산화는 선에 여는 지니 풍화의 행은 하여오? 기백왈 풍이 지에 행은 소위 본이라 하니 여기는 동법이라. 천에 본한 자는 천의 기요 지에 본한 자는 지의 기니 천지가 합기하고 육절이 분하여 만물이 화생이라. 고로 왈 기의를 근후하여 병기를 무실이라 함은 차를 위함이라. 제왈 그 주병은 하여오? 기백왈 사세의 비물즉 주를 무유니라. 제왈 선세의 물은 하오? 기백왈 천지의 전정이니라. 제왈 사기자는 하여오? 기백왈 사기자는 주세로 동이니 연이나 유여와 부족이라. 제왈 비사세물은 하위오? 기백왈 산이니 고로 질동하고

이등이라. 기미에는 유박후하고 성용에는 유조정하고 치보에는 유다소하고 역
화에는 유천심이라 하니 차를 위함이라. 제왈 세주가 장해는 하위오? 기백왈 이
소불승으로 명이니 곧 기요니라. 제왈 치함을 내하오? 기백왈 상이 하에서 음
함은 소승으로 평함이요 외가 내에서 음하면 소승으로 치니라. 제왈 선하다. 평
기는 하여오? 기백왈 음양의 소재를 근찰하여 조하면 이평으로 위기니 정자는
정치요 반자는 반치니라.)

帝曰 厥陰在泉而酸化 先余知之矣 風化之行也 何如 岐伯曰 風行
于地 所謂本也 餘氣同法 本乎天者 天之氣也 本乎地者 地之氣也
天地合氣 六節分[1)]而萬物化生矣 故曰 謹候氣宜[2)] 無失病機[3)] 此之
謂也 帝曰 其主病[4)]何如 岐伯曰 司歲備物則[5)]無遺主矣 帝曰 先歲
物[6)] 何也 岐伯曰 天地之專精[7)]也 帝曰 司氣者何如 岐伯曰 司氣者
主歲同 然有餘不足也[8)] 帝曰 非司歲物何謂也 岐伯曰 散也[9)] 故質
同而異等也[10)] 氣味有薄厚 性用有躁靜 治保有多少[11)] 力化有淺深[12)]
此之謂也 帝曰 歲主藏害[13)]何謂 岐伯曰 以所不勝[14)]命之 則其要也
帝曰 治之奈何 岐伯曰 上淫于下 所勝平之[15)] 外淫于內 所勝治之 帝
曰 善 平氣[16)]何如 岐伯曰 謹察陰陽[17] 所在而調之 以平爲期 正者正
治 反者反治[18)]

1) 六節分(육절분) : 육보(六步)로 나뉘는 것을 뜻한다. 풍기(風氣)는 네 계절
   의 육보(六步) 속에 모두 들어 있다고 했다.
2) 氣宜(기의) : 기에 마땅한 것. 곧 적당한 것이다. 즉 한(寒)한 성질의 약물을
   쓸 때는 한(寒)의 시령(時令)을 멀리하고 열(熱)한 약제를 쓸 때는 열나는
   시령을 멀리하고 온(溫)한 약제를 쓸 때는 온하는 시령을 멀리하고 양(凉)
   한 약제를 쓸 때는 서늘한 시령을 멀리하는 것과 같다.
3) 病機(병기) : 질병이 발생하려는 기미. 모든 질병의 발생은 육기(六氣)에서
   벗어나지 못한다. 이 육기를 잘 살피면 병의 기미를 알아차릴 수 있다.
4) 其主病(기주병) : 그 질병을 주관하여 치료하는 약물.
5) 司歲備物則(사세비물즉) : 사세는 해를 맡아 다스리다. 비물은 약을 채집하
   다의 뜻. 즉(則)은 용(用)자의 오자라고 했다. 곧 사세비물(司歲備物)은 궐
   음이 해를 맡아 다스리면 산물(酸物)을 준비해 두고 소음과 소양이 해를 주

관하여 다스리면 고물(苦物)을 준비해 두고 태음이 해를 맡아 다스리면 감
물(甘物)을 준비해 두고 양명이 해를 주관하여 다스리면 신물(辛物)을 준비
해 두고 태양이 해를 주관하여 다스리면 함물(鹹物)을 준비해 둔다. 일설에
는 사세비물은 육기오운(六氣五運)의 관점에서 갖추는 것이라 했다. 예를 들
면 소음과 소양의 이화(二火)가 해를 주관할 때는 부자(附子)·생강·계지
(桂枝) 같은 열물(熱物)을 거두어 준비해 두고 양명조금이 해를 주관할 때
는 상백피(桑白皮)·창출(蒼朮) 같은 약재를 거두어 준비해 두고 궐음풍기
가 해를 주관할 때는 방풍(防風)·강활(羌活) 같은 조물(燥物)의 약재를 준
비해 두고 태양한수가 해를 주관할 때는 황금(黃芩)·통초(通草)·대황(大
黃) 같은 한물(寒物)의 약재를 준비해 두고 태음습토가 해를 주관할 때는 산
약(山藥)·황정(黃精) 같은 감평(甘平)하고 감온(甘溫)한 약재를 준비해
두는 것이라고 했다.

6) 先歲物(선세물) : 사세물(司歲物)이며 선은 사(司)의 오자라고 했다.

7) 天地之專精(천지지전정) : 하늘과 땅의 전일(專一)한 정(精)이다. 사천과
   재천의 세기(歲氣)를 받은 모든 물(物)은 홀로 그 기의 전일한 것만 받아 이
   루어진 것이다.

8) 有餘不足也(유여부족야) : 태과(太過)와 불급(不及)함이다.

9) 散也(산야) : 기를 흩뜨리다. 곧 전정(專精)이 아니면 기를 흐트러뜨리는 것
   이 된다는 뜻.

10) 質同而異等也(질동이이등야) : 질은 같더라도 등급이 다르다. 곧 태과의 해
    에는 물력(物力)이 두텁지만 불급(不及)의 해에는 물력(物力)이 얇고 박하
    므로 생김새의 모양은 같을지라도 영양상태의 차이가 있다는 뜻.

11) 治保有多少(치보유다소) : 치료하고 진기(眞氣)를 보전하는 데는 많이 사
    용하기도 하고 적게 사용하기도 한다는 뜻.

12) 力化有淺深(역화유천심) : 힘이 화하는 곳은 얕기도 하고 깊기도 하다. 곧
    약물의 힘이 미치는 곳은 약간 미치기도 하고 깊게 미치기도 한다.

13) 歲主藏害(세주장해) : 세를 주관하는 기가 오장(五臟)을 해치게 된다. 오
    장은 안으로 오행(五行)에 소속되고 밖으로는 오운(五運)에 영합하는데 오
    운의 기가 제압당해 손상받게 되면 병이 오장으로 침입하여 오장이 해침을
    받는다.

14) 以所不勝(이소불승) : 이기지 못한 것으로써 하다. 곧 하늘에는 세기(歲氣)
    가 있고 사람에게는 장기(臟器)가 있는데 세주(歲主)가 오장에 해를 끼친다
    는 것은 이기지 못하는 것에 있는 것을 뜻한다. 예를 들어 목기(木氣)가 차
    츰 배어들면 비(脾)가 이기지 못하고 토기(土氣)가 차츰 배어들면 신(腎)이
    이기지 못하고 금기(金氣)가 차츰 배어들면 간(肝)이 이기지 못하고 수기
    (水氣)가 차츰 배어들면 심(心)이 이기지 못하는 것과 같다.

15) 平之(평지) : 평화롭게 하다.

16) 平氣(평기) : 정상적인 기. 태과도 아니고 불급도 아닌 기.

17) 陰陽(음양) : 인체의 맥에 있어서의 음과 양을 뜻한다.

18) 以平爲期正者正治反者反治(이평위기정자정치반자반치) : 화평하게 하는
    것을 기약하고 바른 것은 바르게 다스리고 반대되는 것은 반대되게 다스린
    다. 평기(平氣)는 위와 아래가 이겨 제압함이 없이 운기가 화평한 것이다. 정
    자정치(正者正治)는 태과의 해에는 승기(勝氣)를 억누르고 불승(不勝)한
    기를 붙잡아 길러 주는 것이다. 반자반치(反者反治)는 불급한 운에 이기지
    못하는 기가 도리어 승하니 마땅히 도와서 그것을 취하는 것을 뜻한다.

3. 남정(南政)과 북정(北政)을 관찰

황제가 말했다.

"부자(夫子 : 선생)께서 말씀하시기를 음양(陰陽)이 있는 곳
을 살펴서 조절하라고 했고 논(論)에는 이르기를 '인영(人迎)과
촌구(寸口)가 서로 응하기를 노끈을 당겨서 크고 작은 것이 동
등하게 된 것과 같은 것을 명하여 평(平)이라고 한다.'라고 했습
니다. 그렇다면 소음맥(少陰脈)에 촌구(寸口)가 있는 것은 어떠
합니까?"

기백이 말했다.

"세(歲)의 남정(南政)과 북정(北政)을 살펴보면 알 수 있습
니다."

"원컨대 모두를 듣고자 합니다."

"북정(北政)의 해에는 소음이 재천하면 촌구(寸口)가 응하지

않게 되고 궐음이 재천하면 우(右)가 응하지 않게 되고 태음이 재천하면 좌(左)가 응하지 않게 됩니다.

남정(南政)의 해에는 소음이 사천하면 촌구(寸口)가 응하지 않게 되고 궐음이 사천하면 우(右)가 응하지 않게 되고 태음이 사천하면 좌(左)가 응하지 않게 됩니다.

맥(脈)이 침세(沈細)하여 숨어서 손가락에 응해 오지 않게 된 모든 맥은 그 진맥(診脈)을 반대로 하면 나타나게 됩니다."

"척부(尺部)의 맥을 살필 때는 어떠합니까?"

"북정(北政)의 해에는 삼음(三陰)이 아래의 재천에 있으면 촌(寸)이 응하지 않게 되고 삼음이 사천에 있으면 척부(尺部)의 맥이 응하지 않게 됩니다. 남정(南政)의 해에는 삼음이 사천에 있으면 촌(寸)이 응하지 않고 삼음이 재천에 있으면 척부(尺部)의 맥이 응하지 않게 되는데 이는 좌(左)와 우(右)가 동일합니다.

그러므로 이르기를 '그 요체를 아는 자는 한 마디로 마치지만 그 요체를 알지 못하는 자는 흘러 흩어지는 것이 다함이 없다.'라고 하였는데 이를 이른 것입니다."

(제왈 부자 언하되 음양의 소재를 찰하여 조라 하니 논언하되 인영과 촌구로 상응이 인승하여 소대가 제등과 약함은 명왈 평이라 하니 음의 촌구에 소재함이 하여오? 기백왈 세의 남북을 시하면 가지니라. 제왈 원컨대 졸문이니라. 기백왈 북정의 세에 소음이 재천즉 촌구가 불응하고 궐음이 재천즉 우가 불응하고 태음이 재천즉 좌가 불응이라. 남정의 세에 소음이 사천즉 촌구가 불응하고 궐음이 사천즉 우가 불응하고 태음이 사천즉 좌가 불응이라. 제불응자는 반기진즉 현이니라. 제왈 척후는 하여오? 기백왈 북정의 세에는 삼음이 재하즉 촌이 불응하고 삼음이 재상즉 척이 불응이라. 남정의 세에는 삼음이 재천즉 촌이 불응하고 삼음이 재천즉 척이 불응하고 좌우가 동이라. 고로 왈 기요를 지한 자는 일언으로 종하고 기요를 부지한 자는 유산하여 무궁이라 하니 차를 위함이라.)

帝曰 夫子言察陰陽所在而調之 論言人迎與寸口相應 若引繩小大齊等 命曰平[1] 陰之所在寸口[2]何如 岐伯曰 視歲南北[3] 可知之矣 帝

曰 願卒聞之 岐伯曰 北政之歲 少陰在泉 則寸口不應[4] 厥陰在泉 則
右不應[5] 太陰在泉 則左不應[6] 南政之歲 少陰司天 則寸口不應[7] 厥
陰司天 則右不應[8] 太陰司天 則左不應[9] 諸不應者 反其診[10]則見矣
帝曰 尺候何如 岐伯曰 北政之歲 三陰在下 則寸不應 三陰在上 則尺
不應[11] 南政之歲 三陰在天 則寸不應 三陰在泉 則尺不應 左右同[12]
故曰 知其要者 一言而終 不知其要 流散無窮[13] 此之謂也

1) 平(평) : 인영(人迎)은 머리에 있고 촌구(寸口)는 손에 있다. 음과 양이 서
   로 응하면 크고 작은 것이 동등해지는데 이것을 평(平)이라 한다고 했다. 곧
   촌구(寸口)는 중(中)을 관장하고 인영(人迎)은 밖을 관장하여 둘이 서로 응
   하여 함께 가고 함께 오는 것이 마치 노끈을 당기는 것과 같아서 크고 작은
   것이 동일해진다고 했다.

2) 陰之所在寸口(음지소재촌구) : 음(陰)이 있는 곳은 맥이 가라앉아 응하지
   않는다. 노끈을 당기는 것과 같이 가지런히 되어야 하는 징후에 어긋나므로
   의심나서 질문했다.

3) 視歲南北(시세남북) : 세(歲)의 남정(南政)과 북정(北政)을 살피다. 남정
   과 북정은 두 가지 해석이 있다. 오운(五運) 중에서 갑기(甲己)의 토운(土
   運)이 남정(南政)이 되고 그 밖의 나머지는 모두 북정(北政)이라는 견해가
   있다. 또 하나는 무계(戊癸)의 화운(火運)이 남정(南政)이 되고 그 밖의 나
   머지는 북정이라는 견해가 있다.

4) 寸口不應(촌구불응) : 촌구가 응하지 않다. 곧 촌구의 맥이 침세하여 엎드려
   숨어서 손가락에 응해 오지 않음을 말한다. 북정의 해에는 그 기가 북쪽에 머
   물며 상하(上下)를 정하니 척(尺)은 사천을 주관하고 촌(寸)은 재천을 주관
   한다. 소음재천이 북에 머무는 가운데 두 손의 촌구가 응해 오지 않게 되니
   을정신계묘유(乙丁辛癸卯酉)년이다.

5) 右不應(우불응) : 우는 우촌(右寸)이다. 궐음이 재천하면 소음이 우촌(右
   寸)에 있게 되므로 응하지 않게 된다.

6) 左不應(좌불응) : 좌는 좌촌(左寸)이다. 북정일 때 태음이 재천하면 소음이
   좌촌(左寸)에 있게 되므로 응하지 않게 된다.

7) 寸口不應(촌구불응) : 남정(南政)에서 얼굴을 남쪽으로 하고 그 상하를 정
   하면 촌은 사천을 주관하고 척(尺)은 재천을 주관하므로 소음이 사천하면 두

촌구가 서로 응하지 않는다.

8) 右不應(우불응) : 우는 우촌(右寸)이다. 남정에서는 궐음이 사천하면 소음 이 우촌(右寸)에 있게 되므로 응하지 않게 된다.

9) 左不應(좌불응) : 좌는 좌촌(左寸)이다. 남정에서는 태양이 사천하면 소음 이 좌촌(左寸)에 있게 되므로 응하지 않게 된다.

10) 反其診(반기진) : 그 진단에 반대되다. 두 가지 해석이 있다. 하나는 척촌 (尺寸)이 상반되게 나타나는 것을 진후(診候)라고 보는 견해로, 곧 남정에 서 응하는 것이 촌(寸)에 있으면 북정에서는 응하는 것이 척(尺)에 있고 북 정에서 응하는 것이 촌(寸)에 있으면 남정에서 응하는 것이 척(尺)에 있다 고 한다. 다른 하나는 손을 뒤집어서 진찰하는 것을 가리킨다고 했다. 곧 응 하지 않는 것은 모두 맥이 침하기 때문인데 맥이 침하하는 것은 손을 위로 우러르게 하여 그런 것이고 손을 뒤집으면 침하던 것이 부(浮)해지고 미세 했던 것이 커진다는 설이다.

11) 三陰在下~尺不應(삼음재하~척불응) : 삼음이 아래에 있으면 촌이 응하 지 않고 삼음이 위에 있으면 척이 응하지 않다. 삼음이라고 한 것은 소음이 궐음과 태음의 중간에 머물러 있는 것을 말하고 상하(上下)는 하늘은 위에 있고 땅은 아래에 있는 것을 말한다. 북정의 해는 남정과 반대이므로 아래에 있는 것이 촌(寸)을 주장하고 위에 있는 것이 척(尺)을 주장한다. 상하는 사 천과 재천이다.

12) 左右同(좌우동) : 좌(左)와 우(右)가 응하지 않는 것이 앞과 서로 같다. 소 음이 있는 곳이 응하지 않는 것을 말한다.

13) 流散無窮(유산무궁) : 유랑하여 흩어져서 다함이 없다. 곧 흩어지는 것이 끝이 없다는 뜻.

4. 육기(六氣)의 승복(勝復)으로 인한 질병

황제가 말했다.

"훌륭한 말씀입니다. 하늘의 사천과 땅의 재천의 기(氣)가 안 으로 넘쳐 흘러서 병이 나면 어떠합니까?"

기백이 말했다.

"세(歲)에 궐음이 재천하게 되어 풍(風)이 지나치게 넘쳐서 승(勝)하게 되면 지기(地氣)가 밝지 못하고 평야가 혼매(昏昧)해지고 풀들이 이에 일찍 꽃피게 됩니다. 백성의 질병은 으슬으슬 추위에 떨게 되고 기지개를 잘하며 자주 하품하고 심통(心痛)하여 지만(支滿)하고 양쪽의 늑골 속이 급절하고 음식물이 내려가지 않고 목이 막혀 통하지 않고 먹으면 토하고 배가 창만하고 트림을 잘하며 대변을 보고 방귀를 뀌고 나면 쾌연히 쇠하는 듯하며 신체가 모두 무거워집니다.

세(歲)에 소음이 재천하게 되어 열(熱)이 넘쳐서 승하게 되면 뜨거운 열기가 천택(川澤)에도 부상(浮上)하여 그늘진 곳이 도리어 밝아지게 됩니다. 백성의 질병은 뱃속에서 항상 소리가 나고 기가 위로 올라 가슴을 치받고 기침하여 능히 오래도록 서 있지 못하고 오한과 신열이 있고 피부가 아프고 눈이 어둡고 이가 아프고 눈 아래 광대뼈 부위가 붓고 오한과 신열이 발하여 학질과 같고 아랫배가 속으로 아프고 버가 커지게 되며 겨울잠에 들던 벌레들이 겨울잠에 들어가지 않게 됩니다.

세(歲)에 태음이 재천하게 되어 풀들이 일찍 꽃을 피우고 습(濕)이 넘쳐서 승하게 되면 암곡(巖谷)에 먼지가 자욱하게 되고 하늘에 있어야 할 황색(黃色)이 도리어 북쪽에 검게 나타나고 지음(至陰)의 토기(土氣)와 사귀게 됩니다. 백성의 질병은 마시는 것이 쌓여서 심통(心痛)하게 되고 귀가 멀어 흐릿흐릿하고 어릿어릿하며 목구멍이 붓고 후(喉)가 마비되고 음병(陰病)을 앓아 피가 보이고 아랫배가 아프고 부으며 소변을 보지 못하고 기가 치솟아 머리가 아프고 눈이 빠지는 듯하며 목이 뽑히는 듯하고 허리가 끊어지는 듯하며 넓적다리와 사타구니를 돌리지 못하고 오금이 맺힌 듯하며 장딴지가 떨어져 나가는 듯합니다.

세(歲)에 소양이 재천하게 되어 화(火)가 넘쳐흘러 승하게 되면 교야(郊野 : 들판)에 열기가 가득하고 오한과 신열이 번갈아 이르게 됩니다. 백성의 질병은 적백(赤白)으로 물쏟듯 설사를 하고 아랫배가 아프고 소변이 붉고 심하면 혈변(血便)이 되며 소음(少陰)의 후(候 : 징후)와 같게 됩니다.

세(歲)에 양명이 재천하게 되어 조(燥)가 넘쳐흘러 승하게 되면 자욱한 안개가 끼고 청량하고 어둡게 됩니다. 백성의 질병은 구토를 잘하고 구토하면 쓴맛이 있고 한숨을 잘 쉬며 심협(心脇)이 아파서 돌아눕지 못하고 심하면 목구멍이 건조하고 얼굴에 기미가 끼고 몸에는 기름기가 없고 발 밖으로 열이 나게 됩니다.

세(歲)에 태양이 재천하게 되어 한(寒)이 넘쳐흘러서 승하게 되면 음(陰)이 얼고 숙살(肅殺)하고 처참하고 율렬(溧冽)하게 됩니다. 백성의 질병은 아랫배에서 고환을 당기고 허리와 척추가 당기며 기가 위로 치솟아 심통(心痛)하고 혈(血)이 보이고 목이 아프고 턱이 부어 오르게 됩니다."

"훌륭한 말씀입니다. 치료는 어떻게 해야 합니까?"

"기(氣)가 재천했을 때 풍(風 : 邪)이 안으로 넘쳐 승하게 되어 발병하면 맵고 시원한 것으로 다스리고 쓴것으로 돕고 단것으로 완화시키고 매운것으로 흩뜨려 줍니다.

열(熱)이 안으로 넘쳐흘러서 승하게 되어 발병하면 짜고 찬 것으로 치료하고 달고 쓴 것으로 도와 주고 신것으로 거두어들이고 쓴것으로 발하게 합니다.

습(濕)이 안으로 넘쳐흘러서 승하게 되어 발병하면 쓰고 뜨거운 것으로 치료하고 시고 담박한 것으로 도와 주고 쓴 것으로 건조시키고 담백한 것으로 쏟게 합니다.

화(火)가 안으로 넘쳐흘러서 승하게 되어 발병하면 짜고 냉한 것으로 치료하고 쓰고 매운 것으로 도와 주고 신것으로 거두어 주고 쓴것으로 발하게 해 줍니다.

조(燥)가 안으로 넘쳐서 승하게 되어 발병하면 쓰고 따뜻한 것으로 다스리고 달고 매운 것으로 도와 주고 쓴것으로 내리게 해 줍니다.

한(寒)이 안으로 넘쳐서 승하게 되어 발병하면 달고 뜨거운 것으로 치료하고 쓰고 매운 것으로 도와 주고 짠것으로 쏟게 해 주고 매운 것으로 윤택하게 해 주고 쓴것으로 견고하게 해 줍니다."

(제왈 선하다. 천지의 기는 내음하여 병은 하여오? 기백왈 세의 궐음이 재천에 풍음하여 소승즉 지기가 불명하고 평야가 매하고 초가 이에 조수하고 민병은 쇄쇄하여 진한하고 선신하고 삭홈하며 섬통하고 지만하며 양협이 이급하고 음식이 불하고 격인하여 불통하고 식즉구하고 복창하고 선애하며 득후에 여기즉 쾌연히 여쇠하여 신체가 개중이라. 세의 소음이 재천에 열음하여 소승즉 염이 부천택하고 음처에 반명하며 민병은 복중이 상경하고 기상하여 충흉하고 천하여 구립이 불능하고 한열에 피부가 통ㅎ고 목명하고 치통하고 절종하며 오한하고 발열함이 여학하고 소복이 중통하고 복대하고 칩충이 부장이니라. 세의 태음이 재천에 초가 이에 조영하고 습음하여 소승즉 암곡에 애혼하고 황이 반현흑하고 지음이 교하며 민병은 음적하고 심통하며 이롱하고 혼혼하고 돈돈하며 익종하고 후비하며 음병에 혈현하고 소노이 통종하며 소변을 부득하고 병이 충하여 두통하고 목이 사탈하며 항이 사발하고 요가 사절하며 비를 회함이 불가하고 괵이 여결하며 천이 여별이니라. 세에 소양ㅣ 재천에 화음하여 소승즉 염이 교야를 명하고 한열이 경지하며 민병은 적백을 주설하고 소복이 통하고 요적하며 심즉 혈변하고 소음이 동후니라. 세에 양명이 재천에 조음하여 소승즉 몽무하고 청명하고 민병은 회구하고 구에 유고하고 선태식하며 심협통하여 반측이 불능하고 심즉 익건하고 면진하며 신에 무고택하고 족외에 반열이니라. 세의 태양이 재천에 한음하여 소승즉 응숙하고 참률하며 민병은 소복이 공고하고 요척이 인하고 상충하여 심통하고 혈현하며 익통하고 함종이니라. 제왈 선하다. 치함은 내하오? 기백왈 제기가 재천에 풍이 내에서 음하면 신량으로 치하고 고로써 좌하고 감으로 완하며 신으로써 산함이니라. 열이 내에서 음하면 함한으로써 치하고 감고로써 좌하고 산으로써 수하고 고로써 발이니라. 습이 내에서 음하면 고열로써 치하고 산담으로써 좌하고 고로써 조하고 담으로써 설이니라. 화가 내에서 음하면 함랭으로써 치하고 고신으로써 좌하고 산으로써 수하고 고로써 발이니라. 조가 내에서 음하면 고온으로써 치하고 감신으로써 좌하고 고로써 하니라. 한이 내에서 음하면 감열로써 치하고 고신으로써 좌하고 함으로써 사하고 신으로써 윤하고 고로써 견이니라.)

帝曰 善 天地之氣 內淫而病[1] 何如 岐伯曰 歲厥陰在泉 風淫所勝 則地氣不明 平野昧[2] 草乃早秀[3] 民病洒洒振寒 善伸數欠[4] 心痛支

滿 兩脇裏急 飮食不下 鬲咽不通 食則嘔 腹脹善噫 得後如氣 則快
然如衰 身體皆重 歲少陰在泉 熱淫所勝 則焰浮川澤 陰處反明[5] 民
病腹中常鳴 氣上衝胸 喘不能久立 寒熱皮膚痛 目瞑齒痛䫜腫 惡寒
發熱如瘧 少腹中痛 腹大 蟄蟲不藏 歲太陰在泉 草乃早榮[6] 濕淫所
勝 則埃昏巖谷 黃反見黑 至陰之交[7] 民病飮積心痛 耳聾 渾渾焞焞
嗌腫喉痺[8] 陰病血見 少腹痛腫 不得小便 病衝頭痛 目似脫 項似拔
腰似折 髀不可以回 膕如結 腨如別 歲少陽在泉 火淫所勝 則焰明
郊野 寒熱更至 民病注泄赤白 少腹痛 溺赤 甚則血便 少陰同候[9] 歲
陽明在泉 燥淫所勝 則霧霧清暝 民病喜嘔 嘔有苦 善太息 心脇痛
不能反側 甚則嗌乾面塵 身無膏澤 足外反熱[10] 歲太陽在泉[11] 寒淫
所勝 則凝肅慘慄 民病少腹控睾 引腰脊 上衝心痛 血見 嗌痛頷腫
帝曰 善 治之奈何 岐伯曰 諸氣在泉 風淫于內 治以辛凉 佐以苦 以
甘緩之 以辛散之[12] 熱淫于內 治以鹹寒 佐以甘苦 以酸收之 以苦發
之[13] 濕淫于內 治以苦熱 佐以酸淡 以苦燥之 以淡泄之[14] 火淫于內
治以鹹冷 佐以苦辛 以酸收之 以苦發之[15] 燥淫于內 治以苦溫 佐以
甘辛 以苦下之[16] 寒淫于內 治以甘熱 佐以苦辛 以鹹寫之 以辛潤之
以苦堅之[17]

1) 內淫而病(내음이병) : 안으로 넘쳐흘러서 병이 되다. 곧 사기(邪氣)가 안으
   로 승하여 병이 발생하는 것을 뜻한다. 내는 재천(在泉)이 변한 질병이다.

2) 平野昧(평야매) : 평평한 들판이 어두워지다. 곧 궐음이 재천한 인신(寅申)
   의 해이다. 풍이 아래에 침음하게 되면 먼지가 날아올라 시야가 밝지 못하고
   평야가 어둡게 된다.

3) 草乃早秀(초내조수) : 풀들이 일찍 꽃을 피우다. 또는 열매를 맺다.

4) 洒洒振寒善伸數欠(쇄쇄진한선신삭흠) : 으슬으슬 추위에 떨고 기지개를 잘
   하고 자주 하품하다. 쇄쇄는 으슬으슬하다.

5) 陰處反明(음처반명) : 그늘진 곳이 도리어 밝다. 소음은 표(標)가 음(陰)이
   고 본(本)이 화(火)이므로 음처가 도리어 밝아진다는 뜻.

6) 草乃早榮(초내조영) : 이 4자는 연문(衍文)이라 했다.

7) 黃反見黑至陰之交(황반현흑지음지교) : 황은 토색(土色)이고 흑은 수색
   (水色)이다. 토가 승하여 습이 넘쳐 어지러워지므로 황색이 도리어 흑색으

로 변하다. 지음은 토령(土令)이다. 지은지교는 토색이 수(水)의 위치에 나
타나 지음(至陰)의 기색과 교합함을 가리킨다.

8) 渾渾焞焞嗌腫喉痺(혼혼돈돈익종후비) : 혼혼은 탁한 모양, 돈돈은 어릿어릿
한 모양이다. 목구멍이 붓고 혀뿌리가 마비되는 것은 태음(太陰)의 맥이 목
구멍을 끼고 혀뿌리에 이어지므로 나타나는 현상이라 했다.

9) 少陰同候(소음동후) : 소음과 징후가 같다. 위에서 열거한 모든 병 이외의 것
은 소음재천 때의 징후와 같다는 뜻.

10) 足外反熱(족외반열) : 족소양(足少陽)의 병을 뜻한다.

11) 歲太陽在泉(세태양재천) : 축(丑)과 미(未)의 해를 뜻한다.

12) 治以辛凉~以辛散之(치이신량~이신산지) : 풍(風)의 성질은 온(溫)한
것을 좋아하고 청(淸)한 것을 싫어하여 양(凉)한 것으로 다스리는데 이는 승
(勝)한 것으로 다스림이다. 고미(苦味 : 쓴맛)로써 돕는 것은 이롭게 하는 것
이다. 목(木)은 급한 것을 고통스러워하므로 단맛으로 완화시키고 억누르는
것을 고통스러워하므로 매운맛으로 흩어지게 해 준다.

13) 治以鹹寒~以苦發之(치이함한~이고발지) : 열은 화기(火氣)이다. 물이
화를 이겨 제압할 수 있으므로 짜고 찬 것으로 다스린다. 단것은 짠것을 이기
므로 단것으로 돕는다. 반드시 단맛으로 돕고 쓴맛으로 돕는 것은 짠것의 과
다함을 막기 위한 것이며 또한 열기를 쏟아 주어서 실하게 해 준다.

14) 治以苦熱~以淡泄之(치이고열~이담설지) : 습은 토기(土氣)이다. 조
(燥)가 그것을 제거하는데 고열(苦熱)로써 다스린다. 신맛은 목화(木化)에
서 나오고 토를 제어하려면 산담(酸淡)한 것으로 돕는다. 쓴것으로 건조하
게 한다는 것은 쓴것은 화(火)로부터 화(化)하기 때문이다. 담박한 것으로
쏟아지게 하는 것은 담박한 것이 구멍을 이롭게 할 수 있기 때문이다.

15) 治以鹹冷~以苦發之(치이함랭~이고발지) : 화기(火氣)가 안으로 적셔
들어오면 마땅히 짜고 시원한 것으로 다스려야 한다. 쓴맛은 쏟아 주게 되고
매운맛은 흩어지게 할 수 있으므로 쓰고 매운 것으로 도와 준다.

16) 治以苦溫~以苦下之(치이고온~이고하지) : 금기(金氣)는 화기(火氣)만
이 이길 수 있으므로 쓰고 따뜻한 것으로 다스린다. 쓰고 따뜻한 것은 화화
(火化)에서 나온 것이다. 달고 매운 것 역시 따뜻한 것이니 조(燥)하여 속이
한(寒)한 것을 돕는 데 적당하다.

17) 治以甘熱~以苦堅之(치이감열~이고견지) : 한(寒)한 것을 달고 뜨거운
것으로 다스리는 것은 기를 꺾어서 눌러 이기는 것이며 그 기가 사용되지 못
하도록 기를 꺾어서 불어나지 못하게 함이다. 쓰고 매운 것으로 돕는 것은 일
이 통하게 하여 행해지도록 하는 것이다.

5. 사천(司天)한 육기(六氣)의 변화

황제가 말했다.

"훌륭한 말씀입니다. 천기(天氣 : 司天의 기)의 변화는 어떠합
니까?"

기백이 말했다.

"궐음(厥陰)이 사천하여 풍(風)이 넘쳐흘러 승하게 되면 태허
(太虛 : 하늘)가 먼지로 어둡고 구름과 사물이 요동하며 한(寒)
이 봄의 기를 생하여 흐르는 물이 얼지 않습니다.

백성의 질병은 위완(胃脘)에서 심(心)에 이르는 부분이 아프
고 위로 양쪽 겨드랑이가 지만(支滿)하고 목구멍이 막혀 통하지
않고 음식물이 내려가지 않고 혀뿌리가 뻣뻣해지고 먹으면 토하
고 냉하면 설사하고 배가 창만하며 곱이 섞인 묽은 대변을 보며
하병(瘕病)을 앓고 소변이 불통합니다. 겨울잠에 드는 벌레들이
동면하지 않고 병은 비(脾)에서 근본합니다. 이 때 충양(衝陽)혈
이 끊어지면 죽게 되고 치료할 수가 없습니다.

소음이 사천하여 열(熱)이 넘쳐나서 승하게 되면 답답한 열기
가 이르고 화(火)가 그 정령(政令)을 행하게 됩니다. 백성의 질
병은 가슴 속이 번열(煩熱)하고 목이 건조하고 우거(右胠 : 오른
쪽 갈비)가 가득하고 피부가 아프고 한열(寒熱)하고 기침하고 숨
이 가쁘며 큰 비가 장차 내리게 됩니다.

침에 피가 섞여 나오고 혈설(血泄)하고 콧물과 코피를 흘리며
재채기하고 구토하고 오줌색이 변하고 심하면 창양(瘡瘍)하고
부종(胕腫)하고 어깨와 등과 팔뚝과 정강이와 결분(缺盆) 속이
아프고 심통(心痛)하고 폐가 붓고 배가 크게 가득하고 팽팽하며

기침합니다. 병은 폐(肺)에서 근본합니다. 이 때 척택(尺澤)혈이 끊어지면 죽게 되고 치료할 수가 없습니다.

태음(太陰)이 사천하여 습(濕)이 넘쳐흘러서 승하게 되면 가라앉은 음이 다시 퍼지고 가라앉은 음이 우(雨)로 변하여 폭우가 내리게 되면 풀과 나무들이 마르게 됩니다.

백성의 질병은 부종하고 골통(骨痛)하고 음비(陰痺 : 陰邪의 痺症)하며 음비는 눌러도 아무렇지도 않으며 허리와 척추와 머리와 목이 아프고 때때로 어지럽고 대변 보기가 어렵고 음기(陰氣)가 쓰여지지 못하고 배가 고파도 먹고 싶지 않고 기침하여 침을 뱉으면 피가 있고 심(心)이 매달린 듯합니다. 병은 신(腎)에 근본합니다. 이 때 태계(太谿)혈이 끊어지면 죽게 되고 다스릴 수가 없습니다.

소양(少陽)이 사천하여 화(火)가 넘쳐나 승하게 되면 온기(溫氣)가 유행하여 금정(金政)이 평화롭지 못하게 됩니다.

백성의 질병은 머리가 아프고 발열(發熱)하고 오한하여 학질을 앓고 열이 위에 있어 피부가 아프고 얼굴색이 황적(黃赤)색으로 변하여 옮겨져서 수병(水病)이 되고 얼굴과 몸이 부종하고 배가 가득하여 우러러 숨쉬고 물을 쏟듯이 설사하는데 적백(赤白)하며 창양(瘡瘍)하고 기침하면 침에 피가 섞여 나오고 번심(煩心)하고 가슴 속이 열나고 심하면 코피가 납니다. 병은 폐에서 근본합니다. 이 때 천부(天府)혈이 끊어지면 죽게 되고 치료할 수가 없습니다.

양명(陽明)이 사천하여 조(燥)가 넘쳐나 승하게 되면 나무가 늦게 꽃이 피고 풀이 늦게 새싹이 나며 근골(筋骨)이 안으로 변화를 일으키게 됩니다.

백성의 질병은 왼쪽 거협(胠脇)이 아프고 한청(寒淸)한 기가 속으로 스며들어 감촉되면 학질이 되고 크게 서늘한 기후로 바뀌며 기침하고 뱃속이 울고 주설(注泄)하며 오리똥처럼 설사를 하며 큰 나무들이 수렴(收斂)하고 하부(下部)에서 울결이 생기고 풀들은 윗부분이 타들어가고 심협(心脇)이 갑자기 아프게 되고 돌아눕지를 못하며 목이 마르고 얼굴에 기미가 끼고 허리가 아프며 남자는 퇴산(癩疝)하고 여자는 아랫배가 아프고 눈이 어둡고 안각(眼角)에 종기가 나고 창양과 좌옹(痤癰)을 앓게 됩니다. 동면하는 벌레들이 다시 나오고 병은 간(肝)에서 근본합니다. 이 때 태충(太衝)혈이 끊어지면 죽게 되고 치료할 수가 없습니다.

  태양이 사천하여 한(寒)이 넘쳐서 승하게 되면 한기(寒氣)가 다시 이르고 물이 또 얼며 피가 속에서 변하고 발하게 되면 옹양(癰瘍)이 됩니다. 백성의 질병은 궐역(厥逆)하고 심통(心痛)하고 피를 토하며 피를 쏟고 콧물과 코피를 쏟고 잘 슬퍼하며 때때로 어지러워 넘어집니다.

  운(運)이 화(火)가 불꽃처럼 달아오르게 될 때는 폭우가 내리고 이에 우박이 내리며 가슴과 배가 가득하고 손에서 열이 나고 팔꿈치가 당기고 겨드랑이가 붓고 마음이 담담하고 크게 흔들리며 가슴과 겨드랑이와 위완이 불안하고 얼굴은 붉고 눈이 노랗고 트림을 잘하며 목구멍이 건조하고 심하면 얼굴이 탄 것처럼 되고 갈증이 나서 마시고자 합니다. 병은 심(心)에서 근본합니다. 이 때 신문(神門)혈이 끊어지면 죽게 되고 다스릴 수 없습니다.

  이러한 것들을 이른바 '동기(動氣)'라고 하며 그 장기(臟氣)의 상황을 알 수 있는 것입니다."

  "훌륭한 말씀입니다. 치료는 어떻게 해야 합니까?"

  "사천(司天)의 기에서 풍기(風氣)가 넘쳐서 승하게 되면 맵고 시원한 것으로 평화롭게 하고 쓰고 단 것으로 돕고 단것으로 이완시켜 주고 신것으로 쏟게 해 줍니다.

  열기(熱氣)가 넘쳐서 승하게 되면 짜고 찬 것으로 평화롭게 해 주고 쓰고 단 것으로 돕고 신것으로 거두어들입니다.

  습기(濕氣)가 넘쳐서 승하게 되면 쓰고 뜨거운 것으로 평화롭게 하고 시고 매운 것으로 돕고 쓴것으로 건조시켜 주고 담담한 것으로 쏟게 합니다. 습(濕)이 위로 올라 심하게 되어 열이 나면 쓰고 따뜻한 것으로 치료해 주고 달고 매운 것으로 돕고 땀을 내는 것으로 법을 삼아서 그치게 합니다.

화기(火氣)가 넘쳐서 승하게 되면 시고 냉한 것으로 평화롭게
하고 쓰고 단 것으로 돕고 신것으로 거두어들이고 쓴것으로 발하
게 하고 신것으로 회복시키고 그 다음은 열(熱)이 넘쳐나는 것과
같게 합니다.

조기(燥氣)가 넘쳐서 승하게 되면 쓰고 따뜻한 것으로 평화롭
게 하고 시고 매운 것으로 돕고 쓴것으로 내려 줍니다.

한기(寒氣)가 넘쳐서 승하게 되면 맵고 뜨거운 것으로 평화롭
게 해 주고 달고 쓴 것으로 돕고 짠것으로 쏟게 합니다."

(제왈 선하다. 천기의 변은 하여오? 기백왈 궐음이 사천하여 풍음의 소승즉
태허가 애혼하고 운물이 이요하여 한이 생춘기하여 우수가 불빙하고 민병은 위
완이 당심하여 통하고 상으로 양협이 지하고 격인하여 불통하고 음식이 불하하
고 설본이 강하고 식즉구하고 냉설하고 복창하며 당설하고 하하며 수폐하고 칩
충이 불거하며 병이 비에 본이라. 충양이 절이면 사불치니라. 소음이 사천하여
열음이 소승이면 불열이 지하고 화가 기정을 행하여 딘병은 흉중이 번열하고 익
건하며 우거가 만하고 피부가 통하고 한열하고 해천하며 대우가 차지하고 타혈
하며 혈설하고 구뉵하며 체구하고 요색이 변하며 심즉 창양하고 부종하며 견배
와 비노급결분이 중통하고 심통하고 폐진하며 복이 대만하고 팽팽하여 천해하
며 병이 폐에 본이라. 척택이 절이면 사불치니라. 태음이 사천하여 습음이 소승
즉 침음이 차포하여 우변하고 고고하며 부종하고 골통하며 음비하니 음비자는
안의 부득하고 요척과 두항이 통하고 시현하고 대변이 난하고 음기가 불용하고
기하되 불욕식이니 해타즉 유혈이요 심이 여현하며 병이 신에 본이니 태계가 절
이면 사불치니라. 소양이 사천하여 화음이 소승즉 온기가 유행하고 금정이 불평
하며 민병은 두통하고 발열하며 오한하여 학하고 열상하여 피부가 통하고 색변
하여 황적하며 전하여 위수니 신면이 부종하고 복만하고 앙식하며 설주적백하
고 창양하고 해타에 혈하며 번심하고 흉중에 열하며 심즉 구뉵하고 병이 폐에
본하니 천부가 절이면 사불치니라. 양명이 사천하여 조음이 소승즉 목이 이에
만영하고 초가 이에 만생하며 근골이 내변하고 민병은 좌거협이 통하고 한이 중
에 청하며 감하여 학하고 대량이 혁후하여 해하고 복중이 명하고 주설하되 목
당하며 명목이 염하고 울이 하에서 생하고 초가 상수에서 초하며 심협이 폭통

하고 반측이 불가며 익건하고 면진하며 요통하고 장부는 퇴산하고 부인은 소복
통하고 목매하며 제양하고 창좌옹하며 칩충이 내현하고 병이 간에 본하니 태충
이 절이면 사불치니라. 태양이 사천하여 한음이 소승즉 한기가 반지하고 수가
차빙하며 혈이 중에서 변하여 발하여 옹양하고 민병은 궐하고 심통하고 구혈하
고 혈설하며 구뉵하고 선비하며 시에 현부하고 운화에 염렬하면 우폭하고 내박
하며 흉복이 만하고 수열하고 주련하고 액종하며 심이 담담하여 대동하고 흉협
과 위완이 불안하고 면적하고 목황하며 선애하고 익건하며 심즉 색태하고 갈하
여 욕음하며 병이 심에 본하니 신문이 절이면 사불치니라. 소위 동기니 그 장을
지함이라. 제왈 선하다. 치함은 내하오? 기백왈 사천의 기는 풍음이 소승하면 신
량으로 평하고 고감으로 좌하고 감으로 완하고 산으로 사니라. 열음이 소승하면
함한으로 평하고 고감으로 좌하고 산으로 수니라. 습음이 소승하면 고열로 평하
고 산신으로 좌하고 고로 조하고 담으로 설이니라. 습이 상하여 심하면 열이니
고온으로 치하고 감신으로 좌하고 한으로 위고하여 지니라. 화음이 소승하면 산
랭으로 평하고 고감으로 좌하고 산으로 수하고 고로 발하고 산으로 복이니 열
음과 동이라. 조음이 소승하면 고온으로 평하고 산신으로 좌하고 고로 하니라.
한음이 소승하면 신열로 평하고 감고로 좌하고 함으로 사니라.)

　帝曰 善 天氣之變何如[1] 岐伯曰 厥陰司天 風淫所勝 則太虛埃昏
雲物以擾 寒生春氣 流水不冰 民病胃脘當心而痛 上支兩脇 鬲咽不
通 飮食不下 舌本强 食則嘔 冷泄腹脹 溏泄瘕水閉 蟄蟲不去 病本
于脾 衝陽絶[2] 死不治 少陰司天 熱淫所勝 怫熱至 火行其政 民病胸
中煩熱 嗌乾 右胠滿 皮膚痛 寒熱欬喘 大雨且至 唾血血泄 鼽衄嚏
嘔 溺色變 甚則瘡瘍胕腫 肩背臂臑及缺盆中痛 心痛肺䐜 腹大滿膨
膨而喘欬 病本于肺 尺澤絶[3] 死不治 太陰司天 濕淫所勝 則沈陰且
布 雨變枯槁 胕腫骨痛陰痺 陰痺者 按之不得 腰脊頭項痛 時眩 大
便難 陰氣不用 飢不欲食 欬唾則有血 心如懸 病本于腎 太谿絶[4] 死
不治 少陽司天 火淫所勝 則溫氣流行 金政不平[5] 民病頭痛 發熱惡
寒而瘧 熱上皮膚痛 色變黃赤 傳而爲水 身面胕腫 腹滿仰息 泄注
赤白 瘡瘍欬唾血 煩心胸中熱 甚則鼽衄 病本于肺 天府絶[6] 死不治
陽明司天 燥淫所勝 則木乃晩榮 草乃晩生 筋骨內變 民病左胠脇痛

寒淸于中 感而瘧 大凉革候 欬 腹中鳴 注泄鶩溏 名木斂 生菀于下
草焦上首 心脇暴痛 不可反側 嗌乾面塵 腰痛 丈夫㿗疝 婦人少腹
痛 目昧眥瘍 瘡痤癰 蟄蟲來見 病本于肝 太衝絶[7] 死不治 太陽司天
寒淫所勝 則寒氣反至 水且冰 血變于中 發爲癰瘍 民病厥心痛 嘔
血 血泄鼽衄 善悲 時眩仆 運火炎烈 雨暴乃雹[8] 胸腹滿 手熱肘攣掖
腫 心澹澹大動 胸脇胃脘不安 面赤目黃 善噫嗌乾 甚則色炲 渴而
欲飮 病本于心 神門絶[9] 死不治 所謂動氣 知其藏也[10] 帝曰 善 治之
奈何 岐伯曰 司天之氣 風淫所勝 平[11]以辛凉 佐以苦甘 以甘緩之 以
酸寫之 熱淫所勝 平以鹹寒 佐以苦甘 以酸收之 濕淫所勝 平以苦
熱 佐以酸辛 以苦燥之 以淡泄之 濕上甚而熱 治以苦溫 佐以甘辛
以汗爲故而止 火淫所勝 平以酸冷 佐以苦甘 以酸收之 以苦發之 以
酸復之 熱淫同 燥淫所勝 平以苦溫 佐以酸辛 以苦下之 寒淫所勝
平以辛熱 佐以甘苦 以鹹寫之

1) 天氣之變何如(천기지변하여) : 천기의 변화, 곧 사천(司天)이 맡은 기(氣)
   가 넘쳐서 태과(太過)하여 질병이 일어나는 변화를 물은 것이다.

2) 衝陽絶(충양절) : 충양은 위맥(胃脈)이며 발등 위에 있다. 이 맥이 고동하여
   손에 응해 온다. 이 맥이 끊어지면 비위(脾胃)의 기가 끊어진 것이므로 죽게
   될 뿐 치료는 불가능하다. 이는 토기(土氣)는 목기(木氣)를 이기지 못하기
   때문이다.

3) 尺澤絶(척택절) : 척택은 팔꿈치 내렴(內廉)의 큰 주름무늬 속에 있으며 동
   맥이 손에 응해 오는데 폐의 기를 살피는 곳이다. 화(火)가 금(金)에 작열하
   게 되면 하늘의 명을 받아 금기가 안으로 끊어지는데 이는 반드시 죽게 된다.
   곧 척택의 맥이 이르지 않게 되면 폐기가 이미 끊어진 것이므로 영위의 기가
   행하는데 이를 주관할 수가 없게 되어 진기가 안으로 소모되어 버린다.

4) 太谿絶(태계절) : 태계는 발의 안쪽 종지뼈 뒤 근골(跟骨) 위에 있으며 동맥
   이 손에 응해 오는데 이는 신(腎)의 기이다. 토사(土邪)가 수기(水氣)를 이
   겨 신기(腎氣)가 안으로 끊어지면 사기는 심해지고 정기는 미쇠해져서 처방
   이 필요 없게 된다.

5) 金政不平(금정불평) : 인신(寅申)이며 상화(相火)가 위에서 음란해져 승하
   게 되면 금(金)이 제재를 받아서 온기가 유행하게 되어 금정(金政)이 화평

하지 못하게 된다.

6) 天府絶(천부절) : 천부는 폐맥(肺脈)으로 겨드랑이 아래 3촌 되는 곳에서 동맥이 손에 응해 온다. 이 천부맥이 끊어지면 치료할 수가 없다.

7) 太衝絶(태충절) : 태충은 큰발가락 본절(本節) 뒤로 2촌 되는 곳에 있는데 맥이 박동하여 손에 응해 온다. 간의 기를 살피는 곳이다. 금기가 목기를 치면 간기가 안으로 끊어져 진기가 사기를 이기지 못하여 죽는 것이다.

8) 運火炎烈雨暴乃雹(운화염렬우폭내박) : 화기가 주관하는 시기에 다다르면 불 같은 더위가 발생하여 폭우가 내리고 이에 우박이 내린다. 곧 진술(辰戌)의 해이다.

9) 神門絶(신문절) : 신문혈은 심(心)의 수혈이다. 손바닥 뒤쪽 예골(銳骨) 끝에 있으며 동맥이 손에 응해 온다. 이 맥이 끊기면 죽게 되고 치료할 수 없게 된다.

10) 動氣知其藏也(동기지기장야) : 동기는 기가 이르면 맥이 고동하는 것을 뜻한다. 곧 동맥의 있고 없음을 살펴서 장기(臟氣)의 존재와 망함을 알 수 있다는 것이다.

11) 平(평) : 다스림에 사천(司天)의 기를 평(平)이라 하고 재천(在泉)의 기는 치(治)라고 한다. 치(治)는 공략하여 제거시킨다는 뜻이 있고 평(平)에는 조화시킨다는 뜻이 들어 있다.

6. 사기(邪氣)가 승할 때의 치료법

황제가 말했다.

"훌륭한 말씀입니다. 사기(邪氣)가 도리어 승하게 되면 치료는 어떻게 해야 합니까?"

기백이 말했다.

"풍(風 : 厥陰)이 땅(地 : 在泉)을 맡아 다스리는데 청(淸)이 도리어 승(勝)하게 되면 시고 따뜻한 것으로 치료하고 쓰고 단 것으로 도와 주고 매운것으로 평온하게 해 줍니다.

열(熱 : 少陰)이 땅을 맡아 다스리는데 한(寒)이 도리어 승하게 되면 달고 뜨거운 것으로 치료하고 쓰고 매운 것으로 도와 주고 짠것으로 평온하게 해 줍니다.

습(濕 : 太陰)이 땅을 맡아 다스리는데 열(熱)이 도리어 승하게 되면 쓰고 냉한 것으로 치료하고 짜고 단 것으로 도와 주고 쓴 것으로 평온하게 해 줍니다.

화(火)가 땅을 맡아 다스리는데 한(寒)이 도리어 승하게 되면 달고 뜨거운 것으로 치료하고 쓰고 개운 것으로 도와 주고 짠것으로 평온하게 해 줍니다.

조(燥 : 陽明)가 땅을 맡아 다스리는데 열이 도리어 승하게 되면 평한(平寒 : 보통으로 찬 것)으로 치료하고 쓰고 단 것으로 도와 주고 신것으로 평온하게 해 주어 화평하게 해 주는 것으로써 제재를 삼는 것입니다.

한(寒)이 땅을 맡아 다스리는데 열이 도리어 승하게 되면 짜고 냉한 것으로 치료하고 달고 매운 것으로 도와 주고 쓴것으로 평온하게 해 줍니다."

"그 사천(司天)의 기(氣)가 사기(邪氣)에게 져서 제압당했을 때는 어떻게 합니까?"

"풍(風)이 하늘(天 : 司天)에서 화(化)하는데 청(淸)이 도리어 승하게 되면 시고 따뜻한 것으로 치료하고 달고 쓴 것으로 도와 줍니다.

열(熱)이 하늘에서 화하는데 한(寒)이 도리어 승하게 되면 달고 따뜻한 것으로 치료하고 쓰고 시고 매운 것으로 도와 줍니다.

습(濕)이 하늘에서 화하는데 열이 도리어 승하게 되면 쓰고 차가운 것으로 치료하고 쓰고 신 것으로 도와 줍니다.

화(火)가 하늘에서 화하는데 한(寒)이 도리어 승하게 되면 달고 뜨거운 것으로 치료하고 쓰고 매운 것으로 도와 줍니다.

조(燥)가 하늘에서 화하는데 열이 도리어 승하게 되면 맵고 차가운 것으로 치료하고 쓰고 단 것으로 도와 줍니다.

한(寒)이 하늘에서 화하는데 열이 도리어 승하게 되면 짜고 냉한 것으로 치료하고 쓰고 매운 것으로 도와 줍니다."

황제가 말했다.

"육기(六氣)가 서로 승하게 되면 어떻게 해야 합니까?"

기백이 말했다.

"궐음(厥陰)이 승하게 되면 귀가 울고 머리가 어지럽고 울렁거려서 토하려 하고 위격(胃膈)이 차가운 듯하며 큰 바람이 자주 일어나고 벌거벗은 벌레들이 번식하지 못하고 거협(胠脇)에 기가 모여 화하여 열이 되고 소변이 황적색이며 위완(胃脘)에서 심(心)에 이르는 부분이 아프고 위로 양협(兩脇)이 지만(支滿)하고 장명(腸鳴)하고 손설(飱泄)하며 아랫배가 아프고 물같이 적백(赤白)을 아래로 쏟아내고 심하면 구토하고 목구멍이 막혀 통하지 않게 됩니다.

소음이 승하게 되면 심(心)의 아래에 열이 나고 배가 잘 고프고 배꼽 아래가 도리어 움직이고 기가 삼초(三焦)에 돌아다니며 불 같은 더위가 이르게 되고 이에 나무가 진액을 흘리고 풀들이 시들며 구역질이 나고 조번(躁煩)하고 배가 가득하여 아프고 당설(溏泄)하고 전염되면 적옥(赤沃 : 下血. 尿赤)하게 됩니다.

태음이 승하게 되면 화기(火氣)가 안으로 울(鬱)하여 속에서 창양(瘡瘍)하고 화기가 밖으로 흘러 흩어져 병이 거협(胠脇)에 있게 되고 심하면 심통(心痛)하고 열이 이르러 머리가 아프고 후(喉)가 마비되고 목이 뻣뻣해지며 홀로 승하게 되면 습기가 안으로 울하고 한(寒)이 하초(下焦)를 핍박하여 아픈 것이 정수리에 머물러 눈썹 사이를 서로 당기고 위가 가득해집니다. 또 비가 자주 내리고 습화(濕化)가 이에 나타나며 아랫배가 가득하고 허리와 볼기살이 무겁고 뻣뻣하며 안으로 불편하고 쏟아내기는 잘하며 발 아래가 따뜻하고 머리가 무겁고 발의 정강이가 부종하고 수음(水飮)이 속에서 발하고 위에서 부종하게 됩니다.

소양이 승하게 되면 열이 위(胃)에서 손님 노릇을 하여 심(心)이 번열하고 가슴이 아프며 눈이 붉고 토하려 하고 신 것을 토하며 배가 잘 고프고 귀가 아프고 소변이 붉고 잘 놀라고 망령된 말을 하고 갑자기 더워서 물(物)을 녹이고 풀들이 시들고 물이 마르고 껍질 있는 벌레들이 이에 엎드리고 아랫배가 아프고 적백

(赤白)을 하옥(下沃)하게 됩니다.

양명이 승하게 되면 청(淸)이 속에서 발하여 왼쪽 거협(胠脇)이 아프고 당설(溏泄)하며 안으로 목구멍이 막히게 되고 밖으로 퇴산(癲疝)이 발하고 대량(大凉)하여 숙살(肅殺)하고 꽃들이 모양을 바꾸고 털 있는 벌레들이 이에 재앙을 입고 가슴 속이 불편하고 목이 막혀서 기침을 하게 됩니다.

태양이 승하게 되면 얼음 어는 일이 장차 이르러 제때가 아닌데도 물이 얼고 깃 있는 동물들이 늦게 화(化)하며 치질과 학질이 발생하고 한궐(寒厥)이 위에 들어가면 안으로 심통(心痛)이 생기고 음부(陰部) 속에 종기가 나고 은곡(隱曲 : 房事)이 이롭지 못하고 음고(陰股)가 서로 당기며 근육이 구급(拘急)하고 마비되며 혈맥이 엉기며 낙(絡)이 가득하고 색이 변하며 혹은 혈설(血泄)이 되고 피부가 비종(否腫 : 기가 막혀 부어 오르다)하고 배가 가득하고 식욕이 감퇴하며 열이 도리어 위로 행하여 머리와 목과 정수리와 뇌호(腦戶)의 속이 아프며 눈이 빠져 나갈 듯하며 한(寒)이 하초(下焦)로 들어가 전염하게 되면 유사(濡瀉 : 설사)하게 됩니다."

황제가 말했다.

"치료는 어떻게 합니까?"

기백이 말했다.

"궐음이 승하면 달고 시원한 것으로 치료하고 쓰고 매운 것으로 도와 주고 신것으로 쏟게 합니다. 소음이 승하면 맵고 찬 것으로 치료하고 쓰고 짠 것으로 도와 주고 단것으로 쏟게 합니다. 태음이 승하면 짜고 뜨거운 것으로 치료하고 맵고 단 것으로 도와 주고 쓴것으로 쏟게 합니다. 소양이 승하면 맵고 찬 것으로 치료하고 달고 짠 것으로 도와 주고 단것으로 쏟게 합니다. 양명이 승하면 시고 따뜻한 것으로 치료하고 맵고 단 것으로 도와 주고 쓴 것으로 설사하게 합니다. 태양이 승하면 달고 뜨거운 것으로 치료하고 맵고 신 것으로 도와 주고 짠것으로 쏟게 합니다."

(제왈 선하다. 사기가 반승하면 치함을 내오? 기백왈 풍이 지를 사함에 청
이 반승하면 산온으로 치하고 고감으로 좌하고 신으로 평이니라. 열이 지를 사
함에 한이 반승하면 감열로 치하고 고신으로 좌하고 함으로 평이니라. 습이 지
를 사함에 열이 반승하면 고랭으로 치하고 함감으로 좌하고 고로 평이니라. 화
가 지를 사함에 한이 반승하면 감열로 치하고 고신으로 좌하고 함으로 평이니
라. 조가 지를 사함에 열이 반승하면 평한으로 치하고 고감으로 좌하고 산으로
평하고 화로 위리니라. 한이 지를 사함에 열이 반승하면 함랭으로 치하고 감신
으로 좌하고 고로 평이니라. 제왈 그 사천에 사가 승하면 하여오? 기백왈 풍이
천에 화에 청이 반승하면 산온으로 치하고 감고로 좌하고 열이 천에 화에 한이
반승하면 감온으로 치하고 고산신으로 좌하고 습이 천에 화에 열이 반승하면
고한으로 치하고 고산으로 좌하고 화가 천에 화에 한이 반승하면 감열로 치하
고 고신으로 좌하고 조가 천에 화에 열이 반승하면 신한으로 치하고 고감으로
좌하고 한이 천에 화에 열이 반승하면 함랭으로 치하고 고신으로 좌함이니라.
제왈 육기가 상승하면 내하오? 기백왈 궐음이 승하면 이명하고 두현하고 궤궤
하여 욕토하고 위격하여 여한하며 대풍이 삭거하고 나충이 부자하여 거협에 기
병하여 화하여 위열하며 소변이 황적하고 위완하고 당심하여 통하며 상으로 양
협이 지하고 장명하며 손설하고 소복이 통하고 주하적백하며 심즉 구토하고 격
인하여 불통이라. 소음이 승하면 심하에 열하고 선기하며 제하가 반동하고 기
가 삼초에 유하고 염서가 지하며 목이 내진하고 초가 내위하며 구역하고 조번
하며 복이 만통하고 당설하며 전하면 위적옥이니라. 태음이 승하면 화기가 내
울하고 중에 창양하며 외에 유산하고 병이 재거협하며 심즉 심통하고 열격하며
두통하고 후비하고 항강하며 독승즉 습기가 내울하고 한이 박하초하고 정이 통
류하며 미간이 호인하고 위만하고 우가 삭지하고 조화가 내현하며 소복이 만하
고 요수가 중강하고 내가 불편하고 선주설하며 족하가 온하고 두중하고 족경이
부종하고 음이 중에 발하고 상에 부종이니라. 소양이 승하면 열이 위에 객하고
번심하여 심통하고 목적하고 욕구하고 구산에 선기하고 이통하고 요적하고 선
경하며 섬망하고 폭열이 소삭하며 초위하고 수학하며 개충이 내굴하고 소복이
통하고 적백을 하옥함이니라. 양명이 승하면 청이 중에 발하여 좌거협이 통하
고 당설하며 내에 위익색하고 외로 퇴산이 발하고 대량이 숙살하고 화영이 개
용하고 모충이 내앙하며 흉중이 불편하고 익색하여 해니라. 태양이 승하면 응

률이 차지하고 비시로 수빙하여 우가 이에 후화하고 치학이 발하며 한궐이 입
위즉 내로 생심통하고 음중이 내양하며 은곡이 불리하고 음고가 호인하며 근육
이 구가하고 혈맥이 응읍하며 낙만하고 색변하여 혹은 위혈설하고 피부가 비종
하며 복만하고 식감하며 열이 반하여 상행하고 두항과 신정과 뇌호가 중통하고
목이 여탈하고 한이 입하초하여 전하면 위유사니라. 제왈 치함을 내하오? 기백
왈 궐음이 승하면 감청으로 치하고 고신으로 좌하고 산으로 사니라. 소음이 승
하면 신한으로 치하고 고함으로 좌하고 감으로 사니라. 태음이 승하면 함열로
치하고 신감으로 좌하고 고로 사니라. 소양이 승하면 신한으로 치하고 감함으
로 좌하고 감으로 사니라. 양명이 승하면 산온으로 치하고 신감으로 좌하고 고
로 설이니라. 태양이 승하면 감열로 치하고 신산으로 좌하고 함으로 사니라.)

　帝曰 善 邪氣反勝[1] 治之奈何 岐伯曰 風司于地 淸反勝之[2] 治以
酸溫 佐以苦甘 以辛平之 熱司于地 寒反勝之 治以甘熱 佐以苦辛
以鹹平之 濕司于地 熱反勝之 治以苦冷 佐以鹹甘 以苦平之 火司
于地 寒反勝之 治以甘熱 佐以苦辛 以鹹平之 燥司于地 熱反勝之
治以平寒 佐以苦甘 以酸平之 以和爲利[3] 寒司于地 熱反勝之 治以
鹹冷 佐以甘辛 以苦平之 帝曰 其司天邪[4] 何如 岐伯曰 風化於
天[5] 淸反勝之 治以酸溫 佐以甘苦 熱化於天 寒反勝之 治以甘溫 佐
以苦酸辛 濕化於天 熱反勝之 治以苦寒 佐以苦酸 火化於天 寒反
勝之 治以甘熱 佐以苦辛 燥化於天 熱反勝之 治以辛寒 佐以苦甘
寒化於天 熱反勝之 治以鹹冷 佐以苦辛 帝曰 六氣相勝[6]奈何 岐伯
曰 厥陰之勝 耳鳴頭眩 憒憒欲吐[7] 胃鬲如寒 大風數擧 倮蟲不滋 胠
脇氣幷 化而爲熱 小便黃赤 胃脘當心而痛 上支兩脇 腸鳴飱泄 少
腹痛 注下赤白 甚則嘔吐 鬲咽不通 少陰之勝 心下熱 善飢 齊下反
動 氣遊三焦[8] 炎暑至 木乃津 草乃萎 嘔逆躁煩 腹滿痛 溏泄 傳爲
赤沃[9] 太陰之勝 火氣內鬱 瘡瘍於中 流散於外 病在胠脇 甚則心痛
熱格 頭痛 喉痺 項强 獨勝則濕氣內鬱 寒迫下焦 痛留頂 互引眉間
胃滿 雨數至[10] 燥[11]化乃見 少腹滿 腰脽重强 內不便 善注泄 足下溫
頭重 足脛胕腫 飮發於中 胕腫於上 少陽之勝 熱客於胃 煩心 心痛
目赤 欲嘔 嘔酸 善飢 耳痛 溺赤 善驚 譫妄 暴熱消爍 草萎水涸 介

蟲乃屈 少腹痛 下沃赤白 陽明之勝 淸發於中 左胠脇痛 溏泄 內爲
嗌塞 外發㿗疝 大凉肅殺 華英改容 毛蟲乃殃 胸中不便 嗌塞而欬
太陽之勝 凝凓且至 非時水冰 羽乃後化 痔瘧發 寒厥入胃 則內生
心痛 陰中乃瘍 隱曲不利[12] 互引陰股 筋肉拘苛[13] 血脈凝泣 絡滿色
變 或爲血泄 皮膚否腫 腹滿食減 熱反上行 頭項囟頂腦戶中痛 目
如脫 寒入下焦 傳爲濡寫 帝曰 治之奈何 岐伯曰 厥陰之勝 治以甘
淸 佐以苦辛 以酸寫之 少陰之勝 治以辛寒 佐以苦鹹 以甘寫之 太
陰之勝 治以鹹熱 佐以辛甘 以苦寫之 少陽之勝 治以辛寒 佐以甘
鹹 以甘寫之 陽明之勝 治以酸溫 佐以辛甘 以苦泄之 太陽之勝 治
以甘熱 佐以辛酸 以鹹寫之

1) 邪氣反勝(사기반승) : 사기(邪氣)가 도리어 승하다. 곧 본기(本氣)가 이기
   지 못하는 기에게 억제당하다.
2) 風司于地淸反勝之(풍사우지청반승지) : 궐음(厥陰)이 재천(在泉)하게 되
   면 풍(風)이 땅을 다스리게 된다. 이 때 청(淸 : 金氣)이 도리어 승하다. 인
   신(寅申)의 해에는 궐음풍목이 재천하는데 이 때 기가 불급(不及)한 상태가
   되면 금기(金氣)인 청기(淸氣)가 목기를 승하게 된다는 뜻. 여타의 기도 이
   와 같다.
3) 利(이) : 제(制)의 오자(誤字)라고 했다.
4) 其司天邪勝(기사천사승) : 사천의 기가 사기(邪氣)에 의해 제압당한 것. 곧
   정기(正氣)가 사기의 제재를 받는 것.
5) 風化於天(풍화어천) : 궐음풍목(厥陰風木)이 사천(司天)한 것을 뜻한다.
   아래 문장 '열화어천(熱化於天)'등도 같은 뜻이다.
6) 六氣相勝(육기상승) : 육기(六氣)가 서로 승하다. 곧 여섯 기가 강하고 약함
   이 있으므로 허한 틈을 타 올라타서 서로 승하게 된다는 뜻.
7) 憒憒欲吐(궤궤욕토) : 궤궤는 마음이 어지러워 안정되지 못한 것이다. 마음
   이 어지러워 안정되지 않아서 토하고자 함이다.
8) 齊下反動氣遊三焦(제하반동기유삼초) : 제는 제(臍)와 같다. 곧 배꼽 아래
   가 도리어 동하고 소음군화(少陰君火)의 기가 삼초(三焦)에서 돌아다닌다.
   열기가 삼초를 지나쳐 흐른다.
9) 赤沃(적옥) : 하혈(下血), 적리(赤痢). 요적(尿赤)의 뜻이 있다.

10) 雨數至(우삭지) : 이 문장 아래 '인현우육(鱗見于陸 : 물고기가 육지에 나
타나다)' 4자가 빠졌다고 했다.

11) 燥(조) : 습(濕)의 오자라고 했다.

12) 隱曲不利(은곡불리) : 은밀하고 곡진한 곳이 이롭지 못하다. 곧 성교(性交)
를 하는데 있어서 음부에 종기가 발생하여 불편하다는 뜻이다.

13) 拘苛(구가) : 구는 구급(拘急)한 것이고 가(苛)는 마비된 것이다.

7. 육기(六氣)의 보복(報復)

황제가 말했다.

"육기(六氣)가 되돌아오면 어떻게 됩니까?"

기백이 말했다.

"모두를 다 훤히 아시는 질문이십니다.

궐음(厥陰)의 기가 되돌아오게 되면 아랫배가 딱딱하고 가득
하며 배와 가슴의 안쪽이 구급하고 갑자기 아프며 나무가 바람에
쓰러지고 모래가 날리며 벌거벗은 동물이 번성하지 못하게 되고
궐역(厥逆)하고 가슴이 아프며 땀이 나고 구토하며 음식이 들어
가지 않고 들어가도 다시 나오며 근골이 흔들거려 어지럽고 청궐
(淸厥)하며 심하면 비(脾)로 들어가며 음식이 들어와 마비되어
토하는데 이 때 충양혈(衝陽穴)이 끊어지던 죽게 되고 치료할 수
없게 됩니다.

소음의 기가 되돌아오게 되면 답답한 열기가 안으로 일어나고
번열하고 조급하며 콧물이 나고 재채기하고 아랫배가 조이는 통
증이 오며 화기(火氣)가 드러나 불타는 듯하며 목이 건조하고 대
변과 소변이 함께 나오다가 어느 때에 그치기도 하고 기(氣)가
왼쪽에서 동하여 오른쪽 위로 행해지고 기침하며 피부가 아프고
갑자기 벙어리가 되고 가슴이 아프며 답답한 것을 둘러 쓴 듯 사
람을 알아보지 못하고 으슬으슬 오한이 들고 바들바들 떨며 헛소
리를 하고 오한이 그치면 열이 나며 갈증이 나서 물을 마시고 싶
어하고 기가 부족하여 뼈에 풍을 맞고 장(腸)이 막혀서 대변을

보지 못하고 밖으로 부종(浮腫)하고 딸꾹질과 트림을 합니다. 적기(赤氣 : 火氣)가 늦게 화하여 흐르는 물이 얼지 않게 되고 열기가 크게 행해지며 껍질 있는 동물들이 되돌아오지 못하고 땀띠와 입술의 부스럼과 창양(瘡瘍)과 옹저(癰疽)와 좌치(痤痔 : 치질) 등을 앓게 되고 심하면 폐로 들어가 기침을 하고 탁한 콧물이 흐르게 되는데 이 때 천부(天府)의 맥이 끊어지면 죽게 되고 치료할 수 없게 됩니다.

태음의 기가 다시 돌아오게 되면 습기의 변화가 들고일어나 몸이 무거워지고 속이 가득하며 음식이 소화되지 않고 음기가 상궐(上厥)하여 가슴 속이 불편하고 습음(濕飮)이 속에서 발생하고 기침을 하면 소리가 납니다. 큰 비가 때때로 내리고 물고기가 육지에 나타나고 머리의 정수리가 아프고 무거우며 경풍에 흔들림이 더욱 심하고 구토하며 은밀히 침묵하고 맑은 액(液)을 침으로 토하고 심하면 신(腎)으로 들어가 구멍으로 쏟아지는 것이 무도(無度)하게 되는데 이 때 태계혈이 끊어지면 죽게 되고 치료할 수 없게 됩니다.

소양의 기가 다시 돌아오게 되면 대열(大熱)이 장차 이르러 말려 건조시키고 구워 달구게 되며 껍질 있는 동물들이 이에 소모됩니다. 또 놀라서 경풍이 나고 기침하며 콧물이 나고 마음에 열이 나고 번열하면서 초조하고 변을 자주 보고 바람을 싫어하며 궐기(厥氣)가 위로 행하여 얼굴이 먼지가 낀 것 같고 눈 밑에 경련이 일고 화기(火氣)가 안으로 피어 올라 위로 입안이 쌀알처럼 돋고 구역질하며 혈일(血溢)하고 혈설(血泄)하여 발하여 학질이 되어 오한이 들어 부들부들 떨며 차가움이 극에 이르면 도리어 열이 나며 목의 낙(絡)이 타서 마르고 갈증이 나면 간장을 마시고 얼굴색이 황적(黃赤)으로 변하며 기가 감소하고 맥이 위축되어 화하여 수병(水病)이 되고 전염하면 부종이 되고 심하면 폐(肺)로 들어가 기침하게 되고 혈설(血泄)하게 되는데 이때 척택혈(尺澤穴)이 끊어지면 죽게 되고 치료할 수 없게 됩니다.

양명의 기가 되돌아오게 되면 청기(淸氣)가 크게 일어나고 숲의 나무들이 푸르게 마르고 털 있는 동물들이 이에 역질이나 여(癘)병을 앓게 되고 병이 거협(胠脇)에서 발생하여 기가 왼쪽에서 돌아가 한숨을 잘 쉬는데 심하면 가슴이 아프고 막혀 가득하고 배가 창만하고 설사를 하며 쓴 것을 토하게 되고 기침하고 트림하며 마음에 번열이 나고 병이 격중(膈中)에 있어서 머리가 아프고 심하면 간(肝)으로 들어가 깜짝깜짝 놀라며 근육이 경련하게 되는데 이 때 태충(太衝)맥이 끊어지면 죽게 되고 다스릴 수 없게 됩니다.

태양의 기가 되돌아오게 되면 궐기(厥氣)가 위로 행하고 물이 응결되고 비가 얼며 날개 달린 동물들이 죽게 됩니다. 심(心)과 위(胃)에서는 한기(寒氣)가 발생하고 흉격(胸膈)이 이롭지 못하며 가슴이 아프고 막혀 가득하며 머리가 아프고 잘 슬퍼하며 때때로 어지러워 넘어지며 식욕이 감퇴하고 허리와 볼기가 도리어 아프고 폈다 굽혔다 하는 동작이 불편하게 됩니다. 또 땅이 갈라지고 얼음이 굳게 얼며 양광(陽光)이 다스려지지 않게 됩니다. 이때는 아랫배에서 고환을 당기고 허리와 척추를 당기며 위에서 마음을 대질러 침을 뱉으면 청수(淸水)가 나오고 딸국질하고 트림을 하게 되는데 심하면 심(心)으로 들어가 잘 잊어버리고 잘 슬퍼하게 되는데 이 때 신문혈(神門穴)이 끊어지면 죽게 되고 치료할 수 없게 됩니다."

황제가 말했다.

"훌륭한 말씀입니다. 치료는 어떻게 해야 합니까?"

기백이 말했다.

"궐음이 되돌아오면 시고 찬 것으로 치료하고 달고 매운 것으로 도와 주고 신것으로 쏟아 주며 단 것으로 완화시켜 줍니다.

소음이 되돌아오면 짜고 찬 것으로 치료하고 쓰고 매운 것으로 도와 주고 단것으로 쏟게 해 주고 신것으로 거두어들이게 하고 맵고 쓴 것으로 발산하게 해 주고 짠것으로 부드럽게 해 줍니다.

태음이 되돌아오면 쓰고 뜨거운 것으로 치료하고 시고 매운 것으로 도와 주고 쓴것으로 쏟게 해 주고 건조시켜 주고 설사시켜 줍니다.

소양이 되돌아오면 짜고 냉한 것으로 치료하고 쓰고 매운 것으로 도와 주고 짠것으로 부드럽게 해 주고 신것으로 거두어들이게 하고 맵고 쓴 것으로 발하게 하고 발산시키는 데는 열나는 것을 피하지 않고 따뜻하고 시원한 것은 사용하지 말며 소음이 되돌아 올 때와 같은 방법을 사용합니다.

양명이 되돌아오면 맵고 따뜻한 것으로 치료하고 쓰고 단 것으로 도와 주고 쓴것으로 설사하게 하고 쓴것으로 내리게 하고 신것으로 보(補)해 줍니다.

태양이 되돌아오면 짜고 뜨거운 것으로 치료하고 달고 매운 것으로 도와 주고 쓴것으로 단단하게 해 줍니다.

모든 기의 승하고 복(復 : 되돌아오다)하는 것을 치료하는 데는 한(寒)한 자는 열나게 하고 열(熱)한 자는 차갑게 하고 온(溫)한 자는 시원하게 하고 청(淸)한 자는 따뜻하게 하고 산(散)한 자는 거두어들이고 억(抑 : 억제)한 자는 흩어지게 하고 조(燥)한 자는 윤택하게 해 주고 급(急)한 자는 완화시켜 주고 견(堅 : 단단한)한 자는 연하게 해 주고 취(脆 : 무르다)한 자는 단단하게 해 주고 쇠(衰)한 자는 보충해 주고 강(强)한 자는 쏟게 해 줍니다. 각각 그 기를 편안하게 하여 반드시 맑게 하고 반드시 고요하게 하면 병기가 쇠약해져 떠나서 그 종(宗 : 근본)한 곳으로 돌아갈 것입니다.

이러한 방법을 치료의 대체(大體 : 대략의 방법)라고 하는 것입니다."

(제왈 육기의 복은 하여오? 기백왈 실호재라 문이여! 궐음이 복하면 소복이 견만하고 이급하며 폭통하고 언목하며 비사하고 나충이 불영하며 궐하여 심통하고 한발하여 구토하며 음식이 불입하고 입하면 부출하며 근골이 도현하고 청궐하되 심즉 입비하여 식비하여 토하니 충양이 절이면 사불치니라. 소음이 복하면 오열이 내작하고 번조하며 구체하고 소복이 교통하며 화현하여 번설하고 익조하며 분주하고 시지하며 기가 좌에서 동하고 우에서 상행하며 해하고 피부

가 통하며 폭음하고 심통하며 울모하여 부지인하며 쇄석하여 오한하고 진률하
여 섬망하며 한이하여 열하고 갈하여 욕음하며 소기하고 골위하며 격장하여 불
편하고 외로 부종이 되고 얼애하며 적기가 후화하여 유수가 불빙하고 열기가
대행하여 개충이 불복하며 비진과 창양과 옹저와 좌치를 앓고 심즉 입폐하여
해하고 비연이니 천부절이면 사불치니라. 태음이 복하면 습변이 내거하여 체중
하고 중만하여 식음이 불화하고 음기가 상궐하며 흉중이 불편하고 음이 중에
발하여 해천에 유성하고 대우가 시행하며 인이 육예 현하며 두정이 통중하고
도계가 우심하며 구하고 밀묵하며 청액을 타토하고 심즉 입신하며 규사가 무도
하니 태계절이면 사불치니라. 소양이 복하던 대열이 장지하고 고조하여 번설하
며 개충이 내모하고 경계하며 해뉵하고 심열하여 번조하고 변삭하고 증풍하며
궐기가 상행하며 면에 여부애하며 목이 내순계하고 화기가 내발하며 상으로 구
미하고 구역하고 혈일하며 혈설하며 발하여 위학하며 오한하고 고률하며 한극
하면 반열하고 익락이 초고하고 갈하여 인수장하며 색이 변황적하며 소기하여
맥위하고 화하여 위수하며 전하여 위부종이니 심즉 입폐하여 해하여 혈설하니
척택절이면 사불치니라. 양명이 복하면 청기가 대거하고 삼목이 창건하고 모충
이 내려하며 병이 거협에서 생하고 기가 좌로 귀하며 선태식하고 심즉 심통하
고 비만하며 복창하고 설하며 구고하고 해얼하여 번심하고 병이 격중에 재하여
두통하고 심즉 입간하여 경해하고 근련하니 태충절이면 사불치니라. 태양이 복
하면 궐기가 상행하고 수응하고 우빙하며 우충이 내사하고 심위가 생한하고 흉
격이 불리하며 심통하고 비만하여 두통하고 선비하며 시현부하고 식감하며 요
수가 반통하고 굴신이 불편하며 지렬하고 빙견하며 양광이 불치하며 소복이 공
고하고 요척을 인하며 상으로 충심하여 청수가 타츨하여 얼애가 되고 심즉 입
심하여 선망하고 선비하니 신문절이면 사불치니라. 제왈 선하다. 치의 내하오?
기백왈 궐음이 복하면 산한으로 치하고 감신으로 좌하며 산으로 사하고 감으로
완하고 소음이 복하면 함한으로 치하고 고신으로 좌하고 감으로 사하고 산으로
수하며 신고로 발하고 함으로 연하며 태음이 복하건 고열로 치하고 산신으로
좌하고 고로 사하고 조하고 설하고 소양이 복하면 함랭으로 치하고 고신으로
좌하고 함으로 연하고 산으로 수하고 신고로 발하도 발하되 불원열하며 온량을
무범하고 소음과 동법이며 양명이 복하면 신온으로 치하고 고감으로 좌하고 고
로 설하고 고로 하하고 산으로 보하고 태양이 복하면 함열로 치하고 감신으로

좌하고 고로 견이라. 제승복을 치함에 한자는 열하고 열자는 한하고 온자는 청
하고 청자는 온하고 산자는 수하고 억자는 산하고 조자는 윤하고 급자는 완하
고 견자는 연하고 취자는 견하고 쇠자는 보하고 강자는 사하여 각각 기기를 안
하여 필청하고 필정즉 병기가 쇠거하고 그 소종으로 귀하니 차를 치의 대체라
하니라.)

　帝曰 六氣之復[1]何如 岐伯曰 悉乎哉 問也 厥陰之復 少腹堅滿 裏
急暴痛[2] 偃木飛沙 倮蟲不榮 厥心痛 汗發嘔吐 飮食不入 入而復出
筋骨掉眩 淸厥 甚則入脾 食痺而吐[3] 衝陽絶 死不治 少陰之復 燠熱
內作 煩躁鼽嚏 少腹絞痛 火見燔焫 嗌燥 分注時止[4] 氣動於左 上行
於右 欬 皮膚痛 暴瘖心痛 鬱冒不知人 洒淅惡寒 振慄 譫妄 寒已而
熱 渴而欲飮 少氣骨痿 隔腸不便 外爲浮腫 噦噫 赤氣後化[5] 流水不
冰 熱氣大行 介蟲不復 病痱胗瘡瘍 癰疽痤痔 甚則入肺 欬而鼻淵[6]
天府絶 死不治 太陰之復 濕變乃擧 體重中滿 食飮不化 陰氣上厥
胸中不便 飮發於中 欬喘有聲 大雨時行 鱗見於陸 頭頂痛重 而掉
瘛尤甚 嘔而密默[7] 唾吐淸液 甚則入腎 竅瀉無度[8] 太谿絶 死不治
少陽之復 大熱將至 枯燥燔蓺 介蟲乃耗 驚瘛欬衄 心熱煩躁 便數
憎風 厥氣上行 面如浮埃 目乃瞤瘛 火氣內發 上爲口糜[9] 嘔逆 血溢
血泄 發而爲瘧 惡寒鼓慄 寒極反熱 嗌絡焦槁 渴引水漿 色變黃赤
少氣脈萎 化而爲水 傳爲胕腫 甚則入肺 欬而血泄 尺澤絶 死不治
陽明之復 淸氣大擧 森木蒼乾 毛蟲乃厲[10] 病生胠脇 氣歸於左 善太
息 甚則心痛否滿 腹脹而泄 嘔苦 欬噦煩心 病在鬲中 頭痛 甚則入
肝 驚駭筋攣 太衝絶 死不治 太陽之復 厥氣上行 水凝雨冰 羽蟲乃
死 心胃生寒 胸膈不利 心痛否滿 頭痛善悲 時眩仆 食減 腰脽反痛
屈伸不便 地裂冰堅 陽光不治 少腹控睾 引腰脊 上衝心 唾出淸水
及爲噦噫 甚則入心 善忘善悲 神門絶 死不治 帝曰 善 治之奈何 岐
伯曰 厥陰之復 治以酸寒 佐以甘辛 以酸寫之 以甘緩之 少陰之復
治以鹹寒 佐以苦辛 以甘寫之 以酸收之 辛苦發之 以鹹耎[11]之 太陰
之復 治以苦熱 佐以酸辛 以苦寫之 燥之泄之 少陽之復 治以鹹冷
佐以苦辛 以鹹耎之 以酸收之 辛苦發之 發不遠熱[12] 無犯溫凉 少陰

同法 陽明之復 治以辛溫 佐以苦甘 以苦泄之 以苦下之 以酸補之
太陽之復 治以鹹熱 佐以甘辛 以苦堅之 治諸勝復 寒者熱之 熱者
寒之 溫者淸之 淸者溫之 散者收之 抑者散之 燥者潤之 急者緩之
堅者耎之 脆者堅之 衰者補之 强者寫之 各安其氣 必淸必靜 則病
氣衰去 歸其所宗 此治之大體[13]也

1) 六氣之復(육기지복) : 육기가 되살아난 기. 곧 복기(復氣).
2) 裏急暴痛(이급폭통) : 이는 배와 갈비의 속. 곧 배와 갈비뼈 속이 구급하고
   갑자기 아파지다. 궐음풍목(厥陰風木)이 다시 회복되면 안으로 간기(肝氣)
   와 응한다. 이 때 아랫배가 단단하고 가득한 것은 간사(肝邪)가 실(實)한 것
   이다. 속이 급하고 갑자기 아픈 것은 간이 근막을 주관하고 그 기가 급하기
   때문이다.
3) 食痺而吐(식비이토) : 먹은 것이 마비되어, 곧 정체되어 썩어서 토해 내게 된
   다는 뜻.
4) 分注時止(분주시지) : 분주는 소변을 잘 보지 못하고 대변은 당설(溏泄)하
   는 것을 뜻한다. 곧 소변과 대변이 각각 ᄋᆞ롭지 못하고 때에 따라서는 중지된
   다는 뜻.
5) 赤氣後化(적기후화) : 화기(火氣)가 뒤에 화하다
6) 鼻淵(비연) : 코 연못. 곧 탁한 콧물이 그치지 않고 흘러내리는 것.
7) 密默(밀묵) : 조용히 혼자 있고 싶다는 뜻.
8) 竅瀉無度(규사무도) : 구멍에서 쏟아지는 것이 법도가 없다. 곧 줄줄 쏟아지
   다의 뜻. 소변과 대변이 그냥 쏟아지는 것.
9) 上爲口麋(상위구미) : 위에는 구미가 되다. 구미는 입안에 좁쌀 만하게 솟아
   오른 것.
10) 毛蟲乃厲(모충내려) : 털 있는 동물들이 이에 역(疫)이나 여병(癘病)에 걸
    리다.
11) 耎(연) : 부드럽게 하다. 곧 약하게 해 주다.
12) 不遠熱(불원열) : 열을 피하지 않다. 곧 때에 따라서는 열도 나게 해야 한다.
13) 大體(대체) : 대략(大略)적인 것.

8. 승기(勝氣)와 복기(復氣)의 분류(分類)

황제가 말했다.

"좋은 말씀입니다. 기(氣)가 오르고 내린다는 것은 무엇을 뜻합니까?"

기백이 말했다.

"신체를 반으로 나누었을 때 윗부분은 그 기가 셋이며 하늘의 몫[分]이며 천기(天氣 : 하늘의 기)가 주관하고 아랫부분은 그 기가 셋이며 땅의 몫[分]이며 지기(地氣)가 주관합니다.

삼음(三陰)과 삼양(三陽)의 이름으로써 기(氣)를 명(命)하고 기(氣)로써 곳을 명하여 그 질병을 말하는데 중간은 이른바 '천추(天樞 : 하늘의 지도리)'라고 합니다.

그러므로 위의 사천(司天)의 기가 승(勝)하여 아래의 재천(在泉)의 기가 함께 병든 것은 재천의 기로써 이름하고, 아래의 재천의 기가 승하여 위인 사천의 기까지 함께 병든 것은 사천의 기로써 이름합니다.

이른바 승한 것이 이르면 보기(報氣)는 굴복하여 발생하지 않게 되고 복기(復氣)가 이르면 천기와 지기에 따라 이름을 정하지 않고 모두 그 복기(復氣)로써 법도를 삼는 것과 같습니다."

"승(勝)하고 복(復)하는 것이 움직이는 데에 일정한 때가 있으며 기에 반드시 기약할 수 있는 것이 있습니까?"

"때는 일정한 위치가 있으나 기에는 반드시 기약된 것이 없습니다."

"원컨대 그 도(道)를 듣고자 합니다."

"초기(初氣)에서 삼기(三氣)를 마칠 때까지는 천기(天氣)가 주관하므로 승기(勝氣)는 일정하게 자리하고, 사기(四氣)에서 종기(終氣 : 六氣)를 다할 때까지는 지기(地氣)가 주관하므로 복기(復氣)도 일정하게 자리합니다. 승(勝)함이 있으면 복(復)하는 것이 있고 승함이 없으면 복하는 것도 없습니다."

"좋은 말씀입니다. 복(復)이 그치면 승하는 것은 어떠합니까?"

"승(勝)이 이르면 복(復)하는 것은 정해진 수(數)가 없으며 다다른 기가 쇠약한 뒤라야 이에 그치는 것입니다. 복(復)이 끝나 승하였는데 다시 복(復)하지 않게 되면 해로움이 되니 이것은 생(生)이 손상되는 것입니다."

"복(復)하였는데 도리어 병이 되는 까닭은 무엇입니까?"

"거(居:머물다)하는데 그 자리가 아니므로 서로 제자리를 얻지 못한 것입니다. 그 승하던 기를 크게 복(復)하면 시를 주관하는 기가 승하게 되므로 도리어 병이 되니 이른바 화(火)와 조(燥)와 열(熱)의 세 기가 때를 주관하는 시기입니다."

"다스릴 때에는 어떻게 합니까?"

"기가 승하면 미세한 것은 따르게 되고 심한 것은 제재받게 되고 기가 복(復)하면 화(和)한 것은 평평하게 되고 사나운 것은 빼앗기게 됩니다. 모두 승기(勝氣)를 따라서 굴복당한 기를 편안하게 하여 그 수(數)를 묻지 않으며 평평하게 하는 것으로 기약을 삼으니 이것이 그 도(道)인 것입니다."

(제왈 선하다. 기의 상하를 하위오? 기백왈 신반의 이상은 그 기가 삼이며 천의 분으로 천기가 주하고 신반의 이하는 그 기가 삼이며 지의 분으로 지기가 주니라. 이명으로 명기하고 이기로 명처하여 그 병을 언이니 반은 소위 천추니라. 고로 상승하여 하가 구병자는 이지로 명이오 하승하여 상이 구병자는 이천으로 명이라. 소위 승지는 보기가 굴복하여 미발이며 복지즉 천지의 이명으로 불하니 모두 복기로 위법과 여함이니라. 제왈 승복의 동은 시에 유상가? 기에 유필가? 기백왈 시에 유상위하고 기에 무필이라. 제왈 기도를 원문하노라. 기백왈 초기에서 삼기를 종함은 천기가 주하니 승의 상이오 사기에서 종기를 진함은 지기가 주니 복의 상이라. 유승즉 복하고 무승즉 부니라. 제왈 선하다. 복이하여 승은 하오? 기백왈 승지즉 복은 무상수니 쇠하여 내지니라. 복이하여 승하고 불복즉 해니 차는 상생이니라. 제왈 복하고 반병은 하오? 기백 거에 기위가 비면 불상득이니 기승이 대복즉 주승 고로 반병이니 소위 화조열이니라. 제왈 치함을 하여오? 기백왈 기의 승은 미자는 수하고 심자는 제이며 기의 복

은 화자는 평이요 폭자는 탈이니 다 승기를 수하여 그 굴복을 안하여 그 수를
무문하여 이평으로 위기니 차가 그 도니라.)

帝曰 善 氣之上下[1] 何謂也 岐伯曰 身半以上 其氣三矣[2] 天之分
也 天氣主之 身半以下 其氣三矣 地之分也 地氣主之 以名命氣 以
氣命處 而言其病[3] 半 所謂天樞[4]也 故上勝而下俱病者 以地名之[5]
下勝而上俱病者 以天名之[6] 所謂勝至 報氣屈伏而未發也 復至則不
以天地異名 皆如復氣爲法也 帝曰 勝復之動 時有常乎 氣有必乎 岐
伯曰 時有常位 而氣無必也[7] 帝曰 願聞其道也 岐伯曰 初氣終三氣
天氣主之 勝之常也 四氣盡終氣 地氣主之 復之常也[8] 有勝則復 無
勝則否[9] 帝曰 善 復已而勝何如 岐伯曰 勝至則復 無常數也 衰乃
止耳 復已而勝 不復則害 此傷生也[10] 帝曰 復而反病 何也 岐伯曰
居非其位 不相得也[11] 大復其勝 則主勝之 故反病也[12] 所謂火燥熱
也[13] 帝曰 治之何如 岐伯曰 夫氣之勝也 微者隨之 甚者制之 氣之
復也 和者平之 暴者奪之 皆隨勝氣 安其屈伏 無問其數 以平爲期
此其道也

1) 氣之上下(기지상하) : 기가 오르고 내리다. 곧 사천(司天)과 재천(在泉)의
   작용.
2) 身半以上 其氣三矣(신반이상 기기삼의) : 신체의 절반(2분의 1) 이상은 그
   기가 셋이다. 곧 초기(初氣)에서 삼기(三氣)까지이며 사천(司天)이 주관한
   다. 고세식(高世栻)은 1월과 6월은 족(足)의 소양을 주관하고 2월과 5월은
   족의 태양을 주관하고 3월과 4월은 족의 양명을 주관하니, 곧 인체의 삼양(三
   陽)의 기는 한 해의 반 이상을 주관하므로 '신반이상 기기삼의'라고 했다고
   했다. 아래의 '신반이하 기기삼의(身半以下 其氣三矣)'는 사기(四氣)부터
   종기(終氣 : 六氣)까지는 재천(在泉)이 주관하는 것을 말한다. 고세식은 7
   월과 12월은 족의 소음을 주관하고 8월과 11월은 족의 태음을 주관하고 9월
   과 10월은 족의 궐음을 주관하니 곧 인체의 삼음(三陰)의 기는 한 해의 반 이
   하를 주관하므로 '신반이하 기기삼의'라고 했다고 했다.
3) 以名命氣以氣命處而言其病(이명명기이기명처이언기병) : 이름으로써 기
   를 명(命)하고 기로써 곳을 명하여 그 병을 말한다. 곧 삼음과 삼양의 이름으

로써 기를 명명하고 육기(六氣)로써 깃드는 곳을 명명한다. 육경(六經)의 기
에는 각각 위치가 있으니 그 기를 살피면 질병이 속에 있는가 밖에 있는가 위
에 있는가 아래에 있는가 왼쪽에 있는가 오른쪽에 있는가를 알 수 있다는 뜻.

4) 天樞(천추) : 하늘의 지도리. 여기서는 사람의 배꼽을 뜻한다.

5) 以地名之(이지명지) : 땅으로써 이름하다. 곧 사천(司天)의 기가 승할 때 병
   이 아래에서 발생하면 재천(在泉)하는 삼음삼양의 기와 그에 상응하는 장부
   의 경락(經絡)으로 그 이름을 명명하는 것이다.

6) 以天名之(이천명지) : 하늘로써 이름하다. 곧 재천의 기가 승할 때 병이 위
   에서 발생하면 사천하는 음양의 삼기(三氣)와 그에 상응하는 장부의 경락으
   로 그 이름을 명명하는 것. 이것이 천기(天氣)의 이름으로 인체에 있는 장기
   (藏氣)를 명명(命名)한 것이다.

7) 時有常位而氣無必也(시유상위이기무필야) : 때에는 정해진 위치가 있으나
   기에는 반드시 기약된 것이 없다. 한 해에서 육시(六時)는 궐음에서 시작하
   여 태양에서 끝나니 시(時)에는 일정함이 있는 것이다. 기는 승하고 복함이
   있는데 이는 승해야 복이 있기 때문에 반드시 기약된 것이 없다는 뜻이다.

8) 初氣終三氣~復之常也(초기종삼기~복지상야) : 초기에서 삼기가 끝날 때
   까지는 천기가 주관하여 승함이 일정하고, 사기에서 종기가 다할 때까지는 지
   기가 주관하여 복함이 떳떳하다. 곧 한 해의 전반부는 천기가 주관하고 한 해
   의 후반부는 지기가 주관하는데 승함은 전반부에 있고 복함은 후반부에 있으
   므로 초기부터 삼기까지는 사천이 주관하는 때이고 태과하면 그 이기지 못하
   는 기가 와서 승하고 불급하면 이기는 기가 와서 승하게 되니 이것이 승하는
   것의 일정함이다. 사기(四氣)부터 종기(終氣 : 六氣)까지는 재천이 주관하
   는 때이고 태과하면 받드는 것이 일어나서 그것을 제어하고 불급하며 자(子)
   가 모(母)를 위하여 복(復)하니 이것이 복(復)의 일정함이며 때에 일정한
   위치가 있다는 것이다.

9) 有勝則復無勝則否(유승즉복무승즉부) : 승함이 있으면 복하고 승함이 없으
   면 없는 것이다. 곧 승하는 것이 있으면 복(復)하는 것도 있고 승하는 것이
   없으면 복하는 것도 없다. 이것이 승복(勝復)의 떳떳한 도(道)이다.

10) 復已而勝不復則害此傷生也(복이이승불복즉해차상생야) : 복하는 것을 끝
    마치면 승하게 되고 복하지 못하면 해로우니 이것이 생(生)을 해치는 것이

다. 곧 복이 끝나면 다시 승하는 것이 있어야 하는데 만일 복이 끝났는데도
승하는 것이 돌아오지 않으면 해롭다. 승이 돌아오지 않으면 해로운데 이것
은 생하는 것을 상하게 하는 것이다. 예를 들어 수(水)가 승하고 화(火)가 굴
복했는데 화(火)가 다시 보복하게 되면 금(金)을 상하게 하고 화기가 끝나
면 금기가 마땅히 승하는 것을 보복해야 하는데 승하는 것을 보복하지 않게
되면 금(金)이 화해(火害)를 받아서 상생(相生)할 수 없게 된다. 여타의 기
도 이와 같이 적용된다.

11) 居非其位不相得也(거비기위불상득야) : 거하는데 그 위치가 아니면 서로
얻는 것이 없다. 곧 화기와 열기가 태양한수에 머무는 것이며 조기(燥氣)가
소양상화의 자리에 머무는 것을 뜻한다.

12) 大復其勝則主勝之故反病也(대복기승즉주승지고반병야) : 크게 그를 승하
는 것에 보복하면 주기가 승해지므로 도리어 병이 된다. 곧 크게 그를 승하는
것에 보복하면 반드시 허해지고 허해지면 주기(主氣)가 그것을 올라타므로
도리어 병이 된다.

13) 火燥熱也(화조열야) : 소음은 군화(君火)이고 양명은 조금(燥金)이고 소
양은 서열(暑熱)이다. 곧 소음과 소양이 재천하면 화(火)가 수위(水位)에
머물고 양명이 사천하면 금(金)이 화위(火位)에 머문다. 그러므로 화가 그
를 승하는 것을 보복하면 주기(主氣)인 수기가 그것을 승하고 금(金)이 그
를 승하는 것을 보복하면 주기인 화기(火氣)가 그것을 승한다. 이러한 것이
바로 그 자리가 아닌 곳에 머물러 기가 서로 마땅함을 얻지 못하여, 크게 그
를 승하는 것을 보복하면 주기가 도리어 그것을 승하는 것을 이르는데 화(火)
조(燥) 열(熱)의 삼기(三氣)가 그러하다.

9. 객기와 주기의 승복(勝復)과 역종(逆從)

황제가 말했다.

"훌륭한 말씀입니다. 객기(客氣)와 주기(主氣)의 승하고 복함
은 어떻게 됩니까?"

기백이 말했다.

"객기(客氣 : 司天在泉의 기)와 주기(主氣 : 四時六步의 기)는

승하기는 하고 복(復)하는 것은 없습니다."

"그 역(逆)하고 종(從)하는 것은 어떻습니까?"

"주기가 객기를 승하면 역(逆)하게 되고 객기가 주기를 승하면 종(從)하게 되니 이것이 하늘의 도(道)인 것입니다."

"그것이 질병을 발생하게 하면 어떠합니까?"

"궐음이 사천하여 객기가 승하게 되면 귀가 울고 몸이 흔들려 어지럽고 심하면 기침을 합니다. 주기가 승하게 되면 가슴과 갈비가 아프고 혀로 말하기가 어렵게 됩니다.

소음이 사천하여 객기가 승하게 되면 콧물이 나고 재채기를 하며 목덜미가 뻣뻣하고 어깨와 등이 괴롭고 열이 나며 머리가 아프고 기가 감소하며 발열하고 귀가 막히고 눈이 어두워지며 심하면 부종하고 혈일(血溢)하며 창양하고 기침합니다. 주기가 승하게 되면 심(心)에 열이 나고 번민하여 초조하고 심하면 갈비가 아프고 지만(支滿)합니다.

태음이 사천하여 객기가 승하게 되면 머리와 얼굴이 부종하고 호흡이 기천(氣喘)하며, 주기가 승하게 되면 가슴과 배가 가득하고 먹는 것이 끝나면 어지럽게 됩니다.

소양이 사천하여 객기가 승하게 되면 붉은 종기가 밖으로 발하고 단표(丹熛 : 赤游風의 일종)가 되어서 창양이 되고 구역(嘔逆)하며 목이 마비되고 머리가 아프고 목구멍이 붓고 귀가 먹고 혈일(血溢)하며 안으로 계종(瘛瘲 : 경풍)이 됩니다. 주기가 승하게 되면 가슴이 가득하고 기침할 때 하늘을 보고 숨을 쉬며 심하면 피가 있고 손에 열이 납니다.

양명이 사천하여 청(淸)이 복(復)하여 안으로 유여(有餘)하게 되면 기침하면 콧물이 흐르고 목구멍이 막히고 심격(心鬲)의 속에서 열이 나고 기침이 멈추지 않는데 백혈(白血 : 肺에서 나오는 피)이 나오는 자는 죽게 됩니다.

태양이 사천하여 객기가 승하게 되면 가슴 속이 이롭지 않고 맑은 콧물이 나오며 한(寒)에 감촉되면 기침하며, 주기가 승하게 되면 목구멍 속이 소리가 나게 됩니다.

궐음이 재천하여 객기가 승하게 되면 큰 관절이 이롭지 못하고 안으로는 힘줄이 뻣뻣하고 당기게 되고 밖으로는 불편을 느끼며, 주기가 승하게 되면 근골이 요동하고 오그라들어 펴지 못하고 허리와 배가 때때로 아프게 됩니다.

소음이 재천하여 객기가 승하게 되면 허리가 아프고 꽁무니뼈와 허벅지와 무릎과 넓적다리와 장딴지와 정강이와 발에 병이 있고 산(酸：痠)으로써 어지럽고 열이 있으며 부종(胕腫)하여 오래 서 있지 못하고 오줌과 대변이 변하며, 주기가 승하게 되면 궐기(厥氣)가 위로 행하여 심통(心痛)하고 열이 나며 중(中)을 격색하여 모든 마비 증세가 모두 발작하는데 거협(胠脇)에서 발하며 백한(魄汗)이 감추어들지 못하고 사역(四逆：사지의 厥)이 일어나게 됩니다.

태음이 재천하여 객기가 승하게 되면 발이 마비되어 아래가 무겁고 소변과 대변이 시도 때도 없이 나오고 습(濕)이 하초(下焦)에 손님 노릇을 하게 되면 발하여 유사(濡瀉)시키고 종(腫)과 은곡(隱曲：음부)의 질병이 되며, 주기가 승하게 되면 한기(寒氣)가 역만(逆滿)하여 음식물이 내려가지 못하고 심하면 산(疝：허리 또는 아랫배가 아픈 것)이 됩니다.

소양이 재천하여 객기가 승하게 되면 허리와 배가 아프고 오한으로 돌아서서 심하면 아래의 대변이 희고 소변도 흰빛이며, 주기가 승하게 되면 열이 도리어 위로 행하여 심(心)에 손님 노릇을 하여 심통(心痛)하고 발열하여 중초(中焦)가 막혀서 구토하게 되며 나머지는 소음의 재천과 증상이 같습니다.

양명이 재천하여 객기가 승하게 되면 청기(淸氣)가 아래에서 활동하여 아랫배가 단단하고 가득하여 자주 변을 쏟으며, 주기가 승하게 되면 허리가 무겁고 배가 아프며 아랫배가 한(寒)을 생(生)하며 아래로는 집오리의 똥처럼 묽게 쏟아지고 한(寒)이 장에서 궐(厥)하며 위로는 가슴 속을 대지르고 심하면 기침하며 오래 서 있지 못하게 됩니다.

태양이 재천하여 한(寒：水)이 복하여 안으로 남아돌게 되면 허리와 꽁무니뼈가 아프고 폈다 굽혔다 하는 행동이 이롭지 못하고 넓적다리와 정강이와 발과 무릎 속이 아프게 됩니다."

"좋은 말씀입니다. 치료는 어떻게 해야 합니까?"

"기(氣)가 위로 높이 한 것은 억제시키고 아래로 내려온 것은 들어올리고 남음이 있는 것은 절감(折減)시켜 주고 부족한 것은 보(補)해 줍니다. 이에 이로운 것으로 도와 주고 마땅한 것으로 화(和)하게 해 주어 반드시 주기(主氣)와 객기(客氣)를 안정시켜서 한(寒)과 온(溫)을 적당하게 하여, 주기와 객기가 함께 한 것은 그 승기를 역(逆)하고 서로 다른 것은 따르는 것입니다."

"한(寒)을 다스리는 데는 열(熱)로써 하고 열(熱)을 다스리는 데는 한으로써 하는데 주기와 객기가 서로 얻은 것은 그 승기(勝氣)를 거스르고 서로 얻지 못한 것은 따른다는 것을 나는 알았습니다. 그 보(補)해 주고 사(瀉)해 주는데 오행(五行)의 기화(氣化)에 따라 맛을 바르게 배합하는 것은 어떻게 해야 합니까?"

"목위(木位 : 厥陰)의 주기가 주관하는 때에는 신맛으로 쏟게 하고 매운맛으로 보해 줍니다.

화위(火位 : 少陰少陽)의 주기가 주관하는 때에는 단맛으로 쏟게 하고 짠맛으로 보해 줍니다.

토위(土位 : 太陰)의 주기가 주관하는 때에는 쓴맛으로 쏟게 하고 단맛으로 보해 줍니다.

금위(金位 : 陽明)의 주기가 주관하는 때에는 매운맛으로 쏟게 하고 신맛으로 보해 줍니다.

수위(水位 : 太陽)의 주기가 주관할 때에는 짠맛으로 쏟게 하고 쓴맛으로 보해 줍니다.

궐음의 객기가 작용하여 주관하는 때에는 매운맛으로 보해 주고 신맛으로 쏟게 하고 단맛으로 완화시켜 줍니다.

소음의 객기가 작용하여 주관할 때에는 짠맛으로 보해 주고 단맛으로 쏟게 하고 신맛으로 거두어들입니다.

태음의 객기가 작용하여 주관할 때에는 단맛으로 보해 주고 쓴맛으로 쏟게 하고 단맛으로 완화시켜 줍니다.

소양의 객기가 작용하여 주관할 때에는 짠맛으로 보해 주고 단맛으로 쏟게 하고 짠맛으로 연하게 해 줍니다.

양명의 객기가 작용하여 주관할 때에는 신맛으로 보해 주고 매운맛으로 쏟게 하고 쓴맛으로 설사시켜 줍니다.

태양의 객기가 작용하여 주관할 때에는 쓴맛으로 보해 주고 짠맛으로 쏟게 하고 쓴맛으로 견실하게 해 주고 매운맛으로 윤(潤)하게 해 줍니다.

이상의 치료법은 주리(腠理)를 개발하고 진액(津液)을 이르게 하며 기를 통하게 하는 것입니다."

(제왈 선하다. 객주의 승복함이 내하오? 기백왈 객주의 기는 승하고 무복이니라. 제왈 그 역종은 하여오? 기백왈 주승이면 역이요 객승이면 종이니 천의 도니라. 제왈 그 생병은 하여오? 기백왈 궐음이 사천하여 객승즉 이명하고 도현하며 심즉 해하고 주승즉 흉협이 통하고 설로 이언이 난이요 소음이 사천하여 객승즉 구체하고 경항이 강하고 견배가 무열하고 두통하고 소기하고 발열하며 이롱하고 목명하여 심즉 부종하고 혈일하며 창양하고 해천하며 주승즉 심열하여 번조하고 심즉 협통하고 지만이요 태음이 사천하여 객승즉 수면에 부종하고 호흡이 기천하고 주승즉 흉복이 만하고 식이에 무요 소양이 사천하여 객승즉 단진이 외발하고 단표와 창양에 급하여 구역하고 후비하고 두통하고 익종하며 이롱하고 혈일하며 내로 위계종하고 주승즉 흉만하고 해앙식하며 심하면 유혈하여 수열이요 양명이 사천하여 청복하여 내여즉 해뉴하고 익색하며 심격하여 중열하고 해부지하여 백혈이 출자는 사요 태양이 사천하여 객승즉 흉중이 불리하고 청체가 출하며 감한즉 해하고 주승즉 후익이 중명이니라. 궐음이 재천하여 객승즉 대관절이 불리하고 내로 경강하고 구계하여 외로 불편하며 주승즉 근골이 요병하고 요복이 시통이요 소음이 재천하여 객승즉 요통하고 고와 고와 슬과 비와 천과 행과 족이 병하고 이산으로 무혈하고 부종하여 구립이 불능하고 수변이 변하고 주승즉 궐기가 상행하여 심통하여 발열하고 격중하며 중비가 개작하며 거협에서 발하여 백한이 불장하고 사역이 기요 태음이 재천하여 객승즉 족위하여 하중하고 변수가 불시하고 습이 하초에 객하여 발하여 유사하고 종과 은곡의 질이 됨에 급하며 주승즉 한기가 역만하고 식음이 불하하여 심

즉 위산이요 소양이 재천하여 객승즉 요복이 통하고 반오한하여 심즉 하백하고 요백하며 주승즉 열이 반상행하여 심에 객하여 심통하고 발열하며 격중하여 구하고 소음과 동후라. 양명이 재천하여 객승즉 청기가 동하고 소복이 견만하고 삭변사하며 주승즉 요중하고 복통하며 스복이 생한하고 하로 위목당즉 한이 장에 궐하여 상으로 흉중을 충하여 심즉 천하며 구립이 불능이요 태양이 재천하여 한복하여 내여즉 요고가 통하고 굴신이 불리하겨 고경과 족슬이 중통이니라. 제왈 선하다. 치함을 내하오? 기백왈 고자는 억하고 하자는 거하고 유여는 절하고 부족은 보하고 소리로 좌하고 소의로 화하여 필히 그 주객을 안하여 그 한온을 적케 하여 동자는 역하고 이자는 종이니라. 제왈 치한은 이열하고 치열은 이한하여 기의 상득자는 역하고 불상득자는 종함을 여는 지지로되 그 정미에는 하여오? 기백왈 목위의 주는 기사를 디산이요 기보를 이신이요 화위의 주는 기사를 이감이요 기보를 이함이요 토위의 주는 기사를 이고요 기보를 이감이요 금위의 주는 기사를 이신이요 기보를 이산이오 수위의 주는 기사를 이함이요 기보를 이고요 궐음의 객은 이신으로 보요 이산으로 사요 이감으로 완이요 소음의 객은 이함으로 보요 이감으로 사요 이함으로 수요 태음의 객은 이감으로 보요 이고로 사요 이감으로 완이요 소양의 객은 이함으로 보요 이감으로 사요 이함으로 연이요 양명의 객은 이산으로 보요 이신으로 사요 이고로 설이요 태양의 객은 이고로 보요 이함으로 사요 이고로 견이요 이신으로 윤이니 주리를 개발하여 진액을 치하고 통기함이니라.)

　帝曰 善 客主之勝復[1] 奈何 岐伯曰 客主之氣 勝而無復也[2] 帝曰 其逆從何如 岐伯曰 主勝逆 客勝從 天之道也[3] 帝曰 其生病何如 岐伯曰 厥陰司天 客勝則耳鳴掉眩 甚則欬 主勝則胸脇痛 舌難以言 少陰司天 客勝則鼽嚔頸項强 肩背瞀熱 頭痛 少氣 發熱 耳聾目瞑 甚則胕腫 血溢 瘡瘍 欬喘 主勝則心熱煩躁 甚則脇痛支滿 太陰司天 客勝則首面胕腫 呼吸氣喘 主勝則胸腹滿 食已而瞀 少陽司天 客勝則丹胗外發 及爲丹熛[4] 瘡瘍 嘔逆喉痺 頭痛嗌腫 耳聾血溢 內爲瘛瘲 主勝則胸滿 欬仰息 甚而有血 手熱 陽明司天 淸復內餘[5] 則欬衄嗌塞 心鬲中熱 欬不止而白血出者死[6] 太陽司天 客勝則胸中不利 出淸涕 感寒則欬 主勝則喉嗌中鳴 厥陰在泉 客勝則大關節不利

內爲痙强拘瘲 外爲不便 主勝則筋骨繇幷[7] 腰腹時痛 少陰在泉 客
勝則腰痛 尻股膝髀腨骱足病 瞀熱以酸 胕腫不能久立 溲便變 主勝
則厥氣上行 心痛發熱 鬲中 衆痺皆作 發於胠脇 魄汗不藏 四逆而
起[8] 太陰在泉 客勝則足痿下重 便溲不時 濕客下焦 發而濡寫 及爲
腫隱曲之疾 主勝則寒氣逆滿 食飮不下 甚則爲疝 少陽在泉 客勝則
腰腹痛而反惡寒 甚則下白溺白[9] 主勝則熱反上行而客於心 心痛發
熱 格中而嘔 少陰同候 陽明在泉 客勝則淸氣動下 少腹堅滿 而數
便寫 主勝則腰重腹痛 少腹生寒 下爲鶩溏 則寒厥於腸 上衝胸中 甚
則喘 不能久立 太陽在泉 寒復內餘 則腰尻痛 屈伸不利 股脛足膝
中痛 帝曰 善 治之奈何 岐伯曰 高者[10]抑之 下者擧之 有餘折之 不
足補之 佐以所利 和以所宜[11] 必安其主客 適其寒溫 同者逆之 異者
從之[12] 帝曰 治寒以熱 治熱以寒 氣相得者逆之 不相得者從之 余以
知之矣 其於正味何如 岐伯曰 木位之主 其寫以酸 其補以辛 火位
之主 其寫以甘 其補以鹹 土位之主 其寫以苦 其補以甘 金位之主
其寫以辛 其補以酸 水位之主 其寫以鹹 其補以苦 厥陰之客 以辛
補之 以酸寫之 以甘緩之 少陰之客 以鹹補之 以甘寫之 以鹹收之[13]
太陰之客 以甘補之 以苦寫之 以甘緩之 少陽之客 以鹹補之 以甘
寫之 以鹹耎之 陽明之客 以酸補之 以辛寫之 以苦泄之 太陽之客
以苦補之 以鹹寫之 以苦堅之 以辛潤之 開發膝理 致津液通氣也

1) 客主之勝復(객주지승복) : 객기(客氣)와 주기(主氣)의 승하고 복하는 것.
   객기(客氣)는 천지(天地)의 육기(六氣)이고 주기(主氣)는 네 계절의 육보
   (六步)이다.

2) 客主之氣勝而無復也(객주지기승이무복야) : 객주의 기는 승하고 복함이 없
   다. 객기는 동하는 것이므로 변하고 주기는 정(靜)한 것이므로 일정하다. 그
   러므로 기가 강하면 승했다가 때가 지나면 끝나니 다만 성하고 쇠함으로써
   서로 승하기만 할 뿐 복함이 없다는 것이다. 객은 객기(客氣)이니, 곧 사천
   (司天)과 재천(在泉)과 좌우(左右)의 간기(間氣)로 하늘에 있는 육기(六
   氣)이다. 하늘은 땅의 밖을 감싸고 있으면서 천(泉)의 아래로부터 육기(六
   氣)가 순환하는 것이 하늘의 도이다. 주는 주기(主氣)이며 오방(五方 : 東西
   南北中)과 네 계절의 정해진 자리이며 땅의 도이다. 땅은 하늘에 순종하여

받드니 이런 이유로 주기(主氣)가 승하면 역(逆)하고 객기가 승하면 종함이 되어 하늘의 도에 순종하는 것이다.

3) 主勝逆客勝從天之道也(주승역객승종천지도야) : 주기(主氣)는 승하면 역하고 객기(客氣)는 승하면 종하는 것이 하늘의 도이다.

4) 丹熛(단표) : 병의 이름. 단독(丹毒)의 종류이다. 곧 적(赤)이 밖에서 유발(游發)하여 안으로 유(游)하려고 하다.

5) 淸復內餘(청복내여) : 청(淸)은 양명이다. 청이 안으로 남아도는 것은 양명이 사천(司天)하는데 객기(客氣)와 주기(主氣)가 승하게 되면 양명의 청기(淸氣)가 울결하여 펼쳐지지 못하므로 위에서 사천하여 다시 안으로 남아도는 것이 있음을 뜻한다.

6) 欬不止而白血出者死(해부지이백혈출자사) : 기침이 그치지 않고 백혈(白血)이 나오는 자는 죽게 된다. 곧 폐가 손상당하는 것이 극에 이르면 백혈이 나온다. 혈이 폐(肺)에서 다하게 되면 백연(白涎)과 백액(白液)이 된다. 연(涎)과 액(液)이 하얗기는 하나 실제로는 혈(血)이 화해서 된 것이므로 백혈이 나오면 죽는다고 했다.

7) 繇幷(요병) : 요는 요(搖)와 같다. 근육과 뼈가 흔들리고 떨리면서 강직되는 것이다.

8) 四逆而起(사역이기) : 팔과 다리가 역(逆)하여 일어나다. 곧 사지(四肢)가 궐역하여 일어나다.

9) 下白溺白(하백뇨백) : 대변이 희고 소변이 희다.

10) 高者(고자) : 기가 위로 역하여 치솟은 것.

11) 佐以所利和以所宜(좌이소리화이소의) : 이로운 것으로 도와 주고 그 마땅한 것으로 화(和)하게 하다. 하고 싶어 하는 것을 이롭게 해 주는데 예를 들면 간이 산(散)하고자 할 때에는 급히 매운것을 먹어서 흐트러뜨리고 또 오미(五味)의 마땅한 것으로 조화시키는데 예를 들면 궐음의 색은 청(靑)이니 마땅히 단것을 먹어야 하는 것과 같다.

12) 同者逆之異者從之(동자역지이자종지) : 같은 것은 역(逆)으로 하고 다른 것은 따라서 치료한다. 같은 기끼리 서로 만난 것은 마땅히 역(逆)으로 치료하고 서로 다른 기끼리 만난 것은 마땅히 순종하여 치료한다.

13) 以鹹收之(이함수지) : 함은 산(酸)의 오자라고 했다.

10. 삼음(三陰)과 삼양(三陽)으로 분류한 뜻

황제가 말했다.

"훌륭한 말씀입니다. 원컨대 음(陰)과 양(陽)이 셋이라고 하는 말은 무슨 뜻으로 이르는지 듣고 싶습니다."

기백이 말했다.

"기(氣)에는 많고 적은 것이 있어서 다르게 작용하는 것을 뜻합니다."

"양명(陽明)이란 무엇을 뜻합니까?"

"두 개의 양(陽)이 합해져서 밝은 것입니다."

"궐음(厥陰)은 무엇을 뜻합니까?"

"두 개의 음(陰)이 사귐을 다한 것입니다.〔太陰과 少陰이 큰 곳에서부터 작은 곳으로 내려가 厥陰에서 끝마침으로 두 개의 음이 사귐을 다한 것이다.〕"

"기에는 많고 적은 것이 있고 질병에는 성(盛)하고 쇠(衰)한 것이 있고 치료에는 천천히 하고 급하게 하는 것이 있고 처방에는 크게 하고 작게 하는 것이 있는데 원컨대 간단하게 하는 방법에 대해 듣고자 합니다."

"기(氣)에는 높고 낮은 것이 있고 질병에는 멀고 가까운 것이 있고 증험에는 중(中 : 속)과 외(外 : 밖)가 있고 치료에는 가볍고 무거운 것이 있는데, 그 질병이 이른 곳에 적중시키는 것을 법도로 삼습니다.

'대요(大要)'에 이르기를 '군(君)은 하나에 신(臣)이 둘은 기(奇 : 홀)의 제(制)이고, 군은 둘에 신이 넷은 우(偶 : 짝)의 제이다. 군이 둘에 신이 셋은 기(奇)의 제이고 군이 둘에 신이 여섯은 우(偶)의 제이다. 그러므로 이르기를 가까운 것은 기(奇)로써 하고 먼 것은 우(偶)로써 하며 땀내는 것은 기(奇)로써 아니하고 아래로 내린 것은 우(偶)로써 아니하며 위를 보(補)하거나 위를 다스리는 데는 완만한 것으로 제(制)하고 아래를 보하거나 아래를 다스리는 데는 급한 것으로 제(制)한다.'라고 하였습니다.

급한 것이란 기미(氣味)가 두터운 것이고 완만한 것이란 기미가 박한 것을 뜻하니, 그 질병이 이를 곳에 적중시킨다는 말은 이를 뜻한 것입니다.

질병이 먼 곳에 있어 중도(中道)에서 기미(氣味)가 부족한 것은 먹어서 지나가게 하고 그 제도를 뛰어넘는 것이 없어야 합니다. 그러므로 평기(平氣)의 도는, 병이 가까이 있으면 기(奇)나 우(偶)의 처방에서 그 복용하는 분량을 적게 하여 제제(制劑)하고 멀리 있으면 기(奇)나 우(偶)의 처방에서 그 복용하는 분량을 많게 하여 제제하는 것입니다.

많게 한 것은 약물의 수가 적은 것이고 적게 한 것은 약물의 수가 많은 것입니다. 많으면 아홉 가지까지 하고 적으면 두 가지로 합니다. 기(奇)의 처방으로 제거되지 않으면 우(偶)의 처방으로써 하는데 이러한 것을 '중방(重方)'이라고 합니다. 우(偶)의 처방으로도 제거되지 않으면 도리어 병기(病氣)를 돕는 같은 성질의 약재를 취하는데 이른바 '한(寒)과 열(熱)과 온(溫)과 양(凉)의 병에서 도리어 그 병을 따른다.'라는 것입니다."

"훌륭한 말씀입니다. 병(病)이 본(本 : 風熱火濕燥塞의 六氣)에서 발생하는 것을 나는 알겠습니다. 표(標 : 三陰三陽)에서 발생하는 병과 그 치료법은 어떠합니까?"

"질병이 그 근본에 반하면 표(標)의 병을 얻게 되고 치료하는 것이 그 근본에 반하면 표(標)의 처방을 얻는 것입니다."

"훌륭한 말씀입니다. 육기(六氣)의 승함은 무엇으로써 살피는 것입니까?"

"그 다다른 기를 올라탄 것을 살피는 것입니다. 청기(淸氣)가 크게 밀려오면 조(燥)가 승한 것으로 풍목(風木)이 사기(邪氣)를 받아서 간(肝)에 병이 발생합니다.

열기(熱氣)가 크게 밀려오면 화(火)가 승한 것으로 금조(金燥)가 사기를 받아서 폐(肺)에 병이 발생합니다.

한기(寒氣)가 크게 밀려오면 수(水)가 승한 것으로 화열(火

熱)이 사기를 받아서 심(心)에 병이 발생합니다.

　습기(濕氣)가 크게 밀려오면 토(土)가 승한 것으로 한수(寒水)가 사기를 받아서 신(腎)에 병이 발생합니다.

　풍기(風氣)가 크게 밀려오면 목(木)이 승한 것으로 토습(土濕)이 사기를 받아서 비(脾)에 병이 발생합니다.

　이것을 이른바 사기(邪氣)에 감촉되어 질병이 발생한 것이라고 합니다.

　한 해〔歲〕의 허한 것을 올라타면 사기가 심해지고 제때의 화(和)를 잃게 되면 또한 사기가 심해지고 달〔月〕이 공허한 때를 만나면 또한 사기가 심해지며 거듭 사기에 감촉되면 병이 위태로워집니다. 승(勝)하는 기(氣)가 있으면 반드시 와서 보복하는 것입니다."

（제왈 선하다. 원문컨대 음양의 삼은 하위오? 기백왈 기에 유다소하여 이용이니라. 제왈 양명은 하위오? 기백왈 양양이 합명이라. 제왈 궐음은 하오? 기백왈 양음이 교진이라. 제왈 기에 유다소하고 병에 유성쇠하고 치에 유완급하고 방에 유대소한데 원문컨대 기약은 내하오? 기백왈 기에 유고하고 병에 유원근하고 증에 유중외하고 치에 유경중하여 그 지소에 적하여 위고니라. 대요에 왈 군일하고 신이는 기의 제요 군이하고 신사는 우의 제요 군이하고 신삼은 기의 제요 군이하고 신육은 우의 제니라. 고로 왈 근자는 기하고 원자는 우하고 한자는 불이기요 하자는 불이우니 보상하고 치상은 완으로 제하고 보하고 치하는 급으로써 제하며 급즉 기미를 후하고 완즉 기미를 박이니라. 그 지소에 적은 차를 위함이라. 병이 소원하여 중도의 기미가 핍자는 식하여 과하고 그 제도를 무월이니라. 시고로 평기의 도는 근하면 기우하여 기복을 제소하고 원하면 기우하여 기복을 제니니 대즉 수소하고 소즉 수다니 다즉 구로 하고 소즉 이니라. 기의 불거즉 우하니 시위를 중방이요 우의 불거즉 반좌하여 취함이니 소위 한열온량은 기병을 반종이니라. 제왈 선하다. 병이 본에서 생함은 여는 지지니라. 표에서 생한 자는 치함을 내하오? 기백왈 병이 기본에 반하면 표의 병을 득하고 치함이 기본에 반하면 표의 방을 득함이니라. 제왈 선하다. 육기의 승은 하이로 후오? 기백왈 기지를 승이니라. 청기가 대래면 조의 승이니 풍목이 수사

하여 간병이 생기고 열기가 대래면 화의 승이니 금조가 수사하여 폐병이 생하
고 한기가 대래면 수의 승이니 화열이 수사하여 심병이 생하고 습기가 대래면
토의 승이니 한수가 수사하여 신병이 생하ㄱ 풍기가 대래면 목의 승이니 토습
이 수사하여 비병이 생하니 소위 감사하여 생병이니라. 연의 허를 승하면 사심
이요 시의 화를 실하면 역사심이요 월의 공을 우하면 역사심이요 사에 중감하
면 곧 병위니 유승의 기는 그 필히 내복이니라.)

帝曰 善 願聞陰陽之三也[1]何謂 岐伯曰 氣有多少 異用也[2] 帝曰
陽明何謂也 岐伯曰 兩陽合明也[3] 帝曰 厥陰何也 岐伯曰 兩陰交盡
也[4] 帝曰 氣有多少 病有盛衰 治有緩急 方有大小 願聞其約奈何 岐
伯曰 氣有高下 病有遠近 證有中外 治有輕重 適其至所爲故也[5] 大
要[6]曰 君一臣二 奇之制也 君二臣四 偶之制也[7] 君二臣三 奇之制
也 君二臣六 偶之制也 故曰 近者奇之 遠者偶之 汗者不以奇 下者
不以偶[8] 補上治上 制以緩 補下治下 制以急 急則氣味厚 緩則氣味
薄[9] 適其至所 此之謂也 病所遠 而中道氣味乏者[10] 食而過之 無越
其制度也 是故平氣之道 近而奇偶 制小其服也 遠而奇偶 制大其服
也 大則數少 小則數多 多則九之 少則二之[11] 奇之不去 則偶之 是
謂重方[12] 偶之不去 則反佐以取之[13] 所謂寒熱溫凉 反從其病也 帝
曰 善 病生於本[14] 余知之矣 生於標者[15] 治之奈何 岐伯曰 病反其本
得標之病 治反其本 得標之方[16] 帝曰 善 六氣之勝 何以候之 岐伯
曰 乘其至也[17] 清氣大來 燥之勝也 風木受邪 肝病生焉 熱氣大來 火
之勝也 金燥受邪 肺病生焉 寒氣大來 水之勝也 火熱受邪 心病生
焉 濕氣大來 土之勝也 寒水受邪 腎病生焉 風氣大來 木之勝也 土
濕受邪 脾病生焉 所謂感邪而生病也 乘年之虛[18] 則邪甚也 失時之
和[19] 亦邪甚也 遇月之空[20] 亦邪甚也 重感於邪則病危矣 有勝之氣
其必來復也[21]

1) 陰陽之三也(음양지삼야) : 음과 양이 셋이다. 음은 궐음·소음·태음이 셋이
   고 양은 소양·양명·태양이 셋이라는 뜻.
2) 氣有多少異用也(기유다소이용야) : 기에는 많고 적은 것이 있어서 작용하는
   데 다르게 작용한다는 뜻.

3) 兩陽合明也(양양합명야) : 두 양이 합해져서 밝다. 곧 소양(少陽)과 태양(太陽)의 두 양이 서로 합해져 밝은 것이라는 뜻. 소양과 태양의 중간에 양명(陽明)이 있다.　　．

4) 兩陰交盡也(양음교진야) : 태음의 음과 소음의 음이 있는데 두 음이 사귐을 다하여 궐음(厥陰)만 존재한다는 것이다.

5) 氣有高下~適其至所爲故也(기유고하~적기지소위고야) : 인체 장기(臟器)의 위치에는 높고 낮은 것이 있고 장기의 병에는 멀고 가까운 차이가 있고 증후에는 속이나 밖의 소속이 있으며 약을 사용하는데 가볍고 무거운 것이 있는데, 이는 약의 기운이 병이 있는 곳에 다다르게 하는 것을 법도로 삼아서 태과하거나 불급(不及)하지 않도록 해야 한다.

6) 大要(대요) : 옛 의서(醫書)의 이름이었으나 지금은 사라지고 없다.

7) 君一臣二~偶之制也(군일신이~우지제야) : 기(奇)는 홀의 뜻으로 옛날의 단방(單方)이요 우(偶)는 짝의 뜻으로 옛날의 복방(復方)이다. 단방(單方)이나 복방(復方)의 일제(一制)에는 모두 대(大)와 소(小)가 있다. 그러므로 기방(奇方)은 군일신이(君一臣二)와 군이신삼(君二臣三)이라 하고 복방(復方)은 군이신사(君二臣四)와 군이신육(君二臣六)이라고 한다. 병에는 대소가 있고 기에는 원근(遠近)이 있고 치료에는 경중(輕重)에 따라 당연히 해야 할 것이므로 제(制 : 제제함)라고 했다. 일설에는 '군일신이(君一臣二)는 합하여 삼(三)이니 이는 양기(陽奇)의 제(制)이다. 군이신사(君二臣四)는 합하여 육(六)이니 음우(陰隅)의 제(制)이다. 기수(奇數) 가운데 큰 것은 군이신삼(君二臣三)이며 기(奇)의 제(制)요 우수(偶數)의 큰 것은 군이신육(君二臣六)이며 우(偶)의 제(制)이다. 품수가 적고 분량이 많은 것을 군(君)이라 하고 품수가 많고 분량이 적은 것을 신(臣)이라고 말한 것이다. 방(方)의 기(奇)와 우(偶)는 병의 원근에 따라 쓰이므로 근자(近者)는 기방(奇方)으로 하고 원자(遠者)는 우방(偶方)으로 한다. 근병(近病)은 양(陽)이니 마땅히 기방(奇方)을 써서 치료하고 원병(遠病)은 음(陰)이니 마땅히 우방(偶方)으로 치료한다.' 라고 했다.

8) 近者奇之~下者不以偶(근자기지~하자불이우) : 가까운 것은 기로써 하고 먼 것은 우로써 하고 땀내는 것은 기로써 아니하고 아래한 것은 우로써 아니한다. 곧 병이 위에 있는 것을 근(近)이라 하며 근(近)하면 반드시 수(數)를

많이 해서는 안 되므로 기방(奇方)을 써야 한다. 병이 아래에 있는 것을 원
(遠)이라 하고 원(遠)하면 수를 적게 해서는 안 돼므로 마땅히 우방(偶方)
을 써야 한다. 또 땀을 내게 하려면 기(奇)를 쓰면 안 되고 우(偶)를 써야 하
는데 이는 대개 우(偶)가 아니면 충분히 발산시킬 수 없기 때문이다. 아래를
이롭게 하고자 하면 우(偶)를 쓰지 않고 기(奇)를 써야 하는데 이는 대개 기
(奇)가 아니면 충분히 전달시킬 수 없기 때문이다. 이로써 본다면 원(遠)한
것에 우방(偶方)을 쓰는 이유는 부족한 것을 보해 주기 위한 것이고 내릴 때
우방을 써서는 안 되는 이유는 사기(邪氣)가 있어서 그것을 다스려야 하기
때문이다.

9) 補上治上~緩則氣味薄(보상치상~완즉기미박) : 병이 위에 있어 위를 보
하고 위를 다스려야 한다면 완(緩)한 것으로 제방(制方)하고 병이 아래에
있어 아래를 보하고 아래를 다스려야 한다면 급한 것으로 제방한다. 급한 것
으로 제방(制方)한다면 기미가 마땅히 두터워야 하고 기미가 두터우면 아래
로 행할 수 있다. 완(緩)한 것으로 제방한다면 기미가 마땅히 박해야 하고 기
미가 박하면 상행할 수 있다. 일설에는 '위를 보(補)하는데 상제(上制)로 완
화시켜 주는 것은 그것이 아래를 핍박할까 두렵기 때문이다. 아래를 보하는
데 하제(下制)로 급(急)하게 하는 것은 그것이 중(中)에 머무를까 두렵기
때문이다. 급방(急方)을 제제하는데 기미가 박하면 그 힘은 완(緩)한 것과
같다. 완방(緩方)을 제제하는데 기미가 두터우면 그 세가 급한 것과 같아진
다. 그러므로 급하면 기미를 후하게 하고 완하면 기미를 박하게 한다. 이러한
것은 모두 질병이 있는 곳에 적당히 도달하게 하는 것이다.' 라고 했다.

10) 中道氣味乏者(중도기미핍자) : 중도에서 기미가 모자라는 것의 뜻인 것 같
다. 일설에는 핍(乏)은 지(之)로 해석한 것도 있다.

11) 多則九之少則二之(다즉구지소즉이지) : 많으면 아홉 가지로 하고 적으면
두 가지로 하다. 곧 제방(制方)하는 약의 많고 적은 맛을 개략적인 숫자로 표
현한 것이다.

12) 重方(중방) : 기(奇)를 먼저 사용하고 우(偶)를 나중에 쓰는 것을 중방(重
方)이라고 한다.

13) 反佐以取之(반좌이취지) : 한과 열이 매우 심하면 그 성질에 위반되는 기
를 쉽게 거부해버리고 받아들이지 않게 되므로 그 기와 서로 같은 것을 취하

여 돕는다. 곧 그 기를 빌려서 같은 기로 쉽게 들여보낸 뒤라야 그 성질에 위
배되는 기가 비로소 병기(病氣)와 서로 싸울 수 있게 되는 것이다. 열과 한
은, 미소한 열은 한에 의해 꺾이고 미소한 냉은 열에 의해 없어지지만 한열이
매우 심하면 반드시 성질에 어긋나는 것과 치열하게 다투고 다른 기가 이 때
문에 막힐 수 있다. 성인(聖人)들은 이러한 것을 고려하여 반대로 사기(邪
氣)를 도와서 그 기를 평하게 했다고 했다.

14) 病生於本(병생어본) : 병이 본에서 생하다. 본은 풍열습화조한(風熱濕火燥
寒)의 육기(六氣)를 뜻한다. 본에서 발생한다는 것은 병을 받는 근원을 말한
것이다.

15) 生於標者(생어표자) : 표에서 발생한다. 삼음(三陰)과 삼양(三陽)의 기가
표(標)이다. 표에서 발생한다는 것은 변화가 많은 것을 말한다.

16) 病反其本~得標之方(병반기본~득표지방) : 두 가지 해석이 있다고 했다.
일설은 '병이 그 근본에 반하면 표의 병을 얻고 치료하는 데 그 근본을 반하
면 표의 방을 얻는다.' 라고 하고, 일설은 '병에는 도리어 그 본을 추구하면 표
병의 유래를 알 수 있고 다스림에 도리어 그 본을 추구해야 표병을 다스리는
방법을 알 수 있다.' 라는 두 가지 설명이 있다.

17) 乘其至也(승기지야) : 그 기가 이르는 것을 타서 살피다. 일설에 지(至)는
허(虛)로 써야 한다고 했다.

18) 乘年之虛(승년지허) : 해가 허한 것을 틈타다. 이는 해를 주관하는 기가 불
급(不及)하기 때문이다. 예를 들어 목운(木運)이 불급하면 청기(淸氣)가 그
것을 승하고 화운(火運)이 불급하면 한기(寒氣)가 승하는 것 등등. 이는 세
운(歲運)이 불급하면 네 계절의 승기가 올라타서 업신여기는 것이다.

19) 失時之和(실시지화) : 때의 조화를 잃다. 네 계절이 순서를 잃다. 일설에는
'네 계절의 기가 쇠하다.' 라고 했다. 예를 들면 춘기(春氣)가 부족하면 추기
(秋氣)가 승(勝)하고 하기(夏氣)가 부족하면 동기(冬氣)가 그것을 승한다
고 했다.

20) 遇月之空(우월지공) : 월(月)의 공(空)을 만나다. 상현(上弦) 전과 하현
(下弦) 뒤에 월윤(月輪) 속이 비어 있을 때를 말한다.

21) 其必來復也(기필내복야) : 반드시 보복(報復)하는 기(氣)가 온다.

11. 삼음(三陰)과 삼양(三陽)의 맥이 이르는 상태

황제가 말했다.

"그 맥은 어떻게 이르게 됩니까?"

기백이 말했다.

"궐음(厥陰)이 이르면 그 맥은 현(弦)하고 소음(少陰)이 이르면 그 맥은 구(鉤)하고 태음(太陰)이 이르면 그 맥은 침(沈)하고 소양(少陽)이 이르면 대(大)하면서 부(浮)하고 양명(陽明)이 이르면 단(短)하면서 색(濇)하고 태양(太陽)이 이르면 대(大)하면서 장(長)합니다. 여섯 맥의 다다름이 화(和)하면 평(平)한 것이고 여섯 맥의 다다름이 심하면 병난 것이고 반대되게 이르면 병난 것이고 이르러야 할 것이 이르지 않은 자는 병난 것이고 이르지 않아야 할 것이 이른 자는 병난 것이요 음과 양이 바뀐 것은 위태로운 것입니다."

"육기(六氣)의 표와 본이 따르는 데 있어 동일하지 않은 이유는 무엇입니까?"

"기에는 본(本)을 따르는 것이 있고 표(標)와 본(本)을 따르는 것이 있고 표와 본을 따르지 않는 것도 있습니다."

"원컨대 모두를 듣고자 합니다."

"소양과 태음은 본(本)을 따르고 소음과 태양은 본(本)도 따르고 표도 따르며 양명과 궐음은 표와 본을 따르지 않고 중(中)을 따릅니다. 본을 따르는 것은 화(化)가 본에서 발생하고 표와 본을 따르는 것은 표와 본에서의 화(化)가 있고 중(中)을 따르는 것은 중기(中氣)로써 화(化)함을 삼는 것입니다."

"맥(脈)은 따르는데 병이 반대되는 현상은, 진맥을 어떻게 해야 합니까?"

"맥이 이르기를 병증을 따르는데 눌러보면 고동치지 않는 것은 모든 거짓된 양(陽)의 병이 다 그러합니다."

"모든 음(陰)의 병이 맥과 반대되면 그 맥은 어떻게 나타납니까?"

"맥이 이르기를 병증을 따르는데 이를 눌러서 고동치는 것이 심하면 성(盛)한 것입니다. 이러한 이유로 모든 질병이 일어날 때에는 본(本)에서 발생하는 것이 있고 표(標)에서 발생하는 것이 있고 중기(中氣)에서 발생하는 것이 있습니다. 이에 본에서 취하여 얻는 것이 있고 표에서 취하여 얻는 것이 있고 중기(中氣)에서 취하여 얻는 것이 있고 표와 본에서 취하여 얻는 것이 있고 역으로 취하여 얻는 것이 있고 따라서 취하여 얻는 것이 있게 됩니다.

역(逆)하는 것은 바르게 따르는 것이요 따르는 듯하는 것은 역(逆)하는 것입니다.

그러므로 이르기를 '표(標)와 본(本)을 알게 되면 운용(運用)하는데 위태하지 않게 되고, 역(逆)과 순(順)을 밝게 알면 바르게 행하여 물어 볼 일이 없게 된다.'라고 했는데 이러한 이치를 말한 것입니다.

이러한 이치를 알지 못하는 자는 진찰을 언급하지 못하고 경(經)을 어지럽힐 것입니다. 그러므로 '대요(大要)'에 이르기를 '엉터리 의사가 기뻐하며 알 수 있다고 하지만 열(熱)을 언급하여 치료하지 못했는데 한병(寒病)이 다시 시작되니, 기(氣)는 같으나 병의 형체가 다르므로 진찰이 미혹되어 경(經)을 어지럽힌다.'라고 하였는데, 이는 이러한 상태를 말한 것입니다.

표(標)와 본(本)의 도는 요약되고 넓으며 작기도 하고 크기도 하여, 하나를 언급하여 모든 질병의 피해를 알 수 있는 것입니다. 표와 본을 말하기는 쉽지만 손상시켜서는 안 되며 본과 표를 살펴서 기를 조화롭게 해야 하며 승(勝)하고 복(復)하는 이치를 밝게 알아서 모든 백성의 법식(法式)으로 삼아야 하늘의 도(道)를 다하는 것입니다."

(제왈 기맥이 지함은 하여오? 기백왈 궐음의 지는 기맥이 현하고 소음의 지는 기맥이 구하고 태음의 지는 기맥이 침하고 소양의 지는 대하여 부하고 양명의 지는 단하고 색하며 태양의 지는 대하고 장한데 지하여 화즉 평하고 지하여 심즉 병이요 지하여 반자는 병이요 지에 부지자는 병이요 미지에 지자는 병이

요 음양이 역자는 위니라. 제왈 육기의 표본은 소종이 부동은 내하오? 기백왈
기에 유종본자하고 표본을 유종자며 표본을 유부종자니라. 제왈 원컨대 졸문케
라! 기백왈 소양과 태음은 종본이요 소음과 태양은 존본하고 종표요 양명과 궐
음은 표본을 부종하고 중에 종이라. 고로 종본자는 븐에 화생하고 종표본자는
표본의 화가 있고 종중자는 중기로 위화니라. 제왈 맥종한데 병반자는 기진이
하여오? 기백왈 맥지하여 종한데 안하여 불고는 제양이 개연이니라. 제왈 제음
의 반은 기맥이 하여오? 기백왈 맥지하여 증하고 안하여 고의 심은 성이니라.
시고로 백병의 기는 본에 유생자하고 표에 우생자하고 중기에 유생자하니 취본
하여 득자 유하며 취표하여 득자 유하며 취중기하여 득자 유하며 취표본하여
득자 유하여 역취하여 득자 유하며 종취하여 득자 유니라. 역은 정순이요 약순
은 역이니라. 고로 왈 표와 본을 지하면 용하되 불태요 역순을 명지하면 정행에
무문이니 차를 위함이라. 시를 부지자는 언진을 부족이니 난경이 족함이라. 고
로 대요에 왈 조공이 희회하여 가지를 위하여 언얼을 미이하고 한병이 부시하
여 동기하고 이형하면 미진고 난경이라 하니 차를 위함이라. 대저 표본의 도
는 요하고 박하며 소하고 대하여 가히 써 언일하여 반병의 해를 지하며 표와 본
을 언하면 이하여 물손하고 본과 표를 찰하여 기가 가히 영조하여 승복을 명지
하여 만민식을 삼아 천의 도가 필케 하니라.)

　　帝曰 其脈至[1]何如 岐伯曰 厥陰之至 其脈弦[2] 少陰之至 其脈鉤[3]
太陰之至 其脈沈[4] 少陽之至 大而浮[5] 陽明之至 短而濇[6] 太陽之至
大而長[7] 至而和則平[8] 至而甚則病[9] 至而反者病[10] 至而不至者病[11]
未至而至者病[12] 陰陽易者危[13] 帝曰 六氣標本[14] 所從不同 奈何 岐
伯曰 氣有從本者 有從標本者 有不從標本者也[15] 帝曰 願卒聞之 岐
伯曰 少陽太陰從本[16] 少陰太陽從本從標[17] 陽明厥陰不從標本 從乎
中[18]也 故從本者 化生於本 從標本者 有標本之化 從中者 以中氣爲
化也 帝曰 脈從而病反者 其診何如 岐伯曰 脈至而從 按之不鼓 諸
陽皆然[19] 帝曰 諸陰之反 其脈何如 岐伯曰 脈至而從 按之鼓甚而盛
也 是故百病之起 有生於本者 有生於標者 有生於中氣者 有取[20]本
而得者 有取標而得者 有取中氣而得者 有取標本而得者 有逆取而
得者 有從取而得者 逆 正順也 若順 逆也[21] 牧曰 知標與本 用之不

殆 明知逆順 正行無問 此之謂也 不知是者 不足以言診 足以亂經[22]
故大要曰 粗工嘻嘻[23] 以爲可知 言熱未已 寒病復始 同氣異形 迷診
亂經 此之謂也 夫標本之道 要而博 小而大 可以言一而知百病之害
言標與本 易而勿損 察本與標 氣可令調 明知勝復 爲萬民式[24] 天之
道畢矣

1) 其脈至(기맥지) : 그 맥이 이르다. 곧 육기(六氣)가 승(勝)할 때 이르는 맥
   의 형태를 뜻함.

2) 弦(현) : 연허(耎虛)하면서 미끄럽고 바르고 곧으면서 장(長)한 것, 이를 일
   러 현(弦)하다고 한다. 실(實)하면서 강한 것은 병난 것이고 부실(不實)하
   면서 미약한 것도 역시 병난 것이며 바르고 곧지 않으면서 장(長)한 것 역시
   병난 것이고 그 자리에 해당하지 않는 것도 역시 병난 것이며 그 궐음(厥陰)
   의 위치에 있으면서 현(弦)하지 못한 것도 역시 병난 것이다. 궐음간목(厥陰
   肝木)은 처음의 기이다. 목(木)에는 가지를 드리우는 형상이 있으므로 맥
   (脈)이 현(弦)한 것이다. 현(弦)이란 맥의 다다름이 곧으면서 당기는 느낌
   이 마치 활시위를 당기는 것과 같음을 뜻한다.

3) 鉤(구) : 올 때는 왕성하고 갈 때는 쇠약하며 밖이 실하고 안이 허하여 마치
   허리띠의 갈고리〔鉤〕와 같음을 뜻한다. 소음(少陰)이 이르는 것은 군화(君
   火)의 기(氣)이다. 화(火)의 성질은 떠오르는 것이므로 맥이 구(鉤)하다고
   한 것이다.

4) 沈(침) : 맥이 다다르기를 기육(肌肉)의 아래로 행하는 것을 뜻한다. 태음습
   토(太陰濕土)는 세 번째의 기이다. 토(土)에는 땅의 낮은 형상이 있으므로
   맥이 이르는 것이 침(沈 : 가라앉다)한 것이다.

5) 大而浮(대이부) : 크면서 떠오르다. 곧 소양(少陽)은 화(火)에 속하므로 떠
   오르는 것이다. 부(浮)는 높이 떠오름이고 대(大)는 모든 위치의 맥이 다소
   대(大)함을 뜻한다. 대부(大浮)함이 심하면 병난 것이요 부(浮)하고 대하지
   않는 것도 역시 병난 것이요 대하고 부하지 않은 것도 병난 것이요 대하지도
   부하지도 않은 것 역시 병난 것이요 그 위치에 해당하지 않는 것도 병난 것이
   요 위치상 대부할 수 없는데 대부한 것도 역시 병난 것이다.

6) 短而濇(단이색) : 짧고 껄끄럽다. 곧 양명(陽明)이 이르면 조금(燥金)의 기
   이며 금(金)의 성질은 거두어들이는 것이므로 맥이 오는 것이 짧으면서 껄

끄럽다. 왕래하는 것이 원활하지 않은 것을 삽(澀 : 濇)이라 한다. 왕래하는 거리가 멀지 않은 것을 단(短)이라 한다.

7) 大而長(대이장) : 크면서 길다. 왕래하는 거리가 먼 것을 장(長)이라 한다. 태양한수(太陽寒水)는 종기(終氣)이다. 수(水)는 흘러 불어나는 상이 있으므로 맥이 오는 것이 충대(充大)하고 우장(悠長)하다.

8) 至而和則平(지이화즉평) : 이르는 것이 화평하면 정상적인 것이다. 여섯 맥기(脈氣)가 이르는데 각각 태과하고 불급한 것이 없어야 화평한 맥이 되고 태과하거나 불급하여 불평하면 병이 된다.

9) 至而甚則病(지이심즉병) : 이르는 것이 지나치게 심하면 중화의 기를 잃은 것이니 병이 된다. 예를 들어 현(弦)하기만 하고 위(胃)의 맥이 없는 따위가 그것이다. 또 현한 것이 마치 활의 현을 당기는 것과 같고 활(滑)한 것이 뀐 구슬과 같고 침(沈)한 것이 뼈에 달라 붙은 것과 같고 부(浮)한 것이 피(皮)에 높이 떠올라 있는 것과 같고 삽(澀)한 것이 그쳐 머무는 것과 같고 단(短)한 것이 마서(麻黍)와 같고 대(大)한 것이 두건의 비녀와 같고 장(長)한 것이 새끼줄을 당기는 것과 같은 것 따위를 이르는데 이런 현상을 모두 이르는 것이 매우 심하다고 하는 것이다.

10) 至而反者病(지이반자병) : 다다름을 반대로 한 것은 병난 것이다. 반(反)이란 도리어 자기를 승하는 맥이 나타남을 말한다. 마땅히 현(弦)해야 하는데 도리어 삽(澀)하거나 마땅히 대(大)해야 하는데 도리어 세(細)하거나 하여 모든 맥이 평상시의 정상적인 것과 반대로 나타나는 것은 모두 병이 난 것이다.

11) 至而不至者病(지이부지자병) : 맥이 이를 때가 되었는데도 맥이 이르지 않는 것은 기가 부족한 것이니 병이 든 것이다.

12) 未至而至者病(미지이지자병) : 아직 이를 때가 아닌데 맥기(脈氣)가 먼저 이른 것도 병이 난 것이다.

13) 陰陽易者危(음양역자위) : 음과 양이 바뀌어 있는 자는 위태하다. 삼음(三陰)이 때를 주관할 때에 양맥을 얻거나 삼양(三陽)이 때를 주관할 때 음맥을 얻으면 위태하다. 곧 하늘의 떳떳함에 응하지 않고 기가 교착되어 나타나고 그 항상된 자리를 잃고 바뀌어 나타나고 음위(陰位)에 양맥(陽脈)이 나타나고 양위(陽位)에 음맥이 나타나는 것을 뜻한다.

14) 六氣標本(육기표본) : 육기의 표와 본. 표는 삼음(三陰)과 삼양(三陽)이고
본은 풍화습열조한(風火濕熱燥寒)이다.

15) 氣有從本者~有不從標本者也(기유종본자~유부종표본자야) : 기에는 본
을 따르는 것이 있고 표본을 따르는 것이 있고 표본을 따르지 않는 것이 있
다. 본을 따르는 것은 풍열습화조한(風熱濕火燥寒)의 기를 따르는 것이다.
표본을 따르는 것은 혹은 삼음과 삼양의 기를 좇기도 하고 혹은 풍열습화조
한의 기를 따르기도 하는 것이며 표본을 따르지 않는 것은 중(中)에 나타나
는 기를 따르는 것이다.

소양(少陽)	本 - 火 標 - 陽		표(標)와 본(本)이 같은 기이므로 본(本)을 따라서 화(化)한다.
태음(太陰)	本 - 濕 標 - 陰		수(水)가 습(濕)으로 흐르고 화(火)가 조(燥)로 나아가는 이치이다.
소음(少陰)	本 - 熱 標 - 陰	標本異氣	표와 본(本)이 수(水)와 화(火)의 음양과 같이 현격하게 다르므로
태양(太陽)	本 - 寒 標 - 陽	標本異氣	표와 본을 따라서 화(化)한다.
양명(陽明)	本 - 燥 中 - 濕 標 - 陽	濕從燥化①	표본(標本)을 따르지 않고 중기(中氣)를 따른다.
궐음(厥陰)	本 - 風 中 - 火 標 - 陰	風從火化②	

① 습종조화(濕從燥化) : 일반적으로 양명의 위장병(胃腸病)에는 모두
마땅히 태음의 습(濕)을 다스리는 것을 위주로 한다. 예를 들면 평위산(平
胃散) 속의 창출과 후박(厚朴)의 종류는 모두 비습(脾濕)을 치료하는 것
과 같은 유에 해당한다.

② 풍종화화(風從火化) : 궐음은 표본을 다스리지 않고 중(中)을 다스린
다는 것은, 궐음간병(厥陰肝病)은 대부분 간풍(肝風)이 안으로 동하거나
간양(肝陽)이 위로 항성(亢盛)하여 상화(相火)가 망령되게 행해져서 머
리가 어지럽고 눈이 아찔한 증상이 있게 되므로 마땅히 청화(淸火)시키
고 풍을 잠재우고 간을 평하게 하고 청진(淸鎭)시키는 법으로 다스린다.

16) 少陽太陰從本(소양태음종본) : 소양의 본(本)은 화(火)로 양(陽)이고 표도 양이며, 태음의 표는 음(陰)이고 본(本)은 습(濕)으로 음(陰)이다. 본과 말(末)이 같으므로 본(本)을 따른다.

17) 少陰太陽從本從標(소음태양종본종표) : 소음의 본은 열(熱 : 陽)이고 그 표는 음(陰)이다. 태양의 본은 한(寒 : 陰)이고 그 표는 양(陽)이다. 표와 본의 기가 다르므로 이에 본을 따라 화하고 또 표를 따라서 화한다.

18) 從乎中(종호중) : 양명의 위는 조기(燥氣)가 다스리고 중(中)에 태음이 나타난다. 궐음의 위는 풍기(風氣)가 다스리고 중(中)에 소양(少陽)이 나타난다. 양명은 네 계절 속의 추령(秋令)을 편장하고 태음은 네 기(氣)에서 청추(清秋)한 것을 주관한다. 궐음은 두 음이 사귀어 다한 것이고 음이 다하면 일양(一陽)이 비로소 생한다. 이 때문에 양명과 궐음은 중에 나타나는 화(化)를 쫓는다. 또 양명의 중기(中氣)는 태음이고 궐음의 중기는 소양(少陽)이다. 본말이 중기와 다르므로 표본을 따르지 않고 중을 따른다.

19) 諸陽皆然(제양개연) : 모든 양이 다 그러하다. 곧 양병(陽病)에 양맥(陽脈)을 드러내면 맥의 다다름이 따라서 이른다. 보통 부홍활대(浮洪滑大)한 따위의 맥은 본래 모두 양맥(陽脈)이지만 그것을 눌러도 고동치지 않거나 손가락 아래에 잡히는 맥이 힘이 없는 것은 진양(眞陽)의 징후가 아니므로 양(陽)으로 잘못 인정해서는 안 된다. 모든 양증(陽證)이면서 이와 같은 맥상을 얻는 것은 양인 것 같으나 양이 아니다. 이는 모든 양에 반대되는 맥이 그러하다. 또 가열(假熱)이 있거나 격양(格陽) 등의 증상이 있게 된다. 이는 맥병(脈病)에서 반(反)이 되는 것이다.

20) 取(취) : 구(求)와 같다.

21) 逆正順也若順逆也(역정순야약순역야 : 거스르는 것은 바르게 따르는 것이요 따르는 것 같은 것은 거스르는 것이다. 곧 역(逆)은 따라서 다스리는 것이며 순(順)은 거슬러 다스리는 것이다 예를 들면 한(寒)으로 열을 다스리고 열로 한을 다스리는 것은 약을 쓰되 병을 거슬러 사용하는 것이니 이것이 바로 순(順)이다. 한으로 한을 다스리고 열로 열을 다스리는 것은 약을 쓰되 병을 따라 사용하는 것이니 이것이 바로 역(逆)이다.

22) 亂經(난경) : 경(經)을 어지럽게 하다.

23) 粗工嘻嘻(조공희희) : 조공은 어설픈 의사. 또는 실력 없는 의사. 희희는 스

스로 얻은 모양.

24) 萬民式(만민식) : 모든 백성의 법.

12. 승(勝)하고 복(復)하는데 일어나는 질병

황제가 말했다.

"승(勝)하고 복(復)하는 것이 변화하여 이르거나 늦게 되면 어떻게 됩니까?"

기백이 말했다.

"승(勝)하는 것은 승한 것이 이르면 이미 병나고 병이 이미 쌓이고 쌓이면 복(復)이 이미 움트게 됩니다. 대저 복(復)하는 것은 승한 것이 다하면 일어나게 되고 자리를 얻으면 심해집니다. 승하는 데는 미미하고 심한 것이 있고 복(復)하는 데는 많고 적은 것이 있어서 승(勝)이 화(和)하면 복(復)도 화하고 승이 허하면 복도 허하게 되는 것이 하늘의 떳떳한 도입니다."

"승하고 복하는 것이 작용해서 움직임이 위(位)에 합당하지 않고 혹은 시(時 : 때)보다 뒤에 이르는 이유는 무엇입니까?"

"육기(六氣)가 발생하면 그 화(化)와 함께 해서 쇠(衰)하고 성(盛)함이 다르게 됩니다.

한(寒)과 서(暑)와 온(溫)과 양(凉)의 성(盛)하고 쇠(衰)하는 작용은 사유(四維 : 辰戌丑未 : 四季之月)에 있습니다. 그러므로 양기(陽氣)의 발동은 온(溫)에서 시작하여 서(暑 : 더위)에서 성해지며 음기의 발동은 청(淸)에서 시작하여 한(寒)에서 성해지는 것입니다.

봄 여름 가을 겨울은 각각 그 분도(分度)에 차이가 있습니다. 그러므로 대요(大要)에 이르기를 '저 봄의 따뜻함은 여름의 더위가 되고 저 가을의 분노(忿怒 : 肅殺)는 겨울의 노(怒 : 凜冽)함이 되는 것이니 삼가 사유(四維)를 안찰하여 기후의 변화를 살피면 모든 것이 다 돌아와서 그 끝을 볼 수 있고 그 시작을 알 수 있다.'라고 한 말은 이를 이른 것입니다."

"분도(分度)의 차(差)에 수가 있습니까?"

"그 차(差)는 무릇 30도(度)나 됩니다."

"맥(脈)이 응하는 것은 어떠합니까?"

"맥의 차(差)는 시차(時差)의 정해진 넏과 같으며 때를 기다리다가 때가 왔다 가면 맥도 가는 것입니다."

'맥요(脈要)'에 이르기를 '봄에는 침(沈)하지 않고 여름에는 현(弦)하지 않고 겨울에는 색(濇)하지 않고 가을에는 삭(數)하지 않는 것을 일러 사색(四塞 : 사계절의 생기가 닫히다)이라고 한다.'라고 하였습니다.

침(沈)이 심하면 병(病)이고 현(弦)이 심하면 병이고 색(濇)이 심하면 병이고 삭(數)이 심하면 병이고 뒤섞여 나타나면 병이고 다시 나타나면 병이고 기가 가지 않았는데 맥이 떠나면 병이고 기는 이미 갔는데 맥이 가지 않으면 병이며 네 계절과 맥상이 반대로 나타나는 자는 죽게 됩니다. 그러므로 이르기를 '기가 서로 지켜서 주관하는 것은 마치 저울과 저울추가 서로 균형을 이루는 것과 같다. 대저 음과 양의 기는 청정(淸靜)하면 생화(生化)가 다스려지고 동하면 까다로운 질병이 일어난다.'라고 하였으니 이러한 것을 이른 것입니다."

"유(幽)와 명(明)은 무엇입니까?"

"두 음(二陰 : 太陰과 少陰)이 사귐을 다한 것이므로 유(幽)라이르고 두 양(二陽 : 太陽과 少陽)이 합하여 밝은 것이므로 명(明)이라고 합니다. 유와 명의 배합으로 한(寒)과 서(暑)가 달라지는 것입니다."

"춘분(春分)과 추분(秋分)의 분(分)과 하지와 동지(冬至)의 지(至)는 어떤 것입니까?"

"기(氣)가 이르는 것을 지(至)라 하고 기가 나누어지는 것을 분(分)이라 하는데 이르면 기가 같아지고 나누어지면 기가 달라지니 이것을 이른바 하늘과 땅의 바른 기강(紀綱 : 正紀)이라고 합니다."

"부자(夫子 : 선생)께서 입춘(立春)과 입추(立秋)의 기는 절

기가 교체되기 전부터 시작되고 입동(立冬)과 입하(立夏)의 기
는 절기가 교체된 뒤부터 시작된다고 말씀하셔서 나는 이미 알고
있습니다. 그런데 육기(六氣)는 왕복하고 세(歲)를 주관하는 때
는 일정하지 못하니 그 보(補)해 주고 사(瀉)해 주는 일은 어떻
게 해야 합니까?"

"위에 사천(司天)하고 아래에 재천(在泉)하여 주관하는 때에
그 이로운 것을 따라서 약의 맛을 바르게 하는 것이 그 요체입니
다. 좌간(左間)과 우간(右間)이 주관하는 때에도 같은 방법으로
합니다.

'대요(大要)'에 이르기를 '소양(少陽)이 주관할 때에는 단맛
을 먼저 하고 짠맛을 뒤에 하며 양명(陽明)이 주관할 때에는 매
운맛을 먼저 하고 신맛을 뒤에 하며 태양(太陽)이 주관할 때에
는 짠맛을 먼저 하고 쓴맛을 뒤에 하며 궐음(厥陰)이 주관할 때
에는 신맛을 먼저 하고 매운맛을 뒤에 하며 소음(少陰)이 주관
할 때에는 단맛을 먼저 하고 짠맛을 뒤에 하며 태음(太陰)이 주
관할 때에는 쓴맛을 먼저 하고 단맛을 뒤에 한다.'라고 했습니다.

이로운 것으로 돕고 생(生)하는 것으로 바탕을 삼게 해 주는 것
을 일러 '득기(得氣)'라고 합니다."

(제왈 승복의 변에 조안은 하여오? 기백왈 대저 소승자는 승지에 이병하고
병이 이온온하여 복이맹이니라. 대저 소복자는 승진하여 기하고 득위하여 심하
여 승에 유미심하고 복에 유소다하여 승화에 화하고 승허에 허가 천의 상이니
라. 제왈 승복의 작에 동이 부당위하고 혹후시하여 지함은 기고가 하오? 기백
왈 대저 기의 생에 여기화로 성쇠가 이니라. 한서온량의 성쇠의 용은 사유에 재
라. 고로 양의 동은 온에 시하여 서에 성하고 음의 동은 청에 시하여 한에 성이
니라. 춘하추동이 기분이 각차 고로 대요에 왈 피춘의 난은 위하의 서요 피추의
분은 위동의 노니 사유를 근안하여 척후가 개귀하면 기종을 가견이요 기시를
가지니 차지위니라. 제왈 차에 유수까? 기백왈 또 범삼십도니라. 제왈 기맥응
이 개하여오? 기백왈 차는 정법과 동이니 대시하여 거니라. 맥요에 왈 춘에 불
침하고 하에 불현하고 동에 불색하고 추에 불삭은 시위를 사색이라. 침이 심왈

병이요 현이 심왈 병이요 색이 심왈 병이요 삭이 심왈 병이요 참현왈 병이요 부
현왈 병이요 미거하되 거왈 병이요 거하되 불거왈 병이요 반자는 사니라. 고로
왈 기의 상수사는 권형이 상실을 부득함과 여함이라. 대저 음양의 기는 청정즉
생화가 치하고 동즉 가질이 기하니 차지위니라. 제왈 유명은 하여오? 기백왈 양
음이 교진고로 왈 유요 양양이 합명고로 왈 명이라. 유명의 배는 한서의 이니라.
제왈 분지는 하여오? 기백왈 기지를 위지요 기분을 위분이니 지즉 기동하고 분
즉 기이하니 소위 천지의 정기니라. 제왈 부자 언하되 춘추기는 전에 시하고 동
하기는 후에 시함을 여는 이지니라. 연이니 육기가 왕복하고 주세가 불상하니
기보사는 내하오? 기백왈 상하가 소주에 기유리를 수하고 기미가 정즉 기요니
좌우가 동법이니라. 대요에 왈 소양의 주는 선감하고 후함이요 양명의 주는 선
신하고 후산이요 태양의 주는 선함하고 후고하며 궐음의 주는 선산하고 후신이
요 소음의 주는 선감하고 후함이요 태음의 주는 선고하고 후감이니라. 소리로
써 좌하고 소생으로써 자함을 시위를 득기니라.)

　帝曰 勝復之變 早晏[1]何如 岐伯曰 夫所勝者 勝至已病 病已慍慍[2]
而復已萌也 夫所復者 勝盡而起 得位而甚 務有微甚 復有少多 勝
和而和 勝虛而虛[3] 天之常也 帝曰 勝復之作 動不當位 或後時而至
其故何也 岐伯曰 夫氣之生 與其化衰盛異也 寒暑溫凉 盛衰之用 其
在四維[4] 故陽之動 始於溫 盛於暑 陰之動 始於淸 盛於寒 春夏秋冬
各差其分[5] 故大要曰 彼春之暖 爲夏之暑 彼秋之忿 爲冬之怒 謹按
四維 斥候[6]皆歸 其終可見 其始可知 此之謂也 帝曰 差有數乎 岐伯
曰 又凡三十度也[7] 帝曰 其脈應皆何如 岐佰曰 差同正法 待時而去
也[8] 脈要曰 春不沈 夏不弦 冬不濇 秋不數 是謂四塞[9] 沈甚曰病 弦
甚曰病 濇甚曰病 數甚曰病 參見曰病 復見曰病 未去而去曰病 去
而不去曰病 反者死 故曰 氣之相守司也 如權衡之不得相失也 夫陰
陽之氣 淸靜則生化治 動則苛疾[10]起 此之謂也 帝曰 幽明何如 岐伯
曰 兩陰交盡 故曰幽 兩陽合明 故曰明 幽明之配 寒暑之異也[11] 帝
曰 分至[12]何如 岐伯曰 氣至之謂至 氣分之謂分 至則氣同 分則氣異
所謂天地之正紀也 帝曰 夫子言春秋氣始于前 冬夏氣始于後 余已
知之矣 然六氣往復 主歲不常也 其補寫奈何 岐伯曰 上下所主[13] 隨

其攸利 正其味 則其要也 左右同法[14] 大要曰 少陽之主 先甘後鹹 陽
明之主 先辛後酸 太陽之主 先鹹後苦 厥陰之主 先酸後辛 少陰之
主 先甘後鹹 太陰之主 先苦後甘[15] 佐以所利 資以所生 是謂得氣[16]

1) 早晏(조안) : 빨리 응하거나 늦게 응하는 것을 뜻한다.

2) 慍慍(온온) : 발끈하고 또 발끈하다. 병이 계속 깊어지다의 뜻. 쌓이고 쌓이다.

3) 勝盡而起~勝虛而虛(승진이기~승허이허) : 승함이 다하면 복기가 일어나
   고 그 자신의 자리를 만나면 심해진다. 승하는 데에 미약하거나 심해지는 것
   이 있으면 복하는 데에도 많고 적음이 있어서 화(和)에는 화로써 보답하고
   허(虛)에는 허로써 보답하는 것이다.

4) 四維(사유) : 네 개의 벼리. 곧 진(辰 : 3월)과 술(戌 : 9월)과 축(丑 : 12월)
   과 미(未 : 6월)의 달이다. 온(溫)은 진(辰)에 성하고 서(暑)는 미(未)에 성
   하고 양(凉)은 술(戌)에 성하고 한(寒)은 축(丑)에 성하는데 이 시기를 지
   나면 점차 쇠해진다.

5) 陽之動~各差其分(양지동~각차기분) : 봄의 온(溫)은 진사(辰巳 : 3월, 4
   월)에 있고 여름의 서(暑)는 미신(未申 : 6월, 7월)에 있고 가을의 양(凉)은
   술해(戌亥 : 9월, 10월)에 있고 겨울의 한(寒)은 축인(丑寅 : 12월, 1월)에
   있다. 봄은 중춘(仲春)에 시작하고 여름은 중하(仲夏)에 시작하고 가을은 중
   추(仲秋)에 시작하고 겨울은 중동(仲冬)에 시작한다. 기가 그 분(分)에 어
   긋나면 밝게 드러나므로 감출 수가 없다. 춘하추동이 사유(四維)에 교대할
   때 혹은 먼저 하기도 하고 혹은 뒤에 하기도 하여 각각 그 분(分)에 차이가
   난다. 분은 곧 도(度)이다. 그 분(分)에 차이가 있으므로 승하고 복하는 것이
   빠르기도 하고 더디기도 하다.

6) 斥候(척후) : 네 계절의 경후(景候 : 햇볕의 기후)의 보(步)를 점치는 것. 네
   계절의 경후의 보(步)를 점치는데 모두 사유(四維)의 달에 귀착된다.

7) 又凡三十度也(우범삼십도야) : 차이는 대개 30도이다. 우는 차(差)와 같다.
   삼십도(三十度)는 1월이라 했다. 12월에 봄의 기를 만나고 3월에 하기(夏氣)
   를 만나고 6월에 추기(秋氣)를 만나고 9월에 동기(冬氣)를 만나면 그 기의
   다다름이 빠른 것으로 그 차이는 모두 30도이다. 정월에 온(溫)하지 않으면
   동기(冬氣)를 만나는 것과 같고 4월에 여름이 되지 않으면 춘기(春氣)를 만
   나는 것과 같고 7월에 가을이 오지 않으면 하기(夏氣)를 만나는 것과 같고

10월에 동기(冬氣)가 오지 않으면 추기(秋氣)를 만나는 것과 같은데 그 기가 빠르거나 늦은 차이 역시 30도이다. 그러므로 무릇 30도라고 한 것이다. 또 30도 하고 나머지가 있는데, 바로 30일 하고 43각(刻) 7분 반이라고 했다.

8) 差同正法待時而去也(차동정법대시이거야) : 맥의 차이는 시차(時差)의 정법과 같으므로, 맥은 시(時)가 이르기를 기다렸다가 시(時)가 왔다가 가면 맥도 역시 간다는 뜻. 정은 네 계절의 정해진 위치이다. 맥은 네 계절의 정해진 법과 같이 전후에서 서로 교체하는데 30도를 마치기를 기다렸다가 가는 것을 뜻한다. 예를 들어 봄의 부맥(浮脈)은 여전히 겨울의 기교맥(氣交脈)에 속하는데 정월의 30일을 마치고서야 춘기(春氣)가 비로소 홀로 그 영을 다스린다.

9) 四塞(사색) : 천지사시(天地四時)의 기가 폐색하여 운행함이 없는 것을 말한다. 곧 맥의 어긋나는 분(分)이라 했다. 봄에 침(沈)하지 않고 여름에 현(弦)하지 않고 가을에 삭하지 않고 겨울에 색(濇)하지 않으면 그 주관하는 기를 잃은 것으로 기가 통하지 않아 '사색'이라고 말한 것이며 바른 맥기(脈氣)가 아니다.

10) 苛疾(가질) : 가혹한 병. 중병(重病).

11) 幽明之配寒暑之異也(유명지배한서지이야) : 유명은 음양이 지극히 성(盛)한 모양이다. 진사(辰巳)를 양명이라 하고 술해(戌亥)를 궐음이라 했다. 대개 진사의 기는 서(暑)하고 술해의 기는 한(寒)하다. 예를 들어 밤에 춥고 낮에 더우며 겨울에 춥고 여름에 더우며 서북쪽으로 차고 동남쪽은 열 나는데 진사술해(辰巳戌亥)의 기가 아닌 것이 없으니 유와 명이 배합하면 한서의 다름이 된다.

12) 分至(분지) : 분은 춘분과 추분, 지는 하지와 동지이다. 하지에는 하기(夏氣)가 이르고 동지에는 동기(冬氣)가 이르는데 기가 이르는 것을 지(至)라 한다. 춘분은 동기와 나누어지고 추분은 하기와 나누어지는 것이며 기가 나누어지는 것을 분(分)이라고 한다.

13) 上下所主(상하소주) : 상하는 사천(司天)과 재천(在泉)의 기를 가리킨다. 곧 사천과 재천은 위와 아래에서 각각 주관하는 것이 있다는 뜻.

14) 左右同法(좌우동법) : 좌간(左間)과 우간(右間)의 기는 위에는 사천과 같고 아래는 재천과 같으므로 동법이라고 했다.

15) 少陽之主~先苦後甘(소양지주~선고후감) : 이상은 모두 먼저 사(瀉)하고 뒤에 보(補)해 주는 것들이다.

16) 得氣(득기) : 기를 얻다. 곧 육기(六氣)가 평화를 얻는다는 뜻.

13. 신성의 경지에 도달할 수 있는 의술(醫術)

황제가 말했다.

"훌륭한 말씀입니다. 모든 질병의 발생은 모두 풍(風)과 한(寒)과 서(暑)와 습(濕)과 조(燥)와 화(火)에서 발생하여 화(化)하기도 하고 변하기도 합니다. 경(經)에서 말하기를 '성(盛)한 것은 쏟아 주고 허(虛)한 것은 보(補)하라.' 라고 하여 나는 이 처방을 방사(方士 : 醫生)에게 주었는데 방사들은 사용하되 아직 십분 활용하지 못합니다.

나는 이 중요한 치료법이 반드시 시행되어 북채와 북이 서로 응하듯이 하고자 합니다. 침을 뽑듯 신속하고 더러움을 씻어내듯 빨랐던 공(工)과 교(巧)와 신(神)과 성(聖)의 의사들이 구사한 의술에 대해 들을 수 있겠습니까?"

기백이 대답했다.

"병기(病機)를 자세히 관찰하여 기의 마땅함을 잃는 일이 없어야 한다는 말은 이를 이른 것입니다."

"원컨대 병기(病機)는 무엇을 뜻하는지 듣고 싶습니다."

"모든 풍병(風病) 때문에 몸이 떨리고 눈이 아찔하고 머리가 흔들리는 증상은 모두 간(肝)에 속하고, 모든 한병(寒病) 때문에 수렴(收斂)하고 당기는 증상은 모두 신(腎)에 속하고, 모든 기병(氣病) 때문에 번민하고 울결하는 증상은 모두 폐(肺)에 속하고, 모든 습병(濕病) 때문에 부종(浮腫)하고 창만(脹滿)하는 증상은 모두 비(脾)에 속하고, 모든 열병(熱病) 때문에 어지럽고 경기(驚氣)를 일으키는 증상은 모두 화(火)에 속하고, 모든 아프고 가렵고 상처가 곪는 증상은 모두 심(心)에 속합니다.

모든 궐역(厥逆)하여 견고해지거나 쏟아지는 증상은 모두 하초(下焦)에 속하고, 모든 위병(痿病)을 앓고 기침하고 구토하는 증상은 모두 상초(上焦)에 속합니다.

모든 금병(禁病 : 口噤 : 말을 못하는 것)을 앓고 턱이 울리고 전율하며 신(神)이 지킴을 상실한 것 같은 증상은 모두 화(火)에 속하고, 모든 경병(痙病 : 힘줄이 당기는 것)을 앓고 목이 뻣뻣해지는 증상은 모두 습(濕)에 속하고, 모든 역(逆)하여 위로 치받는 증상은 모두 화(火)에 속하고, 모든 창단(脹滿)하고 배가 커지는 증상은 모두 열(熱)에 속합니다.

모든 조급하여 미쳐 날뛰는 증상은 모두 화(火)에 속하고, 모든 갑자기 뻣뻣해지고 곧아지는 증상은 모두 풍(風)에 속하고, 모든 질병에 소리가 있어서 울림이 북소리 같은 것은 모두 열(熱)에 속하고, 모든 병에 부종(附腫)하고 동통(疼痛)하고 시큰거리고 깜짝깜짝 놀라는 증상은 모두 화(火)에 속하고, 모든 근육이 돌아가고 뒤틀리고 소변이 혼탁한 증상은 모두 열(熱)에 속하고, 모든 병에 수액(水液)이 맑고 청랭(淸冷)한 증상은 모두 한(寒)에 속하고, 모든 신물을 토하고 갑자기 쏟으며 아래를 핍박하는 증상은 모두 열(熱)에 속합니다.

그러므로 '대요(大要)'에 이르기를 '삼가 병기(病機)를 지켜서 각각 그 소속된 것을 맡아, 있는 것도 구하고 없는 것도 구하며 성(盛)한 것은 취하고 허(虛)한 것도 취한다. 반드시 오행(五行)에서 승(勝)하는 것을 먼저하여 그 혈기를 소통시켜서 잘 조달되도록 하여 화평한 곳에 이르게 한다.'라고 하였는데 이러한 것을 이른 것입니다."

(제왈 선하다. 대저 백병의 생은 다 풍한서습조화에서 생하여 지화하고 지변이라 하니 경에 언하되 성자는 사지하고 허자는 보지라 하니 여는 방사에 사하여 방사가 용하여 십전을 미능하니 여는 요도가 필랭을 욕령하되 부고가 상응하여 발자하고 설오와 유하여 공교신성의 가득을 둔하노라. 기백왈 병기를 심찰하고 기의를 무실이라 하니 차를 위함이니라. 제왈 원문컨대 병기를 하여오? 기백왈 제풍이 도현은 간에 개속하고 제한이 수인은 신에 개속하고 제기가 분

울은 폐에 개속하고 제습이 종만은 비에 개속하고 제열이 무계는 화에 개속하
고 제통양창은 심에 개속하고 제궐고설은 하에 개속하고 제위천구는 상에 개속
하고 제금고률하여 신수를 여상은 화에 개속하고 제경항강은 습에 개속하고 제
역충상은 화에 개속하고 제창복대는 열에 개속하고 제조광월은 화에 개속하고
제폭강직은 풍에 개속하고 제병유성하여 고의 여고는 열에 개속하고 제병부종
하여 동산하고 경해는 화에 개속하고 제전반려하여 수액이 혼탁은 열에 개속하
고 제병수액하여 징철하고 청랭은 한에 개속하고 제구토산하고 폭주하여 하박
은 열에 개속이라. 고로 대요에 왈 병기를 근수하여 각각 그 속을 사하여 유자
로 구하고 무자로 구하며 성자는 책하고 허자도 책하여 오승을 필선하여 그 혈
기를 소하여 그 조달을 영하여 화평을 치라고 하니 차를 위함이니라.)

帝曰 善 夫百病之生也 皆生於風寒暑濕燥火 以之化之變也[1] 經
言盛者寫之 虛者補之 余錫以方士[2] 而方士用之 尚未能十全 余欲
令要道必行 桴鼓相應[3] 猶拔刺雪汗 工巧神聖[4] 可得聞乎 岐伯曰 審
察病機 無失氣宜[5] 此之謂也 帝曰 願聞病機何如 岐伯曰 諸風掉眩
皆屬於肝[6] 諸寒收引 皆屬於腎[7] 諸氣膹鬱 皆屬於肺[8] 諸濕腫滿 皆
屬於脾 諸熱瞀瘛 皆屬於火 諸痛癢瘡 皆屬於心 諸厥固泄 皆屬於
下[9] 諸痿喘嘔 皆屬於上[10] 諸禁鼓慄 如喪神守[11] 皆屬於火 諸痙項
強 皆屬於濕[12] 諸逆衝上 皆屬於火[13] 諸脹腹大 皆屬於熱[14] 諸躁狂越
皆屬於火[15] 諸暴強直 皆屬於風[16] 諸病有聲 鼓之如鼓 皆屬於熱[17]
諸病胕腫 疼酸驚駭[18] 皆屬於火 諸轉反戾 水液渾濁 皆屬於熱[19] 諸
病水液 澄澈清冷 皆屬於寒 諸嘔吐酸 暴注下迫[20] 皆屬於熱 故大要
曰 謹守病機 各司其屬 有者求之 無者求之 盛者責之 虛者責之 必
先五勝 疎其血氣 令其調達 而致和平 此之謂也

1) 以之化之變也(이지화지변야): 화(化)로 가고 변(變)으로 가다. 곧 화하고
   변하다. 기(氣) 속의 바른 것은 화(化)가 되고 기(氣) 속의 사특한 것은 변
   (變)이 되므로 화하고 변한다고 했다.

2) 余錫以方士(여석이방사): 나는 방사에게 주었다. 곧 의사(醫師)에게 주었
   다는 뜻. 석은 하사(下賜)의 뜻.

3) 要道必行桴鼓相應(요도필행부고상응): 중요한 도가 반드시 행해져서 북이

북채와 어울려 소리가 나는 것처럼 한다. 이론과 실기가 서로 부합되어 완벽한 치료를 이루는 것을 뜻한다.

4) 猶拔刺雪汗工巧神聖(유발자설오공교신성) : 침을 신속히 빼내고 더러운 것을 빨리 씻어나는 것과 같은 공(工)과 교(巧)와 신(神)과 성(聖)이 되는 의술을 뜻한 것이다. 공(工)은 진맥을 해 보고 아는 의사요 교(巧)는 물어보고 아는 의사요 신(神)은 귀로 들어보고 아는 의사요 성(聖)은 바라보고 병을 아는 의사이다.

5) 審察病機無失氣宜(심찰병기무실기의) : 병의 기틀을 살펴 보고 기의 마땅함을 잃는 일이 없어야 한다. 병기는 질병의 중추적인 역할을 하는 곳이다. 기의(氣宜)는 육기(六氣)가 주관하는 때에 적당하게 맞추는 것이다.

6) 諸風掉眩皆屬於肝(제풍도현개속어간) : 풍(風)의 종류가 여러 가지이므로 여러 가지의 풍〔諸風〕이라고 했다. 도현은 사지가 흔들리고 아찔하면서 빙빙 돌고 눈앞이 캄캄한 상태이다. 곧 풍목(風木)이 요동하고 앞을 가로막는 현상이다. 간(肝)은 목(木)에 속하므로 여기에 해당한다.

7) 收引皆屬於腎(수인개속어신) : 수는 거두어들이다. 인은 급히 당기다. 찬 물건은 수축(收縮)되는 수기(水氣)의 역할이 있다. 신(腎)은 수(水)에 속하고 그것의 화는 한(寒)이다. 대저 양기가 창달하지 못하면 영위(營衛)가 엉겨 모이고 형체가 구련하여, 모두가 거두어 당기는 데 이른다.

8) 膹鬱皆屬於肺(분울개속어폐) : 분은 가슴이 증기를 쐬듯이 답답한 것이고 울은 내달려 핍박함이다. 가을의 기가 높은 곳에서 서늘해지면 안개가 연기처럼 보이고 서늘함이 지극해지면 기가 열이 난다. 복합이 심하게 되면 기가 다하는데 그 물의 상을 징험해 보면 어느 소속인지 알 수 있다. 금기(金氣)의 작용이 이와 같다.

9) 諸厥固泄皆屬於下(제궐고설개속어하) : 모든 궐역(厥逆)하고 단단하고 쏟아지는 것은 하초에 소속된다. '궐(厥)은 역(逆)하는 것으로 음과 양의 두 증상이 있다. 양기가 아래에서 쇠하면 한궐(寒厥)이 되고 음기가 아래에서 쇠하면 열궐(熱厥)이 된다. 열궐은 발 아래가 열이 나고 한궐은 다섯 발가락에서 무릎 위까지 한(寒)하다. 고(固)는 견고한 것이니 소변이나 대변이 불통한 것이다. 설은 오줌과 대변이 쏟아지는 것을 조절하지 못하는 것이다. 하는 신(腎)을 뜻한다. 신(腎)은 오장의 아래에 있으면서 수화(水火)의 사령

을 겸하고 있다. 수(水)를 음정(陰精)이라 하고 화(火)를 명문(命門)이라
한다. 음정이 쇠하면 화(火)가 홀로 다스려 열궐(熱厥)이 있게 되고 명문이
쇠하면 수(水)가 홀로 다스려 한궐(寒厥)이 있게 된다. 신은 이음(二陰)에
서 구멍을 열어 주는 일을 주관하는데 신가(腎家)에서 수(水)가 쇠하고 화
(火)가 실하면 고(固)한 것이 되고 화(火)가 쇠하고 수(水)가 실하면 설하
게 된다.'라고 했다.

10) 諸痿喘嘔皆屬於上(제위천구개속어상) : 제위는 근위(筋痿)·육위(肉痿)·
맥위(脈痿)·골위(骨痿)의 구분이 있다. 대개 지체(肢體)가 위약(痿弱)한
것은 대부분 하부(下部)에 있으나 여기서 상에 속한다고 한 것은 폐(肺)는
상초(上焦)에 머물기 때문이다. 기가 급한 것이 천(喘)이며 병이 폐에 있다.
토하는데 물이 나오고 소리가 나는 것을 구(嘔)라고 하는데 병은 위구(胃口)
에 있다. 역(逆)하여 내리지 않는 것은 모두 상초(上焦)의 병이다.

11) 諸禁鼓慄如喪神守(제금고률여상신수) : 제금은 입이 다물어져 말하지 못
하는 것이다. 고률은 북이 울리듯이 차가운 기에 떠는 것이다. 여상신수(如喪
神守)는 신(神)의 지킴을 잃은 것과 같다. 곧 신이 주관하는 것을 잃어서 벌
벌 떨면서 말을 하지 못하다.

12) 諸痙項强皆屬於濕(제경항강개속어습) : 경은 수족이 당기는 것. 당기는 것
이 급하고 목과 등이 뻣뻣해지는 것은 족태양방광(足太陽膀胱)의 병이다. 방
광은 수습(水濕)의 부(府)이며 모두 습에 속한다.

13) 諸逆衝上皆屬於火(제역충상개속어화) : 모든 역이 상으로 치솟아 오르는
것은 다 화에 속한다. 치솟아 오르는 것은 화가 타오르는 것이다. 화(火)의
성질은 본래 치솟아 오르는 것이다. 모든 장(臟)과 모든 경(經)에 역기(逆
氣)가 있으면 음양의 허실이 같지 않게 된다. 양이 성하면 화가 실하고 양이
쇠하면 화가 허하다.

14) 諸脹腹大皆屬於熱(제창복대개속어열) : 모든 창만하고 배가 팽창하는 증
상은 족태음비경(足太陰脾經)의 병이다. 열과 습이 서로 쪄서 비토(脾土)가
병을 받은 것이므로 모두 열에 속한다.

15) 諸躁狂越皆屬於火(제조광월개속어화) : 조는 번조(煩躁)하여 편안하지
않은 것. 광은 광란(狂亂). 월(越)은 일상적인 것을 벗어나다. 열이 밖에서
성하면 팔다리가 조급하게 흔들리고 열이 안에서 번성하면 신지(神志)가 번

거룹고 조급해진다. 곧 화(火)가 폐에 들어가면 번혈이 나고 화가 신(腎)에
들어가면 조동(躁動)한다.

16) 諸暴强直皆屬於風(제폭강직개속어풍) : 풍은 양분(陽分)의 대근(大筋)
을 상하게 하므로 근육의 당김이 급해져서 갑자기 강직한다. 이는 풍이 심하
여 조금(燥金)의 화(化)를 겸하기 때문이다.

17) 諸病有聲鼓之如鼓皆屬於熱(제병유성고지여고개속어열) : 모든 병이 소리
가 있고 고동하는 것이 북소리와 같은 것은 다 열에 속한다. 고동함이 북소리
와 같다는 것은 창(脹)하여 소리가 나는 것이다. 이는 양기가 역(逆)한 것으
로 열(熱)에 속한다.

18) 諸病胕腫疼酸驚駭(제병부종동산경해) : 모든 병이 발이 붓고 동통하고 시
리고 깜짝깜짝 놀라다. 부는 발의 뜻으로 발이 붓다 또는 부종(浮腫)이라 했
다. 동산은 시큰거리고 아프다. 곧 화기가 경(經)에 울결하면 부종하는데 양
(陽)의 형상을 드러낸 것이다.

19) 諸轉反戾水液渾濁皆屬於熱(제전반려수액혼탁개속어열) : 전은 근육이 돌
아가다. 반은 뒤집히다. 여는 뒤틀리다. 수액은 소변이다. 곧 화(火)가 심하
여 금(金)을 제어하는데 목(木)을 평정할 수 없어 목(木)이 심하여 화(火)
와 협조하면 근육이 급히 당기거나 혹은 한쪽으로 당겨져 돌아가고 뒤집히고
뒤틀리게 된다. 소변이 혼탁한 것은 열이 나기 때문이다.

20) 暴注下迫(폭주하박) : 폭주는 갑자기 쏟아내는 것이다. 하박은 뱃속이 급박
하고 뒤가 무거운 것이다. 화의 성질은 급속하므로 갑작스럽게 쏟아내게 된
다. 또 화가 안으로 울결하면 속이 급하고 뒤가 무겁게 된다. 하박은 일설에
뒤가 무겁고 속이 급하여 핍박해서 아픈 것이라고 했다.

14. 음양(陰陽)에서 오미(五味)의 작용

황제가 말했다.

"좋은 말씀입니다. 다섯 가지 맛은 음양에서 어떻게 작용합니까?"

기백이 말했다.

"맵고 단 것은 발산하므로 양(陽)이 되고 시고 쓴 것은 솟아 새
어나가므로 음(陰)이 되며 짠맛은 솟아 새어나가므로 음이 되고

담박한 맛은 배어들어 새나가므로 양이 됩니다.

　이상 여섯 가지는 혹은 수렴(收斂)해 주고 혹은 발산시켜 주고 혹은 완화시켜 주고 혹은 급극(急劇)하게 해 주고 혹은 건조하게 해 주고 혹은 윤택하게 해 주고 혹은 연(耍)하게 해 주고 혹은 견실하게 해 줍니다. 이로운 것으로써 행하여 그 기를 조절하여 평화롭게 해 줍니다."

　"기(氣)를 잘 조절하지 못해 얻어진 병을 치료할 때는 어떻게 해야 합니까? 또 독(毒)이 있거나 독이 없는 약물은 어떤 것을 먼저 쓰고 어떤 것을 뒤에 써야 하는지 그 도를 듣고자 합니다."

　"독이 있거나 독이 없는 약을 사용할 때는 질병 치료를 위주로 하여 크게 복용시킬 것인가 작게 복용시킬 것인가로 제제(制劑)를 삼아야 합니다."

　"청컨대 그 제제에 대해 말씀해 주시겠습니까?"

　"군(君)이 하나에 신(臣)이 둘은 제제의 소제(小制)이며 군이 하나에 신이 셋에 좌(佐)가 다섯은 제제의 중제(中制 : 中劑)이며 군이 하나에 신이 셋에 좌가 아홉은 제제의 대제(大制)입니다.

　한(寒)한 것은 열나게 하고 열이 있는 것은 한(寒)하게 하고 미약한 것은 역(逆)하게 하고 심한 것은 따르게 하고 견실한 것은 삭감시켜 주고 손님으로 들어온 것은 제거시켜 주고 피곤한 것은 따뜻하게 해 주고 맺혀 있는 것은 흩어지게 하고 머물러 있는 것은 쳐서 다스리고 건조한 것은 적셔 주고 급한 것은 완화시켜 주고 흩어진 것은 수렴시켜 주고 손상당한 것은 따뜻하게 해 주고 편안한 것은 행하게 하고 놀란 것은 평화롭게 해 주고 때로는 위로 오르게 하고 때로는 아래로 내리게 하고 주물러 주고 목욕시켜 주고 박하게 하고 으르고 열어 주고 발산시켜 주어, 병의 정황에 적절하게 하는 것으로 법을 삼습니다."

　"무엇을 역(逆)한다 하고 종(從)한다고 하는 것입니까?"

　"역(逆)이란 정상적으로 치료하는 것이고 종(從)이란 반대로 치료하는 것인데 적은 것을 따르고 많은 것을 따르는 일은 그 병의 정황을 관찰하여 행합니다."

"반대로 치료함이란 어떤 것을 말합니까?"

"열로 인한 병에는 한(寒)을 사용하고 한으로 인한 병에는 열을 사용하며 색(塞)으로 인한 병에는 색(塞)을 사용하고 통(通)으로 인한 병에는 통(通)을 사용하여, 반드시 그 주된 것을 굴복시켜서 그 원인을 먼저 제거하는 것입니다.

그 처음에는 함께 하지만 그 끝에는 달라지니 가히 적(積:積聚)을 파쇄하고 가히 단단한 것을 무너뜨리며 가히 화(和)한 기를 만들며 가히 반드시 치료되는 것입니다."

"훌륭한 말씀입니다. 기가 조화되었는데도 병을 얻은 자는 어떻게 해야 합니까?"

"역(逆)하게 하거나 따르게 하거나 거역하게 하고 뒤에 따르게 하거나 따르게 하고 뒤에 거역하게 하여, 기를 소통시켜서 조화되게 하는 것이 원칙입니다."

"좋은 말씀입니다. 속에서 발생한 질병과 밖에서 발생한 질병은 어떻게 해야 합니까?"

"안에서 시작하여 밖으로 번지는 질병은 그 안을 조절하고 밖에서 시작하여 안으로 번지는 질병은 그 밖을 치료합니다. 또 안에서 시작하여 밖으로 나와 밖이 번성한 질병은 먼저 그 안을 조절하고 뒤에 그 밖을 치료하며 밖에서 시작하여 안으로 들어와 안이 번성한 질병은 먼저 그 밖을 치료하고 뒤에 그 안을 조절합니다. 안과 밖이 서로 미치지 않았으면 주된 병을 치료합니다."

(제왈 선하다. 오미가 음양에 용은 하여오? 기백왈 신감은 발산하여 위양하고 산고는 용설하여 위음하고 함미는 용설하여 위음하고 담미는 삼설하여 위양이라. 육자는 혹수하고 혹산하고 혹완하고 혹급하고 혹조하고 혹윤하고 혹연하고 혹견하여 소리로 행하여 기기를 조하고 기평을 사함이라. 제왈 비조기하여 득자는 치함을 내하오? 유독하고 무독함은 하선하고 하후오? 기도를 원문하노라. 기백왈 유독하고 무독은 소치를 위주요 대소에 적하여 위제니라. 제왈 기제를 청언하노라. 기백왈 군일하고 신이는 저의 소요 군일하고 신삼하며 좌오는 제의 중이요 군일하고 신삼하며 좌구는 제의 대니라. 한자는 열하고 열자는 한)

하고 미자는 역하고 심자는 종하고 견자는 삭하고 객자는 제하고 노자는 온하
고 결자는 산하고 유자는 공하고 조자는 유하고 급자는 완하고 산자는 수하고
손자는 온하고 일자는 행하고 경자는 평하고 상하며 하하고 마하며 욕하고 박
하며 겁하며 개하며 발하여 적사를 위고니라. 제왈 하위를 역종고? 기백왈 역
자는 정치며 종자는 반치며 종소하고 종다하여 기사를 관이니라. 제왈 반치를
하위오? 기백왈 열인에 한용하고 한인에 열용하고 색인에 색용하고 통인에 통
용하여 필히 그 소주를 복하고 그 소인을 선하여 기시즉 동하고 기종즉 이하여
파적을 가사하고 궤견을 가사하고 기화를 가사하고 필이를 가사니라. 제왈 선
하다. 기조하되 득자는 하여오? 기백왈 역하고 종하고 역하되 종하고 종하되 역
하여 소기하고 영조즉 기도니라. 제왈 선하다. 병의 중외는 하여오? 기백왈 종
내의 외자는 기내를 조하고 종외의 내자는 기외를 치하고 종내의 외하되 외에
성한 자는 기내를 선조하고 기외를 후치하며 종외의 내하되 내에 성한 자는 기
외를 선치하고 기내를 후조하며 중외로 불상급즉 주병을 치니라.)

　帝曰 善 五味陰陽之用何如 岐伯曰 辛甘發散爲陽 酸苦涌泄[1]爲
陰 鹹味涌泄爲陰 淡味滲泄[2]爲陽 六者或收或散 或緩或急 或燥或
潤 或耎或堅 以所利而行之 調其氣 使其平也 帝曰 非調氣而得者[3]
治之奈何 有毒無毒 何先何後 願聞其道 岐伯曰 有毒無毒 所治爲
主 適大小爲制也 帝曰 請言其制 岐伯曰 君一臣二 制之小也 君一
臣三佐五 制之中也 君一臣三佐九 制之大也 寒者熱之 熱者寒之[4]
微者逆之 甚者從之[5] 堅者削之 客者除之 勞者溫之[6] 結者散之 留
者攻之 燥者濡之 急者緩之 散者收之 損者溫之 逸者行之 驚者平
之 上之下之 摩之浴之 薄之劫之 開之發之[7] 適事爲故 帝曰 何謂逆
從 岐伯曰 逆者正治 從者反治 從少從多 觀其事也 帝曰 反治何謂
岐伯曰 熱因寒用 寒因熱用[8] 塞因塞用 通因通用[9] 必伏其所主 而
先其所因[10] 其始則同 其終則異 可使破積 可使潰堅 可使氣和 可使
必已 帝曰 善 氣調而得者[11]何如 岐伯曰 逆之 從之 逆而從之 從而
逆之 疎氣令調 則其道也 帝曰 善 病之中外何如 岐伯曰 從內之外
者 調其內 從外之內者 治其外[12] 從內之外而盛於外者 先調其內而
後治其外 從外之內而盛於內者 先治其外而後調其內[13] 中外不相及

則治主病[14]

1) 涌泄(용설) : 용은 토(吐)하다, 설은 사(瀉)하다의 뜻이다.

2) 滲泄(삼설) : 소변을 원활하게 하고 규(竅)를 통하게 하다의 뜻. 새어나가다.

3) 非調氣而得者(비조기이득자) : 여러 해설이 있다. 첫째는 기를 조절함을 잃어 병을 얻은 것이다. 두 번째는 안의 기가 조화를 잃어서 얻어진 병을 치료하는 법. 세 번째는 병에서 기로 인하여 얻어진 것이 아닌 병을 뜻한다. 넷째는 기를 조절하여 화평을 얻을 수 없다면 마땅히 약으로 다스려야 함을 말한다. 등등 여러 설이 있다. 특히 왕빙(王冰)의 주석에는 '병이 발생하는 종류에는 네 가지가 있다. 하나는 비로소 기가 변동함으로 인하여 안으로 이루어지는 것이 있고 둘은 기가 동함으로 인하여 밖으로 이루어지는 것이 있고 셋은 비로소 기가 동함으로 인한 것이 아니면서 병이 안에서 생기는 것이 있고 넷은 기가 동함으로 인한 것이 아니면서 병이 밖에서 발생하는 것이 있다.' 라고 했는데 광의의 해석이 아닌가 한다.

4) 寒者熱之熱者寒之(한자열지열자한지) : 열약(熱藥)으로는 한병(寒病)을 치료하고 한약(寒藥)으로는 열병(熱病)을 다스리는 것. 이것은 바르게 다스리는 법이다.

5) 微者逆之甚者從之(미자역지심자종지) : 미미한 병은 정치법(正治法 : 逆)으로 하고 병이 심한 것은 반치법(反治法)으로 한다. 곧 병이 미미하면 열병이면 한(寒)으로 다스리고 한병이면 열로 다스리며, 병이 심하면 이열치열(以熱治熱)과 이한치한(以寒治寒)의 법을 쓴다.

6) 溫之(온지) : 보(補)하는 것이다. 보약은 대부분 달고 따뜻한 것에 속한다. 사약(瀉藥)은 대부분 쓰고 찬 것에 속한다.

7) 上之下之~開之發之(상지하지~개지발지) : 상지는 위로 토해내는 것이고 하지는 아래로 쏟아내는 것이고, 마는 고마(膏廳)를 사용하여 땀을 취하는 것으로 고마는 고약(膏藥)이다. 욕(浴)이란 탕액(湯液)을 써서 담그게 하는 것이다. 박지는 숨이 감추어져 있는 것을 추적하는 것이고 겁지는 강성한 것을 빼앗아 주는 것이고 개지는 열어 주는 것이고 발지는 발산시키는 것이다.

8) 熱因寒用寒因熱用(열인한용한인열용) : 열로 인한 병은 한약(寒藥)으로 다스리고 한(寒)으로 인한 병은 열약(熱藥)으로 다스린다. 또 대한(大寒)이 속에 맺혀 있으면 열(熱)로 공략하는데 열약(熱藥)을 냉(冷)하게 하여 복용

시켜서 치료하고, 대열(大熱)이 속에 쌓여 있으면 한약(寒藥)으로 공략하여 다스리는데 한약(寒藥)을 열(熱)하게 하여 복용시킨다고 했다.

9) 塞因塞用通因通用(색인색용통인통용) : 색인색용은, 예를 들면 하기(下氣)가 허핍(虛乏)하고 중초(中焦)의 기가 막혀 있을 경우 만(滿)한 것을 흐트러뜨리려 하면 더욱 그 아래를 허하게 하고 그 아래를 보하려 하면 만(滿)한 것이 심해진다. 그 근본을 알지 못하고 먼저 그 가득한 것을 공략해서 약의 투입을 혹 줄이거나 약과(藥過)가 그대로이면 기가 반드시 더욱 허해져 병이 점점 심해진다. 적게 복용하면 막힘이 더하고 많이 복용하면 통하지 못한다. 이에 그 아래를 강하게 보해 주어 그 중을 소통시켜 열어 주면 아래의 허한 것이 실해지고 중만(中滿)한 것도 저절로 제거된다. 통인통용은, 예를 들면 큰 열이 안에 축적되어 있거나 큰 한(寒)이 안에 응결되어 취적하고 유체하며 쏟아짐이 그치지 않는 경우와 같을 때 사용하는 법이다. 한(寒)이 적체되었을 때는 열로 내려 주고 열이 적체한 것은 한(寒)으로 내려 주는 것이다. 곧 색인색용은 속이 가득하면서 아래가 허할 때에는 그 허한 것을 보해 주는 방법을 사용하는 것이고 통인통용은 속이 실하면서 아래로 쏟아질 때에는 그 실한 것을 소통시켜 주는 방법을 사용하는 것이다. 일설에는 거짓으로 색한 것처럼 보이는 병에는 보익(補益)하는 약을 쓰고 거짓으로 통하는 병처럼 보일 때에는 통리(通利)하게 하는 약을 쓴다고 했다.

10) 必伏其所主而先其所因(필복기소주이선기소인) : 복기소주는 병의 근본을 제어하여 굴복시키는 것이요, 선기소인은 병의 원인을 먼저 구하는 것이다.

11) 氣調而得者(기조이득자) : 기가 조화되었는데도 병을 얻은 자를 뜻하며, 이는 천시(天時)로 인한 것이거나 혹은 뜻하지 않은 원인으로 인한 것이다.

12) 從內之外者~治其外(종내지외자~치기외) : 종내지외자는 안에서 병이 나서 밖으로 번지는 것이다. 마땅히 그 안부터 조절시켜야 한다. 종외지내자는 밖에서 병을 얻어 안까지 미치는 것이다. 마땅히 그 밖을 다스려야 한다. 내병(內病)은 장부(臟腑)에서 구하는 것이므로 조리(調理 : 조절)라고 표현하고 외병은 기주(肌腠)에서 구하는 것이므로 치(治 : 치료하다)라고 표현한 것이다.

13) 從內之外而盛於外者~先治其外而後調其內(종내지외이성어외자~선치기외이후조기내) : 종내지외이성어외자는 안에서 밖으로 나온 것이 밖에서

강성해졌다는 뜻이며, 이는 안에서 원인이 되어 발생한 병이 밖으로 발하여
외사(外邪)와 서로 합하여 밖에서 성해진 것이다. 마땅히 먼저 그 내병을 조
리하고 난 뒤에 외사를 다스린다. 종외지내이성어내자는 밖에서 안으로 들어
와 안에서 성해진 것이다. 이는 외인(外因)의 사기가 안으로 미쳐서 내병(內
病)과 서로 합하여 안에서 성한 것이다. 마땅히 그 외사를 먼저 치료하고 난
뒤에 그 내병(內病)을 조리해야 한다. 이것이 안과 밖을 조리하고 치료하는
방법이다.

14) 中外不相及則治主病(중외불상급즉치주병) : 내병(內病)은 안에 있고 외
병(外病)은 밖에 있어서 안과 밖이 서로 미치지 않게 되면 그 주(主)된 병을
치료한다. 예를 들어 병이 안에만 있고 외사에 감촉되지 않았거나 또 외사에
만 감촉되고 내병(內病)이 없어서 중외(中外)가 서로 미치지 않았으면 마땅
히 그 주된 병만 치료할 뿐이라는 뜻이다.

15. 오한(惡寒)이 나고 발열하는 기간

황제가 말했다.

"훌륭한 말씀입니다. 화열(火熱)이 복(復 : 보복)하면 오한(惡
寒)이 나고 발열(發熱)하여 마치 학질(瘧疾)과 비슷한 증상이
있는데 혹은 하루 만에 발하고 혹은 수일(數日) 만에 발하는 까
닭은 무엇입니까?"

기백이 말했다.

"승(勝)하고 복(復)하는 기(氣)가 모여서 만나는 때에는 음과
양의 많고 적음이 있습니다. 음기가 많고 양기가 적으면 발작하
는 날이 멀고 양기가 많고 음기가 적으면 발작하는 날이 가까운
것입니다. 이러한 일은 승기(勝氣)와 복기(復氣)가 서로 침로해
서 음기와 양기가 성해지고 쇠해지는 절도이니 학질 또한 똑같은
방법입니다."

"논(論)에 말하기를 '한(寒)을 치료하는 데는 열(熱)로써 하
고 열을 치료하는 데는 한으로써 한다.' 라고 했는데 방사(方士)
들은 승묵(繩墨 : 법칙)을 폐기하지도 못하면서 그 도를 바꿉니

다. 열병(熱病)을 앓는데 한(寒)하게 해도 열나는 것이 있고 한병(寒病)을 앓는데 열로써 치료해도 한한 것이 있습니다. 이 두 가지 증후가 모두 있고 새로운 병이 다시 발생한다면 어떻게 치료해야 합니까?"

"모든 열병을 한(寒)한 약으로 치료하는데도 열나는 자는 진음(眞陰)이 부족한 것이니 음(陰)을 길러 주고 모든 한병(寒病)을 열(熱)한 약으로 치료하는데도 한(寒)한 자는 진양(眞陽)이 부족한 것이니 양(陽)을 보해 줍니다. 이른바 '그것이 소속되어 있는 데에서 구하는 것' 입니다."

"좋은 말씀입니다. 한(寒)하게 하는 약을 복용했는데 도리어 열이 나고 열나게 하는 약을 복용했는데 도리어 한(寒)한 까닭은 무엇입니까?"

"그 질병의 왕성한 기(氣)만 다스렸기 때문에 반대되는 결과가 나타난 것입니다."

"왕성한 기(氣)만 다스리지 않았는데도 그러한 까닭은 무엇입니까?"

"전체를 아우른 질문이십니다. 다섯 가지 맛의 소속을 정확히 하지 않고 다스렸기 때문입니다. 다섯 가지 맛은 위(胃)에 들어오면 각각 좋아하는 곳으로 돌아가니 그 돌아가는 곳을 즐겨 다스립니다.

신것은 먼저 간(肝)으로 들어가고 쓴것은 먼저 심(心)으로 들어가고 단것은 먼저 비(脾)로 들어가고 매운것은 먼저 폐(肺)로 들어가고 짠것은 먼저 신(腎)으로 들어갑니다. 각각의 맛은 오래 지속되면 기를 더해 주어 물(物)이 화(化)하는 떳떳함이 됩니다. 그러나 기를 더해 주는 일이 너무 오래되면 요절(夭折)하는 원인이 됩니다."

"좋은 말씀입니다. 방제(方制)에서 군(君)과 신(臣)은 무엇을 말하는 것입니까?"

"병을 치료하는데 주관하여 치료하는 것을 군약(君藥)이라 하고 군약을 보좌하는 것을 신약(臣藥)이라 하고 신약에 응하는 것을 사(使)라고 합니다. 이는 상(上)·중(中)·하(下) 삼품(三品)을 이르는 것이 아닙니다."

"삼품(三品)은 무엇을 말하는 것입니까?"

"약의 좋고 나쁜 특성을 꿰뚫어 밝혀 놓은 것입니다."

"훌륭한 말씀입니다. 병의 안과 밖은 어떻게 구분합니까?"

"기를 조리(調理)하는 방법은 반드시 음과 양으로 분별하고 중(中)인가 외(外)인가를 정하여 각각 그 곳을 지키게 합니다.

내병(內病)이면 안을 치료하고 외병(外病)이면 밖을 다스리며, 미약하면 조리(調理)하고 그 다음에 평화롭게 하며, 성하면 빼앗고 땀나게 하고 쏟게 하며, 한(寒)과 열(熱)과 온(溫)과 양(凉)에는 각각 소속되는 것에 따라서 쇠하게 하고 그 이로운 바에 따라서 도 삼가기를 법 따르듯이 합니다. 이렇게 하면 만 가지 일에 만전(萬全)을 기하여 기혈이 바르고 평화롭게 되리니 길이 천명(天命)을 가질 수 있는 것입니다."

"매우 훌륭한 말씀입니다."

(제왈 선하다. 화열이 복에 오한하고 발열하여 학상이 유여하여 혹은 일일발하고 혹은 간수일발은 기고가 하오? 기백왈 승복의 기는 회우의 시에 유다소니라. 음기가 다하고 양기가 소즉 기발이 일원하고 양기가 다하고 음기가 소즉 기발이 일근이니 차는 승복이 상박하여 성쇠의 절이니 학이 역동법이니라. 제왈 논언에 치한에 이열하고 치열에 이한이라 하니 방사가 승묵을 불능폐하고 기도를 경이라. 유병열자는 한하되 열하고 유병한자는 결하되 한하니 이자가 개재한데 신병이 부기하면 내하치오? 기백왈 제한에 열자는 음에서 취하고 열한데 한자는 양에서 취하니 소위 기기소속을 구함이니라. 제왈 선하다. 복한에 반열하고 복열에 반한은 기고가 하오? 기백왈 그 왕기를 치하여 시이로 반이니라. 제왈 불치왕인데 연자는 하오? 기백왈 실호재라 문여. 오미의 속을 불치니라. 대저 오미는 입위하여 각각 소희공으로 귀하니 산은 간으로 선입하고 고는 심으로 선입하고 감은 비로 선입하고 신은 폐로 선입하고 함은 신으로 선입하여 구하여 증기하여 물화의 상이요 기증을 구하면 요여 유니라. 제왈 선하다. 방제의 군신은 하위오? 기백왈 주병을 위군이요 좌군을 위신이요 응신을 위사니 상

하의 삼품을 위함이 아니니라. 제왈 삼품은 하위오? 기백왈 선악의 수관을 명
한 바니라. 제왈 선하다. 병의 중외는 하여오? 기백왈 조기의 방은 음양을 필별
하여 그 중외를 정하여 각각 기향을 수니라. 내자는 내치하고 외자는 외치하고
미자는 조케 하고 기차는 평케 하고 성자는 탈케 하고 한케 하며 하케 하고 한
열과 온량은 이속으로 쇠케 하여 그 유리를 수하여 근도가 여법하여 만거에 만
전케 하여 기혈이 정평하면 장에 유천명이니라. 제왈 선하다.)

  帝曰 善 火熱復 惡寒發熱有如瘧狀 或一日發 或間數日發 其故
何也[1] 岐伯曰 勝復之氣 會遇之時 有多少也 陰氣多而陽氣少 則其
發日遠 陽氣多而陰氣少 則其發日近 此勝復相薄盛衰之節 瘧亦同
法[2] 帝曰 論言治寒以熱 治熱以寒 而方士不能廢繩墨 而更其道也
有病熱者 寒之而熱 有病寒者 熱之而寒 二者皆在 新病復起 奈何
治 岐伯曰 諸寒之而熱者取之陰[3] 熱之而寒者取之陽 所謂求其所
屬也[4] 帝曰 善 服寒而反熱 服熱而反寒 其故何也 岐伯曰 治其王[5]
氣 是以反也 帝曰 不治王而然者 何也 岐伯曰 悉乎哉問也 不治五
味屬[6]也 夫五味入胃 各歸所喜攻[7] 酸先入肝 苦先入心 甘先入脾
辛先入肺 鹹先入腎 久而增氣 物化之常也 氣增而久 夭之由也[8] 帝
曰 善 方制君臣 何謂也 岐伯曰 主病之謂君 佐君之謂臣 應臣之謂
使[9] 非上下三品之謂也[10] 帝曰 三品何謂 岐伯曰 所以明善惡之殊
貫[11]也 帝曰 善 病之中外[12]何如 岐伯曰 調氣之方[13] 必別陰陽 定其
中外 各守其鄉 內者內治 外者外治 微者調之[14] 其次平之[15] 盛者奪
之 汗者下之[16] 寒熱溫凉 衰之以屬 隨其攸利 謹道如法 萬擧萬全
氣血正平 長有天命[17] 帝曰 善

1) 火熱復～其故何也(화열복～기고하야) : 오한(惡寒)과 발열(發熱)은 대부
   분 밖에서 감염되어 발병하는 경우가 많다. 그러나 풍한(風寒)으로 인한 것
   이 아닌데도 화열(火熱)이 안으로 성하여 또한 오한하고 발열하는데 그것이
   발작하는 시기가 있다. 그 증상이 학질과 같지만 실제로는 학질이 아니므로
   황제가 특별히 물은 것이다.

2) 勝復之氣～瘧亦同法(승복지기～학역동법) : 인체의 음양내외(陰陽內外)
   를 논하였다. 화열은 화열(火熱)로 인하여 병이 되는 것을 말하는데 화열은

인체의 기를 상하게 한다. 그러므로 병이 기에 있고 경(經)에 있지 않다. 앞에서 오한발열하여 학의 증상과 같다는 것은 음양내외가 상승(相乘)한 것이다. 양이 밖에 있는데 음이 가서 올라타면 오한하고 음이 안에 있을 때 양이 가서 올라타면 발열한다. 혹은 하루 만에 발하고 혹은 여러 날 만에 발하는 것은 음양이 승하고 복하는 기가 만나는 때에 따라 많고 적음이 있기 때문이다. 음기가 많고 양기가 적으면 화열(火熱)이 음이 오래 머물러 있으므로 그 발하는 날이 멀다. 양기가 많고 음기가 적으면 열이 양기를 따라서 항상 밖에서 성하므로 그것이 발하는 날이 가깝다. 음양의 승복이 일어나고 성쇠함에 절(節)이 있을 따름이다. 학(瘧)은 외음(外淫)의 사기(邪氣)에 감촉되어 발하는 질병이다.

3) 取之陰(취지음) : 음에서 취하다. 음을 길러 주다의 뜻.

4) 求其所屬也(구기소속야) : 그 소속된 바에서 구한다. 그것이 소속되어 있는 근원에서 구하다. 곧 화(火)의 원천(源臭)을 더해 주어 음예(陰翳)를 없애고 수(水)의 주관을 씩씩하게 하여 양광(陽光)을 제어하는 등의 일이다.

5) 王(왕) : 왕(旺)과 같다.

6) 五味屬(오미속) : 다섯 가지 맛이 오장(五臟)에 귀속되는 것을 뜻한다. 일설에는 다섯 가지 맛이 각각 소속된 곳으로 들어가는데 이것을 일러 미속(味屬)이라 한다고 했다.

7) 喜攻(희공) : 즐겨하는(좋아하는) 곳을 공략하다. 또는 공략하기를 즐겨하다 라고도 한다. 어떤 이는 공(攻)을 고(故)로도 보았다. 뜻이 통한다.

8) 氣增而久天之由也(기증이구요지유야) : 기가 더해짐이 오래되면 요절함으로 말미암는다. 곧 장기가 지나치게 편성(偏盛)하게 되어 그것이 오래되면 요절하는 원인이 된다는 것이다.

9) 主病之謂君〜應臣之謂使(주병지위군〜응신지위사) : 주병(主病)은 병을 주관하는 것. 군은 병을 다스리는 중요한 약으로 맛의 수량은 적고 분량은 무거우며 군약에 주로 의지하는지라 군(君 : 主)으로 삼았다. 신(臣)은 군(君)을 도와 주는 역할을 하며 맛의 수는 다소 많으나 분량은 다소 가벼우며 군(君 : 主)이 미치지 못하는 것을 바로잡아 주는 역할을 한다. 사(使)란 신(臣)에 응하는 것이며 맛의 수는 일정하지 않고 변동이 있으며 분량은 더욱 가볍고 통행을 인도하는 사(使)의 역할을 한다.

10) 上下三品之謂也(상하삼품지위야) : 상중하(上中下)의 3등급을 뜻한다. 신
농본초경(神農本草經)에서는 '365종으로 하늘을 삼아 일주(一周)하는 수
에 응한다.'라고 했다.

11) 善惡之殊貫(선악지수관) : 좋고 나쁜 특성을 꿰뚫어 놓았다. 곧 약의 독성
이 얼마나 있고 어떤 것은 어느 성분이 뛰어나고 무엇 무엇이 좋고 하는, 각
각의 특성을 꿰뚫어 놓았다는 뜻.

12) 中外(중외) : 표리(表裏)이다.

13) 方(방) : 방법이다. 곧 조기법(調氣法)을 말한다.

14) 微者調之(미자조지) : 미미한 것은 조리하다. 증세가 미약하면 조절하는 방
법을 사용한다. 곧 소한(小寒)의 기는 따뜻한 것으로 화(火)하게 하고 소열
(小熱)의 기는 서늘한 것으로 화하게 하는 방법을 뜻한다.

15) 其次平之(기차평지) : 그 다음은 평(平)하게 하다. 곧 대한(大寒)의 기는
열로 평하게 하고 대열의 기는 한(寒)으로 평하게 하는 것을 말한다.

16) 盛者奪之汗者下之(성자탈지한자하지) : 성한 것은 빼앗는다. 곧 사기가 심
하면 마땅히 공략하여 그것을 빼앗아 주는 것이다. 땀이 나게 해 주고 내려
주다. 한자(汗者)는 한지(汗之)의 잘못이라고 했다.

17) 長有天命(장유천명) : 길이 타고난 운명을 다 마칠 것이라는 뜻.

제23권 황제내경소문
(黃帝內經素問第二十三卷)

제75편 저지교론(著至教論篇第七十五)

저(著)는 나타내다, 짓다, 기록하다의 뜻이 있다. 지교(至敎)는 지극한 가르침이다. 저지교론(著至敎論)은 지극한 가르침을 논한 것을 기록했다는 뜻이다.

황제(黃帝)는 성군(聖君)이다. 성군에 대한 예우(禮遇)를 다하여 신하인 뇌공(雷公)이 질문하고 황제가 답변했는데 의(醫)를 배우는 방법과 그 이론에 관한 내용이다.

의(醫)는 본래 천문(天文)과 지리(地理)와 인사(人事)에 달통하여 그것을 바탕으로 의도(醫道)에 접해야 한다고 지적하고 삼양(三陽)에 병이 발생하는 것을 추가로 설명하였다.

1. 후세의 보배가 될 의도론(醫道論)

황제(黃帝)가 명당(明堂 : 조정의 집무실)에 앉아 있을 때 뇌공(雷公)을 불러서 물었다.

"그대는 의(醫)의 도(道)를 아는가?"

뇌공이 대답했다.

"외우되 이해하지는 못하고 이해가 되면 조리(條理)를 분별하는 데 능하지 못하고 조리를 분별하게 되면 명백하게 밝히는 데 능하지 못하고 명백하게 밝히게 되면 밝게 드러내는 데 능하지 못합니다. 이에 여러 관리를 치료하는 데 만족할 뿐이요 후(侯)나 왕(王)을 치료하는 데는 부족합니다. 원컨대 하늘의 도수를 건립하는 법〔樹天之度 : 나무 기둥을 세워서 그 그림자를 측정하여 네 계

절을 분별함)을 전수받아서 네 계절의 음과 양이 합치되게 하고 성
신(星辰 : 五星과 二十八宿)과 일월(日月)의 빛을 구별하여 경술
(經術)을 밝게 드러내어, 후세가 더욱 밝아지게 하고 위로는 신
농(神農)임금에게 통하게 하여, 지극한 가르침을 기록하여 복희
(伏羲)와 신농(神農)의 이황(二皇)에 견주도록 하겠습니다."
　　황제가 말했다.
　　"훌륭하다! 이를 잊어서는 안 된다. 이것은 모두 음양과 표리
(表裏)와 상하와 자웅(雌雄)이 서로 경혈과 응하는 것이다. 의
도(醫道)는 위로는 천문(天文)을 알아야 하고 아래로는 지리(地
理)를 알아야 하고 가운데로는 인사(人事)를 알아야 오래도록
유지할 수 있으며 뭇 사람들을 가르쳐도 또한 의심하지 않을 것
이니, 의도론편(醫道論篇)은 오롯이 후세에 전해지고 보배로 삼
게 될 것이다."

　　(황제 좌명당하여 뇌공을 소하여 문지왈 자는 의의 도를 지아? 뇌공대왈 송
하여 자못 능해나 해하되 미능별하고 별하되 미능명하고 명하되 미능창하여 족
히 군료를 치하나 후왕을 지함에는 부족함이니. 원컨대 수천의 도를 득수하
여 사시의 음양을 합하고 성신과 일월광을 별하여 경술을 창하여 후세를 익명
하며 상으로 신농을 통할지니 지교를 저하여 이황에 의이니다. 제왈 선하다. 무
실이니라. 차는 다 음양표리와 상하자웅이 상수응이니 도는 상으로 천문을 지
하고 하로 지리를 지하고 중으로 인사를 지캐야 가히 장구하며 중서를 교함에
또한 불의태하여 의도론편이 후세에 가전하고 가히 귀보니라.)

　　黃帝坐明堂[1] 召雷公[2]而問之曰 子知醫之道乎 雷公對曰 誦而頗[3]
能解 解而未能別 別而未能明 明而未能彰[4] 足以治群僚 不足至[5]侯
王 願得受樹天之度[6] 四時陰陽合之 別星辰與日月光 以彰經術 後
世益明 上通神農 著至教疑[7]於二皇[8] 帝曰 善 無失之 此皆陰陽表裏
上下雌雄 相輸應也 而道上知天文 下知地理 中知人事 可以長久 以
教衆庶 亦不疑殆[9] 醫道論篇 可傳後世 可以爲寶
1) 明堂(명당) : 고대(古代) 중국에서 왕이 정무를 보던 곳. 곧 궁궐 안의 왕의

집무처. 왕국은 중앙에 위치하며 사방으로 1천 리인데 중앙에 명당(明堂 : 왕궁)을 세워서 왕이 제후를 접견하고 정사를 보았다.

2) 雷公(뇌공) : 황제(黃帝)의 신하이며 음악 이론에 출중했다고 전한다.

3) 頗(파) : 미(未)의 오자(誤字)라고 했다.

4) 彰(창) : 현저하게 드러내지 못하다. 단 알고 이해하는 수준에 불과할 뿐 묘용(妙用)에 이르지 못한 것이다. 양상선(楊上善)은 말하기를 '배우는 도(道)가 다섯이 있는데 첫째는 외우는 것〔誦〕이고, 둘째는 이해하는 것〔解〕이고, 셋째는 변별하는 것〔別〕이고, 넷째는 밝히는 것〔明〕이고, 다섯째는 드러내는 것〔彰〕이다.' 라고 했다.

5) 至(지) : 치(治)의 오자(誤字)라고 했다.

6) 樹天之度(수천지도) : 하늘의 도를 건립하다. 하늘의 도가 확립되면 네 계절의 음양의 질서가 합할 수 있고 일월성신(日月星辰)의 빛을 분별할 수 있고 그로 인하여 경술을 밝힐 수 있다. 상고 시대에는 8척(尺) 되는 말뚝을 세워서 해 그림자의 기울고 바른 것과 길고 짧은 것을 헤아려 네 계절을 정하였다.

7) 疑(의) : 의(擬)와 같다. 견주다. 복희·신농·황제의 서(書)를 삼분(三墳)이라 한다.

8) 二皇(이황) : 복희(伏羲)와 신농(神農) 두 황제(皇帝)를 뜻한다.

9) 殆(태) : 회의(懷疑)의 뜻이 있다.

2. 삼양(三陽)은 지극히 강성한 양(陽)

뇌공이 말했다.

"바라옵건대 도(道)를 전수받아 외고 외워서 이해하려 노력하고자 합니다."

황제가 말했다.

"그대는 음양전(陰陽傳)에 대하여 듣지 못하였는가?"

"알지 못합니다."

"대저 삼양(三陽 : 手足太陽經)은 하늘로써 업(業)을 삼는다. 위와 아래가 일정함이 없어서 안팎의 사(邪)가 합쳐져 질병이 이르게 되면 치우쳐 음과 양을 해치게 되는 것이다."

"삼양(三陽)은 대적할 것이 없다고 하는데 청컨대 그 설명을 듣고자 합니다."

"삼양(三陽 : 太陽)이 홀로 이른다는 것은 삼양(三陽)이 함께 이르는 것이다. 함께 아울러 이르게 되면 바람과 비와 같아서 위로는 전질(巓疾)이 되고 아래로는 누병(漏病 : 새다)이 되는 것이다. 밖으로는 언제 병으로 변화할 지 기약이 없고 안으로는 바르게 할 방법이 없으며 경기(經紀 : 일반적 규율)에도 맞지 않아 진단하는 데 위와 아래가 없으니, 서(書 : 陰陽傳)의 내용으로 분별해야 한다."

"신(臣)은 치료하면 가끔 낫는 것도 있어서 신의 뜻을 설명할 따름입니다."

"삼양(三陽)이란 지나치게 왕성한 양(陽)이다. 쌓여서 함께 하면 양이 성하여 놀라게 된다. 또 병이 일어나는 것이 빠른 바람과 같고 이르는 것이 천둥 소리가 갑자기 요란한 것과 같아서 아홉 구멍〔九竅〕이 다 막히고 양기는 흘러 넘쳐 수액(水液)이 말라 목 구멍과 목이 건조하여 막힌다. 이 때 음(陰)과 한 데 합쳐지면 위 아래가 일정함이 없게 되니 침로하면 장벽(腸澼)이 되는 것이다.

이러한 것을 일러 '삼양직심(三陽直心 : 三陽의 邪氣가 바로 心으로 감)'이라고 한다. 앉아 있으면 일어서지 못하고 누워 있는 자는 몸이 편해진다. 이러한 것이 삼양(三陽)의 병이다. 장차 천하에서 무엇으로 음과 양을 분별하고 네 계절에 응하며 오행(五行)에 합치되게 하는지 알게 되리라."

"양(陽)을 말씀하신 것은 분별되지 않고 음(陰)을 말씀하신 것은 이해되지 않습니다. 청컨대 풀어 설명해 주시면 일어나 받아서 지극한 도(道)로 삼겠습니다."

"그대가 만약 전수받는다 하더라도 지극한 도(道)에 합치시키는 것을 알지 못한다면 스승의 가르침만 의혹되게 할 것이다.

내 그대에게 지극한 도(道)의 요체(要諦)를 말하리라!

질병이 오장(五臟)을 손상시키면 근골(筋骨)이 녹게 된다. 그대는 '밝히지도 못하고 분별하지도 못한다.'라고 하는데 그렇게

되면 세상에서 가장 으뜸이 되는 학(學)이 다하게 될 것이다. 신
(腎)이 끊어지려 하면, 날이 저물도록 놀라고 한탄하며 조용히 지
내려고만 할 뿐 밖으로 나가지 않으려 하며 인사(人事)에 힘쓰
지 않게 된다."

(뇌공왈 청수도하여 풍송하여 용해하리이다. 제왈 자는 음양전을 불문가? 왈
부지니다. 제왈 대저 삼양은 천으로 위업이니 상하가 무상하여 합하여 병지면
음양을 편해니라. 뇌공왈 삼양이 막당이라 하니 기해를 청문하니이다. 제왈 삼
양이 독지자는 시는 삼양이 병지니 병지면 여풍우하여 상에 위전질이요 하에
위루병이라. 외는 무기하며 내로 무정하여 경기에 부중하며 진에 무상하니 이
서로 별이니라. 뇌공왈 신이 치에 소유하니 설의하여 이니이다. 제왈 삼양자는
지양이요 적병즉 위경이라. 병기에 질풍하여 지함이 여벽력하며 구규가 개색하
여 양기가 방일하니 건익후하여 색하며 음에 병한즉 상하가 무상하여 박하여
위장벽이니 차를 삼양직심이라 위하니 좌하면 부득기하고 와자는 신전에 편하
니 삼양의 병이라. 또 천하에 하이로 별음양하며 응사시하며 오행과 합함을 지
할고. 뇌공왈 양을 언함에 불별하고 음을 언함에 불리하여 청컨대 해를 기수하
여 지도로 위할지니이다. 제왈 자가 만약 수전에 합지도를 부지면 사교를 혹이
리니 자에게 지도의 요를 어하리라. 병이 상오장이면 근골이 소니라. 자는 불명
과 불별을 언하니 시는 세주의 학이 진이라. 신이 차절에 완완히 일모하고 종용
히 불출하여 인사에 불은이니라.)

雷公曰 請受道 諷誦用解[1] 帝曰 子不聞陰陽傳[2]乎 曰 不知 帝曰
夫三陽天爲業 上下無常[3] 合而病至 偏害陰陽 雷公曰 三陽莫當[4] 請
聞其解 帝曰 三陽獨至者 是三陽幷至[5] 幷至如風雨 上爲巓疾 下爲
漏病[6] 外無期 內無正[7] 不中經紀 診無上下 以書別[8] 雷公曰 臣治疎
愈 說意而已 帝曰 三陽者 至陽也[9] 積幷則爲驚 病起疾風 至如
礔礰[10] 九竅皆塞 陽氣滂溢 乾嗌喉塞 幷於陰 則上下無常 薄爲腸澼
此謂三陽直心[11] 坐不得起 臥者便身全 三陽之病 且以知天下 何以
別陰陽 應四時 合之五行 雷公曰 陽言不別 陰言不理 請起受解 以
爲至道 帝曰 子若受傳 不知合至道 以惑師敎 語子至道之要 病傷

五藏 筋骨以消 子言不明不別 是世主[12]學盡矣 腎且絶 惋惋[13]日暮
從容不出 人事不殷[14]

1) 諷誦用解(풍송용해) : 풍송은 줄줄 외다. 용해는 이해하려고 노력하다.

2) 陰陽傳(음양전) : 옛 서적 이름인데 지금은 분실되어 없다.

3) 三陽天爲業上下無常(삼양천위업상하무상) : 삼양은 수태양소장경(手太陽
小腸經)과 족태양방광경(足太陽膀胱經)이다. 업은 일삼다. 곧 본업으로 삼
다. 일설에는 상하는 기가 위아래로 오르내리면서 일정하지 않다라 하고, 상
하는 수족(手足)이라고도 했다.

4) 三陽莫當(삼양막당) : 기가 함께 어울러서 이르면 당해낼 수가 없다는 뜻.

5) 三陽獨至者是三陽幷至(삼양독지자시삼양병지) : 삼양이 홀로 이르는 것은
삼양이 함께 아울러 이르는 것이다. 삼양이 홀로 이른다는 것은 비록 수족태
양(手足太陽)을 겸하여 말한 것이지만 족태양(足太陽)을 위주로 한 것이므
로 독지(獨至)라고 했다. 또 수족태양경이 상맥(常脈)의 경로를 따라 순환
하지 않고 합하여 병이 되면 양기가 크게 왕성해져서 모든 부분의 음양의 각
경(經)이 모두 해를 입는데 이는 바로 삼양이 홀로 이르기 때문이며 이것이
곧 삼양이 병지(幷至)함이다.

6) 下爲漏病(하위루병) : 대변과 소변이 실금(失禁)하는 것을 가리킨다.

7) 外無期內無正(외무기내무정) : 밖으로 나타나는 기색(氣色)의 변화 등이 없
어서 기약할 수가 없고 안으로도 역시 일정하게 나타나는 증상이 없어 바르
게 할 수가 없다. 일설에는 밖으로 기약할 만한 증거가 없고 안으로는 바로잡
을 만한 명목이 없다. 정(正)은 미리 기약하다의 뜻이 있다고 했다.

8) 診無上下以書別(진무상하이서별) : 진찰을 해도 이르는 것이 모두 경맥(經
脈)의 강기(綱紀)에 들어맞지 않고 증상 또한 위와 아래가 일정함이 없다.
이러한 것은 음양전(陰陽傳)을 보아야 알 수 있다는 뜻.

9) 至陽也(지양야) : 태양은 지극히 성한 양이므로 일컫는 말. 또 육양(六陽)이
병합하므로 지극히 성한 양이라고 말했다고도 했다.

10) 礔礰(벽력) : 벽력(霹靂)과 같다. 갑자기 천둥소리가 들리는 것. 번개와 천
둥소리처럼 신속하고 맹렬하다는 뜻이 포함되어 있다.

11) 直心(직심) : 사기가 곧바로 심격(心膈)에 부딪치는 것. 수태양의 맥은 비
외렴(臂外廉)을 따라 나가 견갑(肩胛)을 감싸고 어깨 위에서 교회하여 결분

(缺盆)으로 들어가고 심(心)에 낙(絡)하며, 족태양의 맥은 척추를 끼고 내려가 볼기를 뚫고 오금 안으로 들어가는데 그 중 별도로 흐르는 것은 신(腎)으로 흩어지고 등골뼈를 따라 심에 당도하여 들어가 흩어진다. 그러므로 병사기(病邪氣)가 심에 부딪쳐 들어가면 앉았다가 일어나지 못하고 일어났다가 드러눕지 못하는 것은 몸의 모든 삼양(三陽)이 병났기 때문이다.

12) 世主(세주) : 세상에서 가장 으뜸이다.

13) 愌愌(완완) : 놀라 한탄하다. 또는 불안해하다.

14) 不殷(불은) : 바로잡지 않다. 인사(人事)를 바로잡지 않다. 힘쓰지 않다.

제76편 시종용론(示從容論篇第七十六)

　시(示)는 알리다, 나타내다. 종용(從容)은 조용하다, 얌전하다 또
는 한가하다의 뜻인데 여기서는 옛 의서(醫書)의 이름이다.
　시종용론편(示從容論篇)은 '종용(從容)'이라는 의서(醫書)를
시범으로 보여서 토론한 것이다. 이에 준하여 간(肝)·비(脾)·신
(腎)·폐병(肺病)의 구체적인 증상과 맥상(脈象)과 질병의 사례들
을 열거하여 보임으로써 종용(從容)의 본뜻을 자세하게 나타낸 것
으로, 법을 따르고 도(道)를 지키며 물(物)을 이끌어 비교하여 종용
(從容)히 도(道)에 합치되도록 했다.
　사람이 병을 진단할 때 마땅히 사물(事物)을 이끌어 서로 비교하
여 종류를 나누어서 종용(從容 : 자연스럽고 태연한 상태)하게 분석해
야 한다는 것을 논했다.

I. 오장(五臟)의 과실과 육부(六腑)의 불화(不和)

　황제가 심신이 편안한 상태에 있을 때 뇌공(雷公)을 불러서 물
었다.
　"그대는 술(術)을 받고 서(書)를 외우고 있는 자이다. 만약 여
러 가지 학문을 모두 살피고 비슷한 종류에 이르러 도리(道理)를
통합하였으면 나를 위해 그대가 느낀 좋은 것들을 말해 주기 바
란다. 오장(五臟)과 육부(六腑)와 담(膽)과 위(胃)와 대장(大
腸)과 소장(小腸)과 비(脾)와 포(胞)와 방광(膀胱)과 뇌(腦)
와 수(髓)와 체(涕)와 타(唾)와 곡읍(哭泣 : 곡하고 울다)과 비

애(悲哀)는 수액(水液)이 그것을 따라서 행하는 것이다. 이는 모두 사람에게서 솟아나는 것이며 지나치고 부족함을 치료하는 것이다. 그대는 밝게 힘써서 치료하는 데 완전무결하게 하라. 만약 능히 알지 못하게 되면 세상의 원망을 살 것이다."

뇌공이 말했다.

"신은 여쭙겠습니다. '맥경(脈經)'의 상하편(上下篇)을 매우 많이 읽고 외우기는 하는데 다르고 같은 것을 분별하고 비교하는 일은 완전무결하게 능하지 못합니다. 어찌 족히 밝히는 일까지 할 수 있겠습니까?"

"그대가 별도로 시험한 것 중에서 오장(五臟)의 과실(過失)과 육부(六腑)의 불화(不和)와 침석(鍼石)을 시행하여 실패한 것과 독약(毒藥)의 적당한 것과 탕액(湯液)의 좋은 맛에 관해 통달한 정황들을 갖추어 말하되 하나도 빠짐없이 말하고 알지 못하는 것은 물어 보라."

"간허(肝虛)와 신허(腎虛)와 비허(脾虛)는 다 사람의 몸을 무겁게 하고 번원(煩冤 : 煩悶)하게 합니다. 이에 독약과 침구(鍼灸)와 폄석(砭石)과 탕액(湯液)을 투여하여 어떤 것은 치료되고 어떤 것은 치료되지 않았습니다. 원컨대 그 해석을 듣고자 합니다."

"공(公)은 어찌하여 나이는 많은데 질문하는 것이 그리 짧은가! 내 진실로 그대에게 질문한 일은 스스로 잘못 판단한 것 같다.

나는 그대에게 '요명(窈冥 : 이치가 심원한 것)'을 질문했는데 그대는 '상하편(上下篇)'으로 대답하는 연유가 무엇인가? 대저 비허(脾虛)는 부(浮)하여 폐맥(肺脈)과 같고 신(腎)은 소부(小浮)하여 비맥(脾脈)과 같으며 간(肝)은 급하게 침산(沈散)하면 신맥(腎脈)과 같다. 이는 모두 의사들이 때때로 혼란스러워 하는 것이지만 종용(從容 : 서두르지 않고 차분한 상태에서 비교함)한 상태에서 얻을 수 있는 것이다.

대저 삼장(三臟)인 토(土)와 목(木)과 수(水)가 셋이 함께 격막(膈膜) 아래에 거(居)하는 것 같은 일은 어린아이도 알 수 있는 일인데 질문한 이유는 무엇인가?"

(황제가 연좌하여 소뇌공하여 문왈 여는 수술하고 송서자니 만약 능히 잡학
을 남관하고 비류에 급하여 도리에 통합하거든 위애하여 자의 소장을 언하라.
오장과 육부와 담위와 대소장과 비와 포와 방광과 뇌수와 체타와 곡읍과 비애
는 수의 소종행하니 차는 다 인의 소생으로 과실을 치함이니 자는 무명하여 가
히 십전이니 곧 불능지면 위세의 소원이리라. 뇌공왈 신이 청컨대 맥경 상하편
을 송함이 심히 중다나 별이하고 비류엔 오히려 십전으로써 미능하니 또 어찌
족히 명하리이까? 제왈 자는 별시하니 오장의 과와 육부의 소불화와 침석의 패
와 독약의 소의와 탕액의 자미에 통하면 기상을 구언하여 실언으로 이대니 부
지를 청문하라. 뇌공왈 간허하고 신허하고 비허에 다 영인으로 체중하고 번원
하여 독약과 자구와 폄석과 탕액을 투함에 혹은 이하고 혹은 불이하니 기해를
원문하나이다. 제왈 공은 어찌 연이 장하여 문함이 소오? 여의 진문이 자류로
라. 오는 문자에 요명이나 자언은 상하편으로 이대하니 하오? 대저 비허는 부
하여 사폐하고 신은 소부하여 사비하고 간은 급침산하면 사신이니 차는 다 공
의 소시란이라. 연이나 종용으로 득이라. 악부 삼장의 토목수의 삼거는 차는 동
자의 소지나 문함은 하오?)

黃帝燕坐[1] 召雷公而問之曰 汝受術誦書者 若能覽觀雜學 及於比
類[2] 通合道理 爲余言子所長 五藏六府 膽胃大小腸 脾胞膀胱 腦髓
涕唾 哭泣悲哀 水所從行[3] 此皆人之所生 治之過失[4] 子務明之 可
以十全 即不能知 爲世所怨 雷公曰 臣請誦脈經上下篇[5] 甚衆多矣
別異比類[6] 猶未能以十全 又安足以明之 帝曰 子別試[7]通五藏之過
六府之所不和 鍼石之敗 毒藥所宜 湯液滋味 具言其狀 悉言[8]以對
請問不知 雷公曰 肝虛 腎虛 脾虛 皆令人體重煩冤[9] 當投毒藥刺灸
砭石湯液 或已或不已 願聞其解 帝曰 公何年之長而問之小 余眞問
以自謬[10]也 吾問者窈冥[11] 子言上下篇以對 何也 夫脾虛浮似肺 腎
小浮似脾 肝急沈散似腎 此皆工之所時亂也 然從容得之[12] 若夫三
藏土木水參居[13] 此童子之所知 問之何也

1) 燕坐(연좌) : 한가롭게 앉아 있다. 망중한(忙中閒)의 상태.
2) 覽觀雜學及於比類(남관잡학급어비류) : 잡학을 두루 보고 비교하는데 이르
   다. 잡학은 여러 가지 학문. 비류는 견주다. 비교하다.

3) 水所從行(수소종행) : 물이 따라 행하는 곳. 물은 오액(五液)을 가리킨다.

4) 過失(과실) : 과는 병에 대한 치료가 너무 지나친 것이다. 실은 치료하는 것
   이 병의 중심부에 미치지 못하는 것이다.

5) 脈經上下篇(맥경상하편) : 맥경은 '영추경(靈樞經)'이라 했다. 일설에는 옛
   날에 맥경(脈經)이 있었는데 현재 전해 오는 왕숙화(王叔和)의 '맥경(脈
   經)'은 아니라고 했다.

6) 別異比類(별이비류) : 다른 것을 판단하고 종류를 비교하다.

7) 別試(별시) : 시험하여 판단해 본 바라는 뜻.

8) 悉言(실언) : 하나도 빠짐없이 다 말하다의 뜻.

9) 煩冤(번원) : 번민(煩悶)하다. 번열(煩熱)하다. 마음이 몹시 답답하고 괴롭다.

10) 自謬(자류) : 스스로 틀렸다. 내 잘못이다.

11) 窈冥(요명) : 이치가 심원(深遠)한 모양.

12) 從容得之(종용득지) : 조용하고 얌전한 상태의 모양.

13) 三藏土木水參居(삼장토목수삼거) : 삼장은 비(脾) 간(肝) 신(腎)이다. 비
    는 토(土)와 합하고 간은 목(木)과 합하고 신은 수(水)와 합한다. 이상의 세
    장기가 모두 격막 아래에 있어 기맥(氣脈)이 서로 가까우므로 삼거(參居)라
    고 했다.

2. 한 사람의 기는, 병이 하나의 장기에 있다

뇌공이 말했다.

"어떤 사람이 있는데 머리가 아프고 근육이 경련을 일으키고
뼈가 무거우며 겁먹은 듯하고 의기소침하며 딸꾹질하고 트림하
고 배가 창만(脹滿)하며 때때로 놀라고 눕기를 즐기지 않는 것
은 어떤 장기(臟器)에서 병이 발생한 것입니까? 맥(脈)이 부
(浮)하면서 현(弦)한데 이를 진맥해 보면 돌처럼 단단하여 그 상
태의 해결법을 알지 못하겠습니다. 다시 여쭙겠는데 삼장(三臟)
이라는 것으로 그것을 비교하면 알 수 있겠습니까?"

황제가 말했다.

"종용(從容)히 해야 함을 말하는 것이다. 사람이 나이가 많으

면 부(腑)에서 구하여 병을 알아내고 나이가 어리면 경(經)에서
구하여 병을 알아내고 나이가 왕성하면 장(臟)에서 구하여 병을
알아내는 것이다.

지금 그대가 말한 것은 다 잘못된 것이다. 팔풍(八風) 때문에
밖으로 감염되어 울열(菀熱)하고 오장(王臟)이 안으로 상하여
녹아 내리며 사기를 옮겨서 오장이 서로 받게 된다.

대저 부(浮)하면서 현(弦)한 것은 신(腎)이 부족한 것이며 침
(沈)하면서 석(石)한 것은 신기(腎氣)가 안으로 달라붙은 것이
요, 접먹은 듯하며 의기가 소침한 자는 수도(水道)가 행해지지
못하여 형기(形氣)가 소삭(消索 : 消散)한 것이며 기침하고 번
원(煩冤)한 것은 신기(腎氣)가 역(逆)한 것이다. 한 사람의 기
는 병이 하나의 장(臟)에 있다. 만약 세 장기(臟器)에서 함께 행
해진다고 말한다면 이는 법(法)에 있지 않은 것이다."

(뇌공왈 이에 유인하니 두통하고 근련하며 골중하며 겁연하여 소기하며 얼
애하고 복만하며 시경하며 불기와하니 차는 하장의 발이니까? 맥이 부하여 현
하고 절함에 석견하여 기해를 부지니이다. 부문컨대 삼장으로 하여 그 비류를
지니이다. 제왈 대저 종용의 위라. 대저 연장즉 부에서 구하고 연소즉 경에서 구
하고 연장즉 장에서 구한다 하니 이제 자의 소언은 개실하여 팔풍에 울열과 오
장의 소삭이 전사하여 상수니라. 대저 부하되 현한 자는 시는 신부족이요 침하
되 석한 자는 시는 신기가 내착이요 겁연하여 소기자는 시는 수도가 불행하여
형기가 소삭이요 해수하여 번원자는 시는 신기의 역이라. 일인의 기는 병이 재
일장이니 약언하되 삼장이 구행이라 하면 부재법이니라.)

雷公曰 於此有人 頭痛筋攣骨重 怯然少氣 噦噫腹滿 時驚不嗜臥
此何藏之發也 脈浮而弦 切之石堅 不知其解 復問所以三藏[1]者 以
知其比類也 帝曰 夫從容之謂也 夫年長則求之於府 年少則求之於
經 年壯則求之於藏[2] 今子所言皆失 八風菀熱[3] 五藏消爍 傳邪相受
夫浮而弦者 是腎不足也 沈而石者 是腎氣內著也[4] 怯然少氣者 是
水道不行 形氣消索也 欬嗽煩冤者 是腎氣之逆也 一人之氣 病在一

藏也 若言三藏俱行 不在法[5]也

1) 三藏(삼장) : 폐(肺)와 간(肝)과 신(腎)이다. 맥이 부(浮)한 것은 폐맥(肺脈)의 종류이고 맥이 현(弦)한 것은 간맥(肝脈)의 종류이고 맥이 석견(石堅)한 것은 신맥의 종류인데 이것을 정확하게 구분하기 어려워서 삼장(三臟)을 견주어 보는 것에 대해 물은 것이다.

2) 年長則求之於府~年壯則求之於藏(연장즉구지어부~연장즉구지어장) : 나이가 많은 사람은 맛을 지나치게 섭취하게 마련이다. 육부(六府)는 물(物)을 받아들이는 곳이므로 마땅히 부에서 구하여 그 질병을 알아내야 한다. 나이가 어린 사람은 노역(勞役)을 감당해내느라 어려움을 겪게 마련인데 경맥(經脈)은 노역(勞役)을 떠맡고 있는 곳이다. 마땅히 경에서 구하여 그 상한 곳을 살핀다. 나이가 장성(壯盛)한 사람은 욕심을 제멋대로 하게 마련이다. 오장은 정을 저장하는 곳이므로 마땅히 장에서 구하여 그 쇠한 것을 징험해 보아야 한다.

3) 八風菀熟(팔풍울숙) : 울숙은 울열(鬱熱)과 같다. 팔풍으로 울열하는 것은 밖으로부터 감촉된 것이고 오장이 소삭하는 것은 안으로 상한 것이다.

4) 浮而弦者~是腎氣內著也(부이현자~시신기내착야) : 부한 맥은 허한 것이다. 현(弦)한 것은 간풍(肝風)이 신장의 허함을 틈타 그 곳에 들어온 것이니 신기가 부족한 것이요, 신맥(腎脈)은 마땅히 침(沈)해야 하는데 견(堅)하고 단단하여 달라붙은 것은 신기(腎氣)가 행해지지 못하여 그렇게 된 것이다.

5) 不在法(부재법) : 법에 있지 않다. 곧 그러한 법은 없다는 뜻.

3. 비류(比類)와 종용(從容)을 인용해야…

뇌공이 말했다.

"이 곳에 어떤 사람이 있는데 팔다리가 축 늘어지고 숨이 차고 기침을 하며 혈설(血泄)하여 어리석은 제가 진찰을 해보고 폐(肺)가 상했다고 여겼는데 맥을 짚어보니 부대(浮大)하고 긴(緊)하여 어리석은 저는 감히 치료하지 못했습니다. 그런데 어설픈 의사가 폄석(砭石)으로 치료하여 병이 나았습니다. 다만 출혈이 심하였고 출혈이 그치자 몸이 가벼워졌다고 하는데 이것은 무슨 병(病 : 物)입니까?"

황제가 말했다.

"그대가 능히 치료하는 것과 아는 것이 또한 많지만 이 병에서
는 실수한 것이다. 비유컨대 '기러기가 나는 데 하늘을 찌를 듯이
보이는 것'에 불과한 것이다.

대저 성인(聖人)이 질병을 치료할 때는 법을 따르고 원칙을 지
키며 물(物)을 당겨 비교하여, 아득해서 헤아릴 수 없는 경지의
변화까지 파악하여 위를 따라서 아래까지 그 효험이 미치도록 했
는데 어찌 반드시 경맥(經脈)만 고수할 것인가?

지금 맥이 부대(浮大)하면서 허한 것은 비기(脾氣)가 밖으로
나가 안에서 끊어지고 위(胃)를 떠나서 밖의 양명경(陽明經)으
로 돌아간 것이다. 이화(二火 : 二陽의 陽明胃)는 삼수(三水 : 三
陰의 太陰脾)를 이기지 못하는데 이 때문에 맥이 어지러워져서 정
상적이지 못한 것이며 팔다리가 늘어진 것은 비정(脾精)이 행해
지지 못한 것이며 숨이 차고 기침한 것은 수기(水氣)가 양명(陽
明)을 아우른 것이며 혈설(血泄)한 것은 맥이 급박하여 피가 갈
곳이 없었던 것이다.

만약 이를 폐(肺)가 상한 것으로 여긴다면 실수를 저지르는 일
로 망령된 판단이다. 진찰하는데 비류(比類)편을 인용하지 않는
다면 앎이 밝지 못한 것이다.

폐를 상한 자는 비기(脾氣)가 지켜지지 못하고 위기(胃氣)가
맑지 못하며 경기(經氣)가 부려지지 못하게 된다. 진장(眞臟 : 肺
臟)이 무너져 끊어지고 경맥(經脈)이 옆으로 끊어지며 오장(五
臟)이 새어 쏟아져 코피를 흘리는데 그렇지 않다면 토하게 된다.

이상의 두 가지는 서로 같은 종류가 아니다.

비유컨대 하늘에 형체가 없고 땅에 이치가 없는 것과 같아서 백
(白)과 흑(黑)이 서로 거리가 먼 것과 같은 것이다. 이러한 실수
는 나의 허물이다. 그대가 안다고 여겨 그대에게 말하지 않은 까
닭이다. 이에 비류(比類)편과 종용편을 밝게 인용함으로써 이름
하여 '진경(診經 : 輕)'이라고 이르나니 이러한 것을 일러 '지극

한 도(至道)'라고 하는 것이다."

(뇌공왈 차에 유인하니 사지가 해타하고 천해하고 혈설하여 우진에 위상폐
나 절맥에 부대하고 긴하여 우의 불감치나 조공이 하폄석하여 병유하니 다출혈
하고 혈지에 신경하니 차는 하물고? 제왈 자는 소능치하고 지함이 또한 중다하
나 여차병으로 실이니 비컨대 홍비하여 또한 천에 충함이라. 대저 성인의 치병
은 순법하고 수도하며 원물하여 비류하고 화의 명명에 순상하여 급하니 하필
수경고? 금부 맥이 부대하고 허자는 시는 비기의 외절로 거위하여 외로 귀양명
이라. 대저 이화가 삼수를 불승하니 시로 맥란하여 무상하고 사지의 해타는 차
는 비정의 불행이며 천해자는 시는 수기가 병양명이며 혈설자는 맥급하여 혈이
무소행이라. 약부 위상폐자는 유실로 이광이라. 비류를 불인하면 시지는 불명
이라. 대저 상폐자는 비기가 불수하고 위기가 불청하며 경기가 불위사니 진장
이 괴결하고 경맥이 방절하며 오장이 누설하며 불뉵즉 구하니 차이자는 불상류
니라. 비컨대 천의 무형과 지의 무리와 여하며 백과 흑이 상거가 원이라. 시실
은 오과니 자지지니라. 고로 불고자니라. 비류와 종용을 명인하여 시이로 명왈
진경이니 시를 위지도니라.)

雷公曰 於此有人 四支解墮 喘欬血泄 而愚診之 以爲傷肺 切脈浮
大而緊 愚不敢治 粗工下砭石 病愈 多出血 血止身輕 此何物也 帝
曰 子所能治 知亦衆多 與此病失矣 譬以鴻飛 亦沖於天[1] 夫聖人之
治病 循法守度 援物比類 化之冥冥[2] 循上及下 何必守經[3] 今夫脈
浮大虛者[4] 是脾氣之外絶 去胃外歸陽明也 夫二火不勝三水[5] 是以
脈亂而無常也 四支解墮 此脾精之不行也 喘欬者 是水氣幷陽明也
血泄者 脈急 血無所行也 若夫以爲傷肺者 由失以狂[6]也 不引比類
是知不明也 夫傷肺者 脾氣不守 胃氣不淸 經氣不爲使 眞藏壞決 經
脈傍絶 五藏漏泄 不衄則嘔 此二者 不相類也 譬如天之無形 地之
無理 白與黑相去遠矣 是失吾過矣 以子知之 故不告子 明引比類從
容 是以名曰診輕[7] 是謂至道也

1) 鴻飛亦沖於天(홍비역충어천) : 기러기가 나는 것이 하늘을 찌르는 듯한 것
　　과 같다. 곧 폄석(砭石)으로 찔러서 병이 나은 것도 우연히 나은 것이지 정

상적이지 않다는 뜻.

2) 化之冥冥(화지명명) : 드러나지 않고 아득한 것이 헤아릴 수 없이 변화를 일으키는 것을 뜻한다. 곧 헤아릴 수 없는 사이에서 변화를 파악한 것이 신통(神通)하여 하나로 정해진 방도(方道)가 없는 것이다. 명명은 드러나지 않고 아득한 것.

3) 經(경) : 경맥(經脈)을 말한다.

4) 脈浮大虛者(맥부대허자) : 일설에 '맥이 부대(浮大)하면서 허하게 오는 것은 표(表)에 있고 안으로는 없는 것이므로 비기(脾氣)가 밖으로 나가서 안이 이미 끊어져 위부(胃腑)를 떠나 밖으로 양명경(陽明經)으로 돌아간 것'이라고 했다. 일설에는 '맥이 부대(浮大)하고 긴(緊)한 것'의 잘못이 아닌가 한다.

5) 二火不勝三水(이화불승삼수) : 두 가지 설명이 있다. 하나는 오장(五臟)으로부터 풀이했다. 이화(二火)는 두 양장(陽臟)이고 삼수(三水)는 세 음장(陰臟)을 뜻한다. 두 양장은 심(心)과 폐(肺)이며 격막의 위에 있고 세 음장은 간비신(肝脾腎)이며 격막의 아래에 있다. 그러므로 삼음(三陰)의 기가 위로 이양(二陽)을 이겨 양이 음에게 지는 것으로 맥이 어지러워져서 일정하지 않다고 했다. 또 하나는 비위(脾胃)로부터 풀이했다. 이화는 이양(二陽)이라고 말한 것과 같으며 위(胃)를 말한다. 삼수(三水)는 삼음과 같으며 비(脾)를 말한다. 비태음(脾太陰)의 기가 밖의 양명(陽明)으로 돌아감에 양명이 태음을 이기지 못하여 이 때문에 맥이 어지러워져서 일정한 도를 잃는다고 했다.

6) 失以狂(실이광) : 망령되게 실수하는 것이다.

7) 診輕(진경) : 진경(診經). 태소(太素)에 경(輕)은 경(經)이라 했다.

제77편 소오과론(疏五過論篇第七十七)

소(疏)는 막힌 것을 통하게 하다. 곧 주석을 내다, 또는 나누다의 뜻이 있다. 오과(五過)는 질병을 진단하고 치료할 때 발생하는 다섯 가지 잘못이다. 곧 다섯 가지 잘못에 대한 주석을 달다. 또는 그것이 트이도록 하다의 뜻이다.

의사가 질병을 진단할 때는 반드시 환자의 섭생이나 기거동작이나 생활 환경이나 정황(情況)의 변화나 그 밖의 남녀와 노소에 따른 맥박의 변화에 따라 질병이 발생한 원인을 파악하고 분석해서 종합적인 판단을 거쳐야 정확한 진료를 마칠 수 있다.

이 때 주의를 기울이지 않으면 종종 발생할 수 있는 잘못이나 착오가 있게 마련이다.

이 편은 이런 진단에서 야기될 수 있는 오과(五過)에 대한 것을 수록하여 편을 이름하였다.

I. 오과(五過)를 진단하고 치료하는 법

황제가 말했다.

"오호라, 요원하구나 민민(閔閔)함이여! 깊은 연못을 보는 듯하고 뜬구름을 맞이하는 듯하구나! 깊은 연못을 보는 듯함은 오히려 측량할 수 있으나 뜬구름을 맞이하는 듯함은 그 끝을 알지 못할 것인저!

성인(聖人)의 술(術)은 모든 백성의 법이 되어 지의(志意 : 뜻)를 논하여 재단하는데 반드시 법칙이 있고 경(經 : 常規)을 따

라서 수(數 : 法則)를 지키며 의사(醫事)를 어루만져서 만민에
게 도움이 되게 한다.
　그러므로 일에 오과(五過)와 사덕(四德)이 있는데 그대는 그
것을 아는가?”
　뇌공이 자리에서 물러나 두 번 절하고 말했다.
　“신은 나이가 어리고 적으며 어리석고 의혹되어서 오과와 사덕
을 듣지 못하였고, 이론과 실제를 비교하였으나 그 경(經)을 헛
되게 인용하였을 뿐 심원한 뜻을 마음속으로 밝게 이해하지 못하
였으므로 대답할 것이 없습니다.”

　(황제왈 오호라 원하다! 민민하여 심연을 시듯하고 부운을 영듯하여 심연을
시함은 오히려 가측이나 부운을 영함은 기저를 막지라! 성인의 술은 만민의 식
이 되니 지의를 논재하여 필히 법칙이 유하며 순경하고 수수하여 의사를 안순
하여 만민의 부가 됨이라. 고로 사에 오과와 사덕이 유하니 여지아? 뇌공이 피
석하고 재배왈 신이 연유소하고 몽우하고 이혹하여 오과와 사덕을 불문하고 형
명을 비류함에 기경을 허인하여 심에 소대가 무니이다.)

　黃帝曰 嗚呼遠哉 閔閔乎[1]若視深淵 若迎浮雲 視深淵尙可測 迎浮
雲莫知其際 聖人之術 爲萬民式 論裁志意[2] 必有法則 循經守數 按
循醫事 爲萬民副[3] 故事有五過四德[4] 汝知之乎 雷公避席再拜曰 臣
年幼小 蒙愚以惑 不聞五過與四德 比類形名 虛引其經 心無所對[5]

1) 閔閔乎(민민호) : 근심하는 모양. 여기서는 요원하고 먼 상태를 뜻한다.
2) 論裁志意(논재지의) : 그 마음으로 논하고 재단하다.
3) 副(부) : 돕다. 보조하다.
4) 四德(사덕) : 천지자연(天地自然)의 네 가지 덕. 곧 원(元)·형(亨)·이
　(利)·정(貞)의 덕.
5) 比類形名~心無所對(비류형명~심무소대) : 실질과 이론에 비교하였으나
　그 경을 헛되게 인용하여 마음 속으로 대답할 말이 없다.

2. 의사가 실수하는 다섯 가지

황제가 말했다.

"환자를 진찰하는 자는 반드시 물어야 할 것이 있다. 일찍이 귀 (貴)하였다가 뒤에 천(賤)해졌으면 비록 사(邪)에 적중되지 않 았더라도 질병이 안에서 발생하니 이름하여 탈영(脫營)이라고 한다. 일찍이 부자였는데 뒤에 가난해졌다면 이를 이름하여 실정 (失精)이라고 한다. 탈영과 실정으로 인해 오기(五氣)가 오래 머 물러서 병이 모여진 바가 된 것이다.

이를 의사가 진찰하면 병이 장부(臟腑)에 있지도 않고 몸의 형 체가 변화되지도 아니하여 진찰하고도 의심이 들어 병명을 알지 못한다. 그렇지만 몸이 날로 마르고 기가 허해지고 정(精)이 없 어지며 병이 깊어지고 기가 없어져서 쇄쇄연(洒洒然 : 으슬으슬 떨다)하게 때때로 놀란다.

병이 깊어지는 자는 밖으로는 위(衛 : 衛氣)가 소모되고 안으 로는 영(榮 : 營氣)을 빼앗기기 때문이다. 훌륭한 의사라도 실수 하는 이유는 병의 정황을 알지 못하기 때문이니 이것이 치료에서 의 첫 번째 과실(過失)이다.

병을 진찰하고자 하는 자는 반드시 음식이나 거처에 대해 물어 야 한다. 갑작스런 즐거움이나 갑작스런 고통이나 처음은 즐거웠 는데 뒤에 고통스러운 일들은 모두 정기를 상하게 하기 때문이다.

정기가 다하여 끊어지면 형체가 헐어 무너지고 갑작스럽게 화 를 내면 음(陰)이 상하고 갑자기 즐거워하면 양(陽)이 상하게 된 다. 또 궐역(厥逆)하는 기가 위로 행하면 맥이 가득해지고 기혈 이 형체에서 떠나게 된다.

어리석은 의사가 치료하면서 보(補)해 주고 사(瀉)해 주는 이 치를 알지 못하고 병의 정황도 알지 못한다면 정화(精華)가 날 로 빠져 나가고 사기(邪氣)가 이에 아우르게 되는데 이러한 것 이 치료에서의 두 번째 과실이다.

　진맥을 잘하는 자는 반드시 비류(比類)와 기항(奇恒)과 종용
(從容)으로써 알아낸다. 의사가 되었어도 도(道)를 알지 못한다
면 그의 진찰은 귀하게 여길 만한 것이 못되며 이러한 것이 치료
에서의 세 번째 과실이다.

　진찰하는 데 세 가지 일반적인 규칙이 있는데, 반드시 귀하고
천한 것과 군(君)에 봉해지고 관직이 삭탈되었는가와 또는 제후
(諸侯)나 왕(王)이 되고자 했는가를 물어야 한다.

　예전부터 귀했다가 세력을 박탈당하면 비록 사(邪)에 적중되
지 않았더라도 정신을 안으로 상하고 신체가 반드시 망가지게 된
다. 또 처음에는 부자였다가 뒤에 가난해지면 비록 사(邪)에 상
하지 않았더라도 피부가 타고 근육이 오므라들며 위벽(痿躄 : 발
이 위약하여 걷지 못함)하여 마음대로 쓰지 못하게 된다.

　의사가 엄하게 환자를 통제하지 못하면 능히 신(神)을 움직이
지 못하게 되고, 밖으로 말하는 기색이 유약하면 환자가 뜻대로
하여 어지러워져서 정상을 잃는 데에 이르게 된다. 이렇게 나을
수 있는 쪽으로 이동하지 않게 되면 의사라도 치료할 수 없게 되
는데 이러한 것이 치료에서의 네 번째 과실이다.

　진찰하는 자는 반드시 현 상태〔終〕의 병과 시작〔始〕된 초기의
병이 발생한 원인을 알아야 한다. 또 나머지 여타의 단서를 알고
맥을 짚어보고 병의 증상을 물어서 마땅히 남자와 여자에게 합당
하게 해야 한다.

　이별하고 절망하며 울결하고 근심하고 두려워하고 기뻐하고 화
내게 되면 오장(五臟)이 공허해지고 혈기(血氣)가 지켜야 할 자
리를 떠나게 되는데 의사가 능히 이것을 알지 못한다면 어찌 의
술을 말할 수 있겠는가?

　일찍이 부자였다가 크게 잃게 되면 근육이 끊어지고 맥이 끊어
진 것처럼 되고 신체가 다시 회복되어 행동할지라도 정액(精液 :
澤)이 살아 숨쉬지 못하게 되는 것이다.

　그러므로 상하여 패한 것들이 맺혀 머물러서 침로하여 양(陽)
으로 돌아가게 되면 곪은 것이 쌓여 한경(寒炅 : 寒熱)하게 된다.

이 때 서투른 의사가 치료하면서 자주 음양경맥(陰陽經脈)에 침을 놓게 되면 신체가 풀어져 늘어지고 사지(四支)의 근육이 돌아가서 죽을 날을 기약하게 된다. 의사가 사리에 밝지 못하여 발생한 원인을 물어보지 않고 오직 죽는 날만 말한다면 또한 서투른 의사라 할 수 있으니 이는 치료에서의 다섯 번째 과실이다.

　무릇 이상의 다섯 가지 과실은 다 의술을 전수받았으나 통달하지 못한 것이며 인사(人事)에 밝지 못한 것이다."

　(제왈 무릇 병자를 미진에 필문이니 상귀하고 후천이면 비록 부중사라도 병이 종내생이니 명왈 탈영이요 상부하고 후빈이면 명왈 실정이니 오기가 유련하여 병이 유소병이라. 의공이 진하나 장부에 부재하고 구형이 불변하니 진하여 의하고 병명을 부지하고 신체가 일감하며 기허하고 무정하여 병심하면 무기하고 쇄쇄연하여 시경하니 병심자는 그 외로써 위에 모하고 내로 영에 탈함이라. 양공이 소실하면 병정을 부지니 차는 또한 치의 일과니라. 무릇 병을 진하고자 하는 자는 필문이니 음식이나 거처라. 폭락과 폭고와 시락하고 후고는 다 정기를 상함이니 정기가 갈절하면 형체가 훼저하며 폭로는 상음이요 폭희는 상양이니 궐기가 상행하면 만맥하고 거형이라. 우의가 치에 보사를 부지하고 병정을 부지면 정화가 일탈하여 사기가 내병이니 차는 치의 이과니라. 무릇 선위맥자는 필히 비류와 기항과 종용으로써 지라야 위공이나 부지도하면 차는 진의 부족귀니 차는 치의 삼과니라. 진에 유삼상하여 필문은 귀천과 봉군의 패상과 후왕에 급욕함이니 고귀에 탈세면 비록 부중사라도 정신이 내상하고 신이 필히 패망하고 시부하고 후빈이면 비록 불상사라도 피초하고 근굴하여 위벽하여 위련하니 의가 불능엄이면 신이 불능동하여 외로 위유약하고 난하여 지실상하여 병이 불능이하면 곧 의사도 불행이니 차는 치의 사과니라. 범진자는 필히 종시를 지함이니 여서를 유지하면 절맥하여 문명하며 남녀가 당합이라. 이절하며 울결하고 우공하고 희로하면 오장이 공허하고 혈기가 이수니 공이 불능지하면 하술의 어리오? 상부하여 대상하면 참근하고 절맥하고 신체가 부행하나 영택이 불식이라. 고에 상패결하고 유하여 박하면 귀양하고 농하고 적하면 한경하니 조공이 치에 자주 음양을 자하면 신체가 해산하고 사지가 전근하여 사일이 유기하거늘 의가 불능명하여 소발을 불문하고 오직 사일을 언하면 또한 위조공이니

차는 치의 오과니라. 범차의 오자는 다 수술하여 불통이며 인사에 불명이라.)

　帝曰 凡未¹⁾診病者 必問 嘗貴後賤 雖不中邪 病從內生 名曰脫
營²⁾ 嘗富後貧 名曰失精³⁾ 五氣留連 病有所幷 醫工診之 不在藏府
不變軀形 診之而疑 不知病名 身體日減 氣虛無精 病深無氣 洒洒
然時驚 病深者 以其外耗於衛 內奪於榮 良工所失 不知病情 此亦
治之一過也 凡欲診病者 必問 飮食居處 暴樂暴苦 始樂後苦 皆傷
精氣 精氣竭絶 形體毁沮 暴怒傷陰 暴喜傷陽 厥氣上行 滿脈去形⁴⁾
愚醫治之 不知補寫 不知病情 精華日脫 邪氣乃幷 此治之二過也 凡
善爲脈者 必以比類奇恒從容⁵⁾知之 爲工而不知道 此診之不足貴 此
治之三過也 診有三常⁶⁾ 必問 貴賤 封君敗傷⁷⁾ 及欲侯王⁸⁾ 故貴脫勢
雖不中邪 精神內傷 身必敗亡 始富後貧 雖不傷邪 皮焦筋屈 痿躄
爲攣 醫不能嚴 不能動神 外爲柔弱 亂至失常 病不能移 則醫事不
行 此治之四過也 凡診者 必知終始 有知餘緖⁹⁾ 切脈問名 當合男
女¹⁰⁾ 離絶菀結¹¹⁾ 憂恐喜怒 五藏空虛 血氣離守 工不能知 何術之語
嘗富大傷¹²⁾ 斬筋絶脈 身體復行 令澤不息¹³⁾ 故傷敗結 留薄歸陽 膿
積寒炅¹⁴⁾ 粗工治之 亟刺陰陽 身體解散 四支轉筋 死日有期 醫不能
明 不問所發 唯言死日 亦爲粗工 此治之五過也 凡此五者 皆受術
不通 人事不明也

1) 未(미) : 연문(衍文)이다. '의심방(醫心方)'에는 미(未)자가 없다고 했다.
2) 脫營(탈영) : 뜻을 얻지 못해서 발생하는데 일종의 질병과 같다고 했다. '위
　생보감(衛生寶鑑)'에 탈영(脫營)은 치료할 수 없다고 했다. 또 '외과정종
　(外科正宗)'에도 탈영증(脫營症)에 대해 '영화를 잃은 것은 먼저 얻었다가
　뒤에 지위를 잃거나 또는 처음에 부유했다가 끝에 가난해지거나 또는 부귀하
　게 생활은 했지만 자신이 육욕(六欲)을 이루지 못한 것으로, 이로 인해 중기
　(中氣)가 손상되고 욕심과 화(火)가 서로 응결하여 담도(痰道)가 길을 잃
　어 머물러 응결되어 병이 이루어지는 것이다. 그 병은 어깨 이상의 부위에서
　많이 발생하고 처음에는 작은 종(腫 : 微腫)이 발생하지만 피부색은 변하지
　않고 시일이 오래 경과하면 점차 커져 굳어져서 돌과 같으며 밀어서 옮겨지
　지 않고 눌러보아도 움직이지 않는다. 반년이나 1년이 되면 비로소 음통(陰

痛)이 발생하고 기혈이 점차 쇠해지고 몸이 여위어가고 깨져 문드러져 붉은
반점이 생기고 혈수(血水)가 새어 흐르고 혹은 종기가 떠올라 넘치는 것이
연(蓮)과 같고 더러운 기운이 훈증하여 밤낮을 가리지 않고 반은 부스럼이
발생하고 오래될수록 더욱 커지고 무너뜨릴수록 더욱 단단해지며 이 병에 걸
리기만 하면 모두 치료할 수가 없다.' 라고 했다. 이는 현대의학으로 보면 악
성종류(惡性腫瘤)와 흡사하다. 또 일설에는 탈영(脫營)은 병기(病機)를 가
리키는 것이라고 했다. 이는 '처음에는 귀했다가 뒤에 천해진 사람은 그 마
음이 굴욕스럽고 신기(神氣)가 펼쳐지지 못하여 비록 사기(邪氣)에 적중하
지 않았더라도 병이 안에서 발생한다. 영(營)이란 음기(陰氣)이다. 영기(營
氣)는 맥 속에서 행해지고 심(心)이 이를 주관하는데 심지(心志)가 펼쳐지
지 못하면 피가 만들어지지 못하고 맥이 날로 다하게 되므로 탈영(脫營)이
된다.' 라고 했다.

3) 失精(실정) : 뜻이 이루어지지 못하여 정기가 소모되는 병이다. 이는 '일찍
이 부자가 되었다가 뒤에 가난해지게 되면 근심이 끓어오르는 것이 날로 절
실해지고 봉양하는 것은 날로 줄어들게 되어 그 오장(五臟)의 정이 더욱 소
산(消散)해져서 정(精)을 잃게 된다.' 는 질병이다. 대개 비(脾)는 영(營)을
감추고 영은 의(意)를 깃들게 하며 신(腎)은 정(精)을 감추고 정은 지(志)
를 깃들게 한다. 이에 의지를 상실하게 되면 정영(精營)이 빠져나가게 된다
는 것이다.

4) 厥氣上行滿脈去形(궐기상행만맥거형) : 궐기(厥氣)가 위로 행하여 경락
(經絡)에 가득하면 신기(神氣)가 이를 꺼려 흩어져서 형체를 떠나간다. 곧
기육과 형체의 혈기가 맥 속에서 아울러지므로 맥이 가득하여 형체를 떠난다
고 말한 것이다.

5) 比類奇恒從容(비류기항종용) : 옛 경전(經典)의 비류(比類)편과 기항(奇
恒)편과 종용(從容)편을 뜻한다. 비류는 견주어보다로 보는 이도 있다.

6) 三常(삼상) : 세 가지 떳떳한 것. 곧 귀천(貴賤)과 부빈(富貧)과 고락(苦樂)
의 세 가지를 살피는 일을 상규(常規)로 삼는다는 뜻.

7) 封君敗傷(봉군패상) : 봉군은 제후로 봉하는 일. 패상은 임금의 지위를 강등
시켜서 공경(公卿)으로 봉하고 신하의 관직을 삭탈하여 세력을 거두어들이
는 일.

8) 及欲侯王(급욕후왕) : 제후나 왕이 되고자 하다. 존귀하게 되는 것을 허황되
게 바라서 망령되게 생각하는 것을 그치지 않는 길.

9) 終始有知餘緖(종시유지여서) : 종시는 질병의 현 상태와 시작. 곧 현 상태의
질병과 처음 시작된 원인. 여서는 병이 탈단한 가운데 그 나머지의 단서를 뜻
한다.

10) 當合男女(당합남녀) : 남자는 양기(陽氣)가 많아서 좌맥(左脈)이 대(大)
한 것이 순하고 여자는 음기가 많아서 우맥(右脈)이 대한 것을 따르므로 마
땅히 맥후(脈候)로써 항상 먼저 합하게 해야 한다.

11) 離絶菀結(이절울결) : 이는 친애하는 것을 이간질하다. 절은 마음 속에 품
어 생각하는 것을 끊음이다. 울은 사려하는 것이 여러 번 쌓여 울적한 것이고
결은 남을 원망하여 마음 속에 굳게 맺혀 있는 것이다. 곧 이별하고 절망하고
울적하여 펼치지 못하는 정서(情緖)를 가리킨다.

12) 嘗富大傷(상부대상) : 일찍이 부자였던 사람이 망하여 노고가 지나쳐서 크
게 상하다. 곧 일찍이 부자였다가 하루 아침에 그것을 잃게 되면 그 신혼(神
魂)을 크게 상하게 된다.

13) 令澤不息(영택불식) : 택은 정액(精液)이요 식은 장생(長生)이다. 곧 정액
으로 하여금 오래 생존하지 못하게 하다.

14) 故傷敗結~膿積寒炅(고상패결~농적한경) : 옛날의 상처가 썩어서 맺혀
있어 머물러서 침로하여 고름이 쌓여서 오한과 신열을 일으키다. 한경은 한
열(寒熱)이다.

3. 진단하고 치료하는 정상적인 방법

그러므로 이르기를 '성인(聖人)이 질병을 치료할 때에는 반드
시 하늘과 땅의 음양과 네 계절의 질서와 오장(五臟)과 육부(六
腑)와 음경(陰經)과 양경(陽經)의 표리(表裏)와 폄석(砭石)으
로 침을 놓는 것과 독약(毒藥)이 주관하는 것들을 알아서 인사
(人事)를 종용(從容)하게 처리하는 것으로 질병을 치료하는 경
도(經道 : 常道)를 밝혔다.' 라고 했다. 구하고 천하고 가난하고
부자의 차이에 따라 각각의 품류(品類)와 조리(條理)를 달리하

며 나이의 젊고 늙음과 용감하고 겁 많은 상태를 물어서 각 부분을 살피며 질병의 근본과 시작과 팔정(八正)과 삼부구후(三部九候)를 알아야 진찰에 반드시 도움이 되는 것이다.

질병을 다스리는 도(道)는 기(氣) 속에 있는 원기(元氣)를 보배로 삼는다. 그 원기의 위치를 따라서 구하는데 구하여도 얻지 못하게 되면 과오가 음양의 표리(表裏)에 있는 것이다.

수(數 : 일반적인 법칙)를 지켜서 그것에 의거하여 다스려야 수(兪)의 이치를 그르치는 일이 없게 되며, 능히 이러한 술(術)을 행하게 되면 몸이 다하도록 위태함이 없게 된다. 수(兪)의 이치를 알지 못하면 오장(五臟)이 울숙(菀熟 : 積熱)하여 옹(癰)이 육부(六腑)에 발생하게 된다.

질병을 진찰하면서 살피지 않는 것을 일러 '항상 실수한다.'라고 한다. 삼가 이러한 이치를 지켜 치료한다면 경(經)의 뜻과 함께 밝아질 것이다.

상경(上經)과 하경(下經)으로 음과 양을 헤아리고 기항(奇恒)과 오중(五中 : 五臟)은 명당(明堂)으로써 결정하고 질병의 끝과 시작을 살핀다면 가히 마음대로 할 수 있는 것이다."

(고로 왈 성인의 치병에 필히 천지음양과 사시의 경기와 오장과 육부와 자웅의 표리와 폄석을 자구와 독약의 소주를 지하고 인사를 종용하여 경도를 명하니라. 귀천과 빈부로 각각 품리를 이하고 연의 소장과 용겁의 이를 문하여 분부를 심하며 병의 본시와 팔정과 구후를 지라야 진에 필부니라. 치병의 도는 기내로 위보니라. 그 이를 순구하여 구하여 부득이면 과가 재표리니 수수하고 거치하여 수리를 무실하며 차술은 능행이면 종신토록 불태나 수리를 부지하면 오장이 울숙하여 옹이 육부에 발이라. 진병에 불심은 시를 위실상이라. 차치를 근수하려면 여경으로 상명이니 상경과 하경으로 음양을 규탁하고 기항과 오중으로 명당을 결하여 종시를 심하면 가히 횡행이니라.)

故曰 聖人之治病也 必知天地陰陽 四時經紀 五藏六府 雌雄表裏 刺灸砭石 毒藥所主 從容人事[1] 以明經道[2] 貴賤貧富 各異品理 問

年少長 勇怯之理 審於分部3) 知病本始 八正九候4) 診必副矣 治病
之道 氣內爲實5) 循求其理 求之不得 過在衮裏6) 守數據治7) 無失兪
理8) 能行此術 終身不殆 不知兪理 五藏菀熱 癰發六府 診病不審 是
謂失常 謹守此治 與經9)相明 上經下經10) 揆度陰陽 奇恒五中11) 決
以明堂12) 審於終始13) 可以橫行

1) 四時經紀~從容人事(사시경기~종용인사) : 사시경기는 네 계절의 질서. 곧
   네 계절에 걸쳐 그 상도(常道)를 변하지 않는 것이 경(經)이 되고 네 계절에
   각각 그 영(令)을 전적으로 주관하는 것이 기(紀)이다. 자웅표리(雌雄表裏)
   는 경맥을 뜻한다. 예를 들어 육음경(六陰經)은 자(雌)가 되고 육양경(六陽
   經)은 양(陽)이 되어 양경은 표(表)로 행하고 음경은 속으로 행한다. 종용인
   사는 인사(人事)의 정황을 세심하고 고요하게 처리하다의 뜻.

2) 經道(경도) : 상도(常道)와 같다.

3) 貴賤貧富~審於分部(귀천빈부~심어분부) : 귀하고 천하고 가난하고 부자
   에 따라 각각 사회적 지위와 생활 조건이 다르기 때문에 그 체질에 따라 앓게
   되는 질병도 서로 다른 특징이 있다. 품(品)은 품류(品類)이고 이(理)는 조
   리(條理)이다. 분부(分部)에서는 형색(形色)을 살핀다.

4) 八正九候(팔정구후) : 팔정은 팔정신명론(八正神明論)의 팔정(八正)과 같
   다. 구후는 맥을 짚는 구후(九候)이다. 곧 네 계절의 팔정(八正)의 기를 살
   피고 삼부(三部) 구후(九候)의 이치를 밝히다.

5) 氣內爲實(기내위보) : 기내(氣內)는 기가 안에 있는 것으로 곧 원기(元氣)
   를 뜻한다. 환자의 원기가 강한지 약한지를 살피는 일이 병을 치료하는 요점
   이라는 뜻이다. 태소(太素)에는 '기내위실(氣內爲實)'로 되어 있다. 또 양
   상선(楊上善)이 주석하기를 '천지 사이의 기는 외기(外氣)이고 사람 몸 속
   의 기는 내기(內氣)이다. 외기는 만물을 재배하여 이루어지므로 외실(外實)
   한 것이요 내기는 영위(營衛)를 재배하여 생산하므로 내실(內實)한 것이다.
   병을 치료할 때에는 내기의 이치를 구할 수 있어야 하는데 이것이 병을 다스
   리는 요령이다.'라고 했다.

6) 循求其理求之不得過在表裏(순구기리 구지부득과재표리) : 그 이치를 따라
   구하는데 구하여도 얻지 못하면 그 잘못이 표(表)에 있는지 속(裏)에 있는
   지를 살펴 다스려야 이에 잘못이 없다.

7) 守數據治(수수거치) : 수(數)를 지켜서 이에 의거하여 치료하다. 곧 표리음
양(表裏陰陽)과 경락장부(經絡臟腑)에는 모두 그 수(數)가 있는데 이 수에
의거하여 다스려야 한다. 일설에 '수수는 혈기의 많고 적음과 침을 놓는데 얕
고 깊게 하는 수치를 준수하는 것이다. 거치(據治)는 혈수(穴兪 : 穴腧)에
의해 치료되는 뜻에 의거하여 사용하는 것이다.' 라고 했다.

8) 兪理(수리) : 혈수(穴腧)가 다스리는 곳이라는 뜻.

9) 與經(여경) : 경(經)의 뜻과 함께 한다는 뜻.

10) 上經下經(상경하경) : 상경(上經)과 하경(下經)은 옛날 의서(醫書)의 편
이름이다.

11) 揆度陰陽奇恒五中(규탁음양기항오중) : 규탁편과 음양편과 기항편과 오중
편이라고 했다. 일설에는 음양으로 헤아리고 기이한 병과 일상적인 병과 오
장의 질병을 명당(明堂 : 코 부위)으로써 결정한다는 뜻이라 했다.

12) 決以明堂(결이명당) : 명당으로써 결정한다. 명당은 얼굴의 코 부위를 가리
키며 여기서 얼굴색을 살피는 것을 통합하여 말한 것이다.

13) 審於終始(심어종시) : 오색(五色)이 마땅히 억눌렸는지 왕성한지를 살피
고 한번 끝나면 다시 시작한다는 것을 뜻한다. 일설에는 '장부의 경맥이 시
작하고 삼음과 삼양이 이미 끊어지는 마지막을 살피는 것이다.' 라고 했다.

제78편 징사실론(徵四失論篇第七十八)

징(徵)은 밝히다 또는 경계하다의 뜻이 있다. 사실(四失)은 네 가지 실수를 뜻하며 의사가 질병을 치료할 때 발생하는 잘못들이다.

본 편의 내용은 질병을 치료하는 의사들이 범하기 쉬운 네 가지 과실을 밝혀서 경계를 삼도록 한 것이다. 그러므로 '징사실론(徵四失論)'이라 했다.

일설에는 질병을 치료하는 의사가 저지르는 네 가지 과실을 지적하여 징계하는 것이라는 설도 있는데 뜻이 브족한 것 같다.

1. 12경맥과 365낙맥(絡脈)

황제가 명당(明堂)에 있을 때 뇌공(雷公)이 모시고 앉아 있었다.

황제가 말했다.

"그대는 달통한 글과 스승에게 전수받은 사무가 매우 많을 것이다. 시험삼아서 그대가 치료에 성공하고 실패한 까닭에 대한 생각을 듣고 싶다. 어떤 이유로 성공했으며 어떤 이유로 실패했는가 말해 보라."

뇌공이 대답했다.

"의경(醫經)을 따라서 수업(受業)했는데 모든 말씀이 완전무결(完全無缺 : 十全)한 것 같은데 때때로 잘못되는 경우가 있습니다. 청컨대 그 일에 따른 해석을 듣고자 합니다."

황제가 말했다.

"그대는 나이가 적어서 지혜가 미치지 못하는 것인가? 장차 잡

다한 것들을 합하여 말하는 것인가? 무릇 경맥(經脈)은 열둘이고, 낙맥(絡脈)은 삼백육십오이다. 이는 모든 사람이 밝게 알고 있는 내용이고 의사들이 따라서 사용하는 것들이다.

그런데도 완전무결하지 못한 것은 정신을 전일(專一)하게 하지 못하고 지의(志意)를 다스리지 못하여 외적인 것과 내적인 것이 서로 그르쳤기 때문이다. 그러므로 때마다 의심이 되어 위태로운 것이다."

(황제가 재명당에 뇌공이 대좌하니 황제왈 대저 자는 통서하고 수사함이 중다리니 시언컨대 득실의 의니 소이 득과 소이 실케라? 뇌공대왈 순경하고 수업에 개언이 십전이로되 기시에 유과실자하니 청컨대 기사의 해를 문이니이다. 제왈 자는 연소하여 지가 미급아! 장차 잡합으로써 언가? 대저 경맥이 십이요 낙맥이 삼백육십오니 차는 개인의 소명지요 공의 소순용이라. 소이로 불십전자는 정신이 부전하고 지의가 불리하여 외내가 상실이라. 고로 시에 의태니라.)

黃帝在明堂 雷公侍坐 黃帝曰 夫子所通書 受事[1]衆多矣 試言得失[2]之意 所以得之 所以失之 雷公對曰 循經受業[3] 皆言十全 其時有過失者 請聞其事解也 帝曰 子年少智未及邪[4] 將言以雜合邪 夫經脈十二 絡脈三百六十五 此皆人之所明知 工之所循用也 所以不十全者 精神不專 志意不理 外內相失[5] 故時疑殆

1) 通書受事(통서수사) : 통서는 서적을 통달함이고 수사는 의사의 일을 전수받은 것을 뜻한다.
2) 得失(득실) : 득은 치료에 성공한 것. 실은 치료에 실패한 것.
3) 循經受業(순경수업) : 경전(經傳)을 따라서 사업을 전수받다.
4) 邪(야) : 야(耶)의 뜻. 어조사.
5) 外內相失(외내상실) : 외는 색(色)을 뜻하고 내는 맥(脈)을 뜻한다. 일설에는 '밖으로 나타나는 병정(病情)과 안의 신지(神志), 두 가지를 서로 그르치게 한 것이다.' 라고 했다.

2. 치료에서의 네 가지 과실

진찰하는데 음과 양이 역(逆)하고 종(從)하는 것을 알지 못하면 이것이 치료에서의 첫 번째 과실이다.

스승에게 배우면서 학업을 마치지 않고 강령되게 잡술(雜術)을 행하고 잘못된 말로써 도(道)를 삼고 선인(先人)들이 이룩해 놓은 업적을 바꾸어 스스로의 공으로 삼고 망령되게 폄석(砭石)을 사용하여 뒤에 자신에게 허물이 되게 하는 것이 치료에서의 두 번째 과실이다.

가난하고 부자이고 귀하고 천한 상태의 환경과 생활의 윤택하고 곤궁함과 형체의 차갑고 따뜻한 것을 알지 못하고 음식의 마땅함을 적당히 하지 못하며 사람이 용맹한가 겁이 많은가를 분별하지 못하여 비류(比類 : 견주어 비교함)을 알지 못하면, 스스로 어지러워지고 스스로 밝지 못하게 되는데 이러한 것이 치료에서의 세 번째 과실이다.

병을 진찰하는데 그 처음 발생한 원인을 묻지 않고 음식의 절도를 잃거나 기거동작을 과도하게 한 우환과 혹 독에 상하였는지를 먼저 말하지 않고, 갑자기 촌구(寸口)만 의지하게 된다면 어떤 병에 적중할 수 있으랴! 망령되게 병의 이름만 만들어서 서투른 실력으로 궁지에 몰리게 되면 이러한 것이 치료에서의 네 번째 과실이다.

이러한 이유로 세상 사람(서투른 의사)의 말이라는 것은 천 리 밖으로만 달려가는 것이다. 척촌(尺寸)의 논(論)에 밝지 못하고 진찰하는 데도 인사(人事)에 대한 배려가 없다. 수(數)를 다스리는 도(道)는 조용하고 얌전하게 하는 것으로 보배를 삼는다.

앉아서 촌구(寸口)만 의지하니 진찰해서 오맥(五脈)에 적중하지 못하여 모든 질병이 발생하게 되면 처음에는 스스로를 원망하고 나중에는 그 허물이 스승에게 돌아가게 한다.

그러므로 치료를 순리(循理)대로 하지 않으면 의술이 저잣거

리에서 버림받게 되는데 망령되이 치료하여 때때로 낫기라도 하
면 어리석은 마음에 스스로 만족스러워 한다.

　오호라! 깊고 그윽하며 아득한 것을 누가 그 도(道)를 알랴? 도
(道)의 큰 것은 하늘이나 땅에 견주고 온 천하에 짝하나니 그대
가 도(道)를 깨우쳐 알지 못하게 되면 가르침을 받고도 밝은 것
으로써 어둡게 만드는 것이다."

　(진에 음양과 역종의 이를 부지하면 차는 치의 일실이라. 수사하여 부졸하고
잡술을 망작하여 유언으로 위도하여 경명으로 자공하고 폄석을 망용하여 신구
를 후유하면 차는 치의 이실이라. 빈부와 귀천의 거하며 좌의 박후하며 형의 한
온을 부적하며 음식의 의를 부적하며 인의 용겁을 불별하며 비류를 부지하면
족히 써 자란이요 부족히 자명인데 차는 치의 삼실이라. 진병에 기시를 불문하
고 우환하며 음식의 실절과 기거가 과도하여 혹은 독에 상함을 언차를 불선하
고 졸히 촌구를 지하면 하병이 능중이리오. 망언으로 작명타가 위조의 소궁케
되면 차는 치의 사실이라. 시이로 세인의 어자는 천리의 외를 치하며 척촌의 논
을 불명하여 진에 무인사하고 치수의 도는 종용으로 보니 좌하여 지촌구하나
진에 오맥에 부중하여 백병이 소기하면 시에 자원하고 기구를 유사니라. 시고
로 치에 순리에 불능하면 술을 시에 기하고 망치하여 시유하면 우심이 자득이
라. 오호라! 요요하고 명명한데 기도를 숙지아! 도의 대자는 천지에 의하고 사
해에 배하니 여는 도의 유를 부지면 수에 이명으로 위회니라.)

　診不知陰陽逆從之理 此治之一失矣 受師不卒[1] 妄作雜術[2] 謬言
爲道 更名自功[3] 妄用砭石 後遺身咎[4] 此治之二失也 不適貧富貴賤
之居 坐之薄厚[5] 形之寒溫 不適飲食之宜 不別人之勇怯 不知比類
足以自亂 不足以自明 此治之三失也 診病不問其始 憂患飲食之失
節 起居之過度 或傷於毒 不先言此 卒持寸口 何病能中 妄言作名
爲粗所窮 此治之四失也 是以世人之語者 馳千里之外[6] 不明尺寸之
論 診無人事[7] 治數之道 從容之葆[8] 坐持寸口[9] 診不中五脈 百病所
起 始以自怨 遺師其咎[10] 是故治不能循理 棄術於市[11] 妄治時愈 愚
心自得嗚呼 窈窈冥冥[12] 孰知其道 道之大者 擬於天地 配於四海 汝

不知道之諭 受以明爲晦[13]

1) 卒(졸) : 업(業)을 마치다.

2) 雜術(잡술) : 정도의 의술이 아니고 잡된 술수라는 뜻. 잡을 이(離)로 적은 저본도 있다.

3) 更名自功(경명자공) : 경명은 이름을 바꾸다. 곧 정통으로 내려오는 스승의 학문을 따르지 않고 변경하다. 자공은 스스로의 공로를 내세우다. 일설에 '경명은 남의 것을 자기 것으로 고치다.' 라고 했는데 그것도 뜻이 통한다.

4) 後遺身咎(후유신구) : 뒤에는 자신의 허물로 되돌아온다는 뜻. 구는 허물.

5) 坐之薄厚(좌지박후) : 좌는 생(生)의 오자이다. 삶에 있어서 잘 살고 못 사는 것을 뜻함.

6) 世人之語者馳千里之外(세인지어자치천리지외) : 세상 사람이란 서투른 의사를 가리킨다. 어(語)는 과장된 말이라는 뜻이다. 서투른 의사들은 자기 실력을 과장되게 말하여 명성이 천 리 밖까지 이르기를 원한다는 말.

7) 人事(인사) : 병을 가진 자의 환경과 위생 상태를 총망라한 뜻.

8) 從容之葆(종용지보) : 보(葆)는 보(寶)와 같다. 조용하고 얌전하게 하는 것을 보배로 한다.

9) 坐持寸口(좌지촌구) : 앉아서 촌구만 의지한다. 헛되게 촌구맥만 의지하다.

10) 遺師其咎(유사기구) : 그 허물을 스승에게 끼치다. 곧 그 허물이 스승에게 돌아가게 하다.

11) 棄術於市(기술어시) : 의술이 시중에서 버림받다.

12) 窈窈冥冥(요요명명) : 깊고 조용하며 아득하다.

13) 以明爲晦(이명위회) : 밝은 것을 어두운 것으로 삼다. 밝은 것을 어두운 것으로 만들다. 어리석음을 뜻한다.

제24권 황제내경소문
(黃帝內經素問第二十四卷)

제79편 음양류론(陰陽類論篇第七十九)

이 편에서 음(陰)은 삼음(三陰)을, 양(陽)은 삼양(三陽)을 뜻한다. 삼음과 삼양의 경맥(經脈)에 내포되어 있는 뜻과 삼음과 삼양이 변화하여 발생되는 질병과 맥상(脈象)을 논하였으며, 이에 따른 질병과 앞선 징조와 네 계절에서의 음과 양의 관계도 함께 논하였다. 전체 내용이 음과 양에 관계된 종류를 모아 합한 것으로 편명도 '음양류론(陰陽類論)'이라고 했다.

일설에는 '음과 양의 유(類)를 모아서 교합(交合)한 것이다. 삼양(三陽)과 이양(二陽)과 일양(一陽)과 삼음(三陰)과 이음(二陰)과 일음(一陰)은 그 속에서 사귀어 소속되며 서로 합병하며 오장(五臟)과 얽매여 통하고 양과 음이 합하고 음과 양이 합한다. 처음에는 오장의 음양이 지극한 것을 논하였고 중간에는 삼음삼양이 교합하는 것을 논했는데 모두가 음과 양의 종류이다.'라고 했다.

1. 오장(五臟)에서는 어떤 장(臟)이 귀한가?

맹춘(孟春 : 첫봄)이 비로소 이른 입춘에 황제(黃帝)가 한가롭게 앉아 있다가 팔극(八極 : 八方)을 높은 곳에서 내려다보고 팔풍(八風)의 기를 바르게 하고 뇌공(雷公)에게 물었다.

"음양(陰陽)의 유(類)와 경맥(經脈)의 도와 오중(五中 : 五臟)이 주관하는 바로 살펴볼 때 어떤 장기(臟器)가 최고로 귀한가?"

뇌공이 대답했다.

"봄은 갑을(甲乙)이 소속되고 청(靑 : 푸른색)에 해당하며 장기는 간(肝)을 주관하고 72일 동안을 다스립니다. 이는 간맥(肝脈)이 주관하는 때이므로 신은 그 장기가 가장 귀하다고 생각합니다."

황제가 말했다.

"물러가서 상경(上經)과 하경(下經)의 음양(陰陽)편과 종용(從容)편을 외워보라! 그대가 가장 귀하다고 말한 것은 가장 아래가 되는 것이다."

뇌공이 재계한 지 7일 만에 다시 황제를 모시고 앉아 있었다.

황제가 말했다.

"삼양(三陽 : 足太陽經)은 사람의 등을 순행하며 홀로 양분(陽分)을 다스리므로 경(經 : 큰 길)이 되고, 이양(二陽 : 足陽明經)은 사람의 가슴과 배 부분을 순행하면서 앞에 매어서 연락하므로 유(維 : 매다)가 되고, 일양(一陽 : 足少陽經)은 태양경(太陽經)과 양명경(陽明經) 사이를 내왕하므로 유부(游部 : 헤엄쳐 떠다니는 부)가 된다.

이로써 오장(五臟)의 끝마침과 시작을 알 수 있는 것이다.

삼음(三陰 : 太陰)은 음(陰)의 표(表)가 되고, 이음(二陰 : 少陰)은 족소음신경(足少陰腎經)인데 신(腎)은 수(水)에 속하고 그 기는 침(沈)하며 골(骨)을 주관하므로 이(裏 : 속)가 되며, 일음(一陰 : 厥陰)은 음(陰)이 다하여 끊어지는 상태에 이르는데 이는 그믐[晦]이고 음이 다하면 양이 생기는데 이는 초하루이므로 삭회(朔晦)를 일으킨다.

물러났다가 함께 합하여 천지(天地) 음양의 끝마치고 다시 시작하는 이치를 바르게 하는 것이다."

(맹춘이 시지에 황제가 연좌하샤 팔극을 임관하고 팔풍의 기를 정하여 뇌공에게 문왈 음양의 유와 경맥의 도와 오중의 소주에 하장이 최귀오? 뇌공대왈 춘의 갑을은 청하고 중은 주간하여 칠십이일을 치느라. 시는 맥의 주니 신은 기장으로 최귀라 하니이다. 제왈 각하여 상하경과 음양과 종용을 염하면 자의 소언귀에 최함은 기하니라. 뇌공이 치재를 칠일하여 또다시 시좌하니 제왈 삼양

은 위경이요 이양은 위유요 일양은 위유부니 차로 오장의 종시를 지함이라. 삼
양은 위표요 이음은 위리요 일음은 지절하여 작삭회니 각하여 구합하여 기리를
이정이니라.)

　孟春始至 黃帝燕坐[1] 臨觀八極 正八風之氣[2] 而問雷公曰 陰陽之
類 經脈之道 五中所主 何藏最貴 雷公對曰 春甲乙靑 中主肝 治七
十二日 是脈之主時 臣以其藏最貴 帝曰 却念上下經 陰陽從容[3] 子
所言貴 最其下也 雷公致齋七日 且復侍坐 帝曰 三陽爲經[4] 二陽爲
維[5] 一陽爲游部[6] 此知五藏終始 三陽爲表[7] 二陰爲裏[8] 一陰至絶作
朔晦[9] 却具合 以正其理

1) 孟春始至黃帝燕坐(맹춘시지황제연좌) : 맹춘은 첫봄이며 1월의 30일을 뜻한
　다. 맹춘이 비로소 이르다. 곧 입춘(立春) 날이 되다. 연좌는 공무를 보지
　않는 한가한 시간을 뜻한다.

2) 臨觀八極正八風之氣(임관팔극정팔풍지기) : 임관은 높은 곳에서 내려다보
　다. 팔극은 팔방(八方)이다. 팔풍은 팔방(八方)의 바람. 곧 황제가 내려다보
　고 팔풍의 기를 바르게 하다.

3) 却念上下經陰陽從容(각염상하경음양종용) : 물러가서 상경(上經)과 하경
　(下經)의 음양편과 종용편을 생각해보라, 외워보라.

4) 三陽爲經(삼양위경) : 삼양은 족태양경(足太陽經)을 뜻한다. 족태양경은 신
　체의 등을 순행하고 홀로 양분(陽分)을 다스리므로 경(經 : 큰 줄기)이라 한
　다. 일설에는 '경은 큰 길이다. 온몸을 도는 맥 중에서 오직 족태양이 큰 줄기
　이며 머리 꼭대기를 통과하여 등으로 내려가면서 홀로 양분을 다스리므로 경
　(經)이라고 했다.' 라고 했다.

5) 二陽爲維(이양위유) : 이양은 족양명(足陽明)이다. 그 맥이 사람 몸의 가슴
　과 배 부분을 순행하면서 앞을 얽어매어 연결되어 있으므로 유(維 : 매다)라
　고 한다. 일설에는 '이양이 유(維)가 되는 것은 양명이 합(合)함이 되고 몸
　의 얼굴을 순행하는 것이 마치 유락(維絡)이 안을 매고 있는 것과 같다.' 라
　고 했다.

6) 一陽爲游部(일양위유부) : 일양은 족소양(足少陽)을 뜻한다. 일양이 사람
　신체의 옆면을 행하면서 앞으로 행하면 양명과 만나고 뒤로 행하면 태양과

만나는데 이에 소양이 태양과 양명의 두 객 사이를 왔다갔다 하므로 유부(游部)라고 한 것이다. 유는 떠다니다의 뜻. 부는 부분이다.

7) 三陽爲表(삼양위표) : 삼양은 삼음(三陰)이다. 삼음은 태음이며 태음은 음의 표(表)이다.

8) 二陰爲裏(이음위리) : 이음은 소음신(少陰腎)이다. 신(腎)은 수(水)에 속하고 그 기는 침(沈)하며 주관하는 것은 골(骨)이므로 이(裏)가 된다.

9) 一陰至絶作朔晦(일음지절작삭회) : 일음은 궐음이다. 궐음이 다하는 것에 이르면 양이 생하는데 양이 생하는 것은 초하루이고 음이 다하는 것은 그믐이므로 작삭회(作朔晦)라고 했다.

2. 삼음(三陰)과 삼양(三陽)의 상태

뇌공(雷公)이 말했다.

"가르침을 받았으나 능히 밝게 활용하지는 못합니다."

황제가 말했다.

"삼양(三陽)이란 태양(太陽)이며 경(經 : 길)이 된다. 삼양경맥(三陽經脈)이 수태음(手太陰 : 寸口)에 이르러 현부(弦浮)하고 침(沈)하지 않으면 네 계절에 다른 맥의 상도(常度)로써 결단하며 심(心)으로 살펴서 음과 양의 논을 종합하여야 한다.

이양(二陽)이란 양명(陽明)이다. 수태음에 이르러 현(弦)하면서 침급(沈急)하고 고동치지 않는데 열(熱 : 炅)이 이르게 되면 병이 발생하여 모두 죽게 된다.

일양(一陽)이란 소양(少陽)이다. 수태음에 이르러 위로는 인영(人迎)으로 이어지며 현급(弦急)하고 현(懸 : 浮露)하되 그 맥의 다다름이 끊어지지 않으면 소양(少陽)의 병이다. 양기는 끊어지고 음사(陰邪)만 홀로 성하여 음만 전일하게 되면 죽게 된다.

삼음(三陰 : 太陰)이란 육경(六經)을 주관하는 것이다. 태음(太陰 : 寸口)에서 사귀어 엎드려 고동치지만 부(浮)하지 아니하면 위로 지(志)와 심신(心神)을 공허하게 한다.

이음(二陰 : 少陰腎脈)은 폐(肺 : 寸口)에 이르고 그 기는 방광으로 돌아가 밖으로 비(脾)와 위(胃)로 이어진다.

　일음(一陰：厥陰脈)이 홀로 이르게 되면 경기(經氣)가 안으로 끊어져서 맥기(脈氣)가 부(浮)하여 고동하지 아니하고 구(鉤)하여 활(滑)하게 된다.

　이상의 여섯 가지 맥(脈)은 갑자기 음(陰)하고 갑자기 양(陽)하여 사귀어 붙게 되고 서로 합병하기도 하고 오장(五臟)에 얽혀서 통하게 되며 음과 양에 합하게 된다. 먼저 이른 것이 주인이 되고 뒤에 이른 것은 손님이 되는 것이다."

　(뇌공왈 수업이나 미능명이니이다. 제왈 소위 삼양자는 태양이 위경하니 삼양맥이 수태음에 지하여 현부하되 불침하면 도로써 결하며 심으로써 찰하여 음양의 논에 합이라. 소위 이양자는 양명이니 수태음에 지하여 현하여 침급하고 불고하면 경이 지하여 이병하여 개사하고 일양자는 소양이니 수태음에 지하여 상으로 인영에 연하니 현급하고 현하되 부절이면 차는 소양의 병이니 전음즉 사하고 삼음자는 육경의 소주니 태음에 교하여 복고하나 불부면 상으로 지심이 공하고 이음은 지폐하고 기기는 방광으로 귀하여 외로 비위로 연하고 일음이 독지하면 경절하여 기부가 불고하고 구하되 활이니 차의 육맥자는 사음하고 사양하여 교속하고 상병하며 오장으로 무통하고 음양에 합하니 선지가 위주요 후지가 위객이니라.)

　雷公曰 受業未能明 帝曰 所謂三陽者 太陽爲經 三陽脈 至手太陰[1] 弦浮而不沈 決以度 察以心 合之陰陽之論[2] 所謂二陽者 陽明也 至手太陰 弦而沈急不鼓 炅至以病皆死[3] 一陽者 少陽也 至手太陰 上連人迎[4] 弦急懸不絶 此少陽之病也 專陰[5]則死 三陰[6]者 六經之所主也 交於太陰[7] 伏鼓不浮 上空志心[8] 二陰至肺 其氣歸膀胱 外連脾胃[9] 一陰獨至 經絶 氣浮不鼓 鉤而滑[10] 此六脈者 乍陰乍陽[11] 交屬相幷 繆通五藏 合於陰陽 先至[12]爲主 後至爲客

1) 手太陰(수태음)：태음(太陰)은 촌구(寸口)를 뜻한다. 촌구는 수태음이고 맥기가 행하는 곳이므로 맥이 모두 촌구에 이르는 것이다. 아래의 수태음은 다 이와 같다.

2) 合之陰陽之論(합지음양지론) : 음양의 논을 종합하여 그 선악을 밝혀야 한다. 합은 참합(參合)함이다.

3) 弦而沈急不鼓炅至以病皆死(현이침급불고경지°병개사) : 현하되 침급하고 고동치지 않는데 열이 이르면 병들어 다 죽는다. 고는 고동치는 것이다. 경(炅)은 열(熱)이다. 양명의 맥은 부대(浮大)하면서 단(短)한데 지금 현(弦)하면서 침급(沈急)하고 고동치지 않는 것은 음기가 양을 승하고 목(木)이 와서 토(土)를 올라탄 것이다. 음기가 양을 승하고 목이 와서 토를 올라탔는데도 도리어 열병이 이른다면 이는 양기가 쇠패(衰敗)한 것이다. 이는 등불의 불꽃이 사그라지기 전에 오히려 밝게 빛나는 현상과 같아서 모두 죽게 된다.

4) 人迎(인영) : 결후(結喉)의 양 옆에 있으며 동신촌(同身寸)으로 한 치 5푼 되는 곳에 동맥이 응해 오는 곳이다.

5) 專陰(전음) : 독음(獨陰)이다. 곧 양기가 다하여 끊어지면 음사(陰邪)가 홀로 성해져서 현박(弦搏)함이 지극해지는데 이를 일러 전음(專陰)이라고 하고 전음맥이 나타나면 죽게 된다.

6) 三陰(삼음) : 태음(太陰)이다. 삼음의 장(臟)은 비(脾)와 폐(肺)이다. 폐는 기를 주관하고 모든 맥으로부터 조회를 받으며 비(脾)는 토(土)에 속하고 만물의 어머니와 같으므로 삼음이 육경(六經)의 주인(主人)이 된다.

7) 交於太陰(교어태음) : 태음인 촌구(寸口)에서 사귀어 모이다.

8) 上空志心(상공지심) : 위로 지심이 공허하다. 곧 맥이 복(伏)하고 고동치되 위로 부하지 않는 것은 심기가 부족한 것이므로 위로 지심을 공허하게 한다. 지심은 소심(小心)이다. 일설에는 '폐는 주로 경부(輕浮)하고 비(脾)는 주로 화완(和緩)한 것이 본래의 맥인데 지금 복고굴부(伏鼓不浮)함을 나타내는 것은 곧 음이 성하고 양이 쇠퇴한 것이다. 마땅히 병이 상초(上焦)가 공허하고 비폐(脾肺)의 지(志)와 심신(心神)이 음에 손상되어 모두 부족한 것에 이르므로 상공지심(上空志心)이라고 한 것이다.' 라고 했다.

9) 二陰至肺~外連脾胃(이음지폐~외련비위) : 이음지폐는 신맥(腎脈)이 기구(氣口)에 이른 것이다. 기기귀방광은 그 기가 방광으로 돌아가다. 외련비위는 밖으로 비와 위에 이어지다의 뜻. 곧 신맥(腎脈)이 위로 행하는데 그 곧은 것은 신(腎)으로부터 위로 간과 격막을 뚫고 올라가 폐 안으로 들어가고 기구로 나오는데 이것이 이음이 폐에 이른 것이다. 신은 수(水)를 주관하고

폐기를 얻어서 아래로 내리는데 명령을 내려 수도(水道)를 통하게 조절하고 그 기가 방광으로 돌아가게 한다. 폐는 위에 있고 신(腎)은 아래에 있고 비위(脾胃)는 중에 있으면서 오르고 내리는 권한을 주관하므로 밖으로 비(脾)와 위(胃)에 이어진다고 했다.

10) 一陰獨至~鉤而滑(일음독지~구이활) : 궐음(厥陰 : 一陰)의 맥은 현약(弦弱)하고 장한데 홀로 경(經)에 다다름에 그 경기가 만일 끊어졌다면 맥기는 부(浮)하고 고동치지 않으며 혹은 아직 끊어지지 않았더라도 구(鉤)하면서 활(滑)한 것을 겸하니 여전히 양기가 남아 있다는 증거이다.

11) 乍陰乍陽(사음사양) : 갑자기 음하기도 하고 갑자기 양하기도 하다.

12) 至(지) : 맥이 촌구(寸口)에 이른 것을 뜻한다.

3. 삼음(三陰) 삼양(三陽)의 역할

뇌공(雷公)이 말했다.

"신은 모든 마음을 다하여 경맥(經脈)에 관해 전수받고 종용(從容)의 도를 외워서 얻어 종용에 합하기는 하였으나 음과 양을 알지 못하겠고 자(雌)와 웅(雄)도 알지 못하겠습니다."

황제가 말했다.

"삼양(三陽 : 太陽)은 부(父 : 아버지)가 되고 이양(二陽 : 陽明)은 위(衛 : 방비)가 되고 일양(一陽 : 少陽)은 기(紀 : 단서)가 되고 삼음(三陰 : 太陰)은 모(母 : 어머니)가 되고 이음(二陰 : 少陰)은 자(雌 : 암컷)가 되고 일음(一陰 : 厥陰)은 독사(獨使 : 홀로 부려지다)가 된다.

이양(二陽 : 足陽明胃)과 일음(一陰 : 足厥陰肝)이 서로 핍박하게 되면 양명(陽明)이 병을 주관하는데 양명토(陽明土)가 일음(一陰 : 厥陰木)을 이기지 못하여 맥이 연(軟)해지면서 동(動)하여 아홉 구멍이 모두 침(沈 : 가라앉다)하게 된다.

삼양(三陽 : 足太陽膀胱)과 일음(一陰 : 足厥陰肝)이 서로 핍박하게 되면 태양맥(太陽脈)이 승하여 일음이 능히 태양의 수(水)기를 중지시키지 못하여 안으로 오장(五臟)을 어지럽게 하며 밖으로는 깜짝깜짝 놀라게 하는 것이다.

이음(二陰 : 手少陰心)과 이양(二陽 : 手陽明大腸)이 서로 핍
박하게 되면 병이 폐(肺)에 있게 되고 소음맥(少陰脈 : 足少陰
腎)이 침(沈)하나니 폐를 승하고 비(脾)를 상하게 되면 밖으로
사지(四肢)를 상하게 된다.

이음(二陰 : 足少陰腎)과 이양(二陽 : 足陽明胃)이 모두 사귀
어 이르게 되면 위토기(胃土氣)가 비수(腎水)를 이겨서 병이 신
(腎)에 있게 되고 위토기(胃土氣)가 승하면 위기(胃氣)가 성하
여서 꾸짖고 욕설하여 망령된 행동을 하며 전질(巓疾)하고 미쳐
날뛰게 되는 것이다.

이음(二陰 : 足少陰腎)과 일양(一陽 : 手少陽三焦)이 서로 핍
박하게 되면 신수(腎水)가 소양상화(少陽相火)를 이겨서 병이
신(腎)으로부터 나온다. 이는 음기가 심완(心脘)의 아래로 손님
노릇을 하며 돌아다녀 소양삼초(少陽三焦)의 기가 기주(肌腠)
를 따뜻하게 해 주지 못하여 공규(空竅 : 땀구멍)의 둑이 막혀서
통하지 못하게 되고 사지(四肢)가 따로 놀게 되는 것이다.

일음(一陰 : 足厥陰肝)과 일양(一陽 : 足少陽膽)이 움직이다
가 끊어지는 일정하지 않은 맥상이 나타나게 되면 이는 음기(陰
氣)가 심(心)에 이른 것이다. 궐음과 소양이 능히 음과 양을 돌
려 주지 못하여 그 병이 혹은 위에 나타나기도 하고 아래로 나타
나기도 하여 일정한 형식이 없게 된다. 대변과 소변이 배출되는
일과 음식이 입으로 들어오는 것을 알지 못하고 인후(咽喉)가 건
조해지는데 이는 궐음목(厥陰木)이 토(土)를 이겨서 병이 토비
(土脾)에 있는 것이다.

이양(二陽 : 足陽明胃)과 삼음(三陰 : 手太陰肺)과 지음(至
陰 : 足太陰脾)에 모두 병이 있게 되면 음이 양을 지나치지 못하
게 되고 양기는 음(陰)에 머물러 있지 못하게 되어 음과 양이 함
께 끊어진다. 양이 음으로 들어가지 못하여 맥이 부(浮)하게 되
면 당연히 병이 밖에 있게 되어 혈하(血瘕)가 되고 음이 양으로
나아가지 못하여 침(沈)하게 되면 당연히 병이 안에 있게 되어

농부(膿胕)가 된다.

음과 양이 모두 장성(壯盛)하면 너무 왕성하여 해가 되고 혹은 고음(孤陰)이 되거나 고양(孤陽)이 되어서 밑으로 남자와 여자의 음양(陰陽 : 陰器)에 이르러 병이 나게 된다.

맥은 위로는 하늘의 밝고 밝은 것에 합해지고 아래로는 땅의 오묘한 것에 합해지는 것이다. 진찰하여 죽고 사는 시기를 결정하려면 세수(歲首 : 그 해의 처음)와 합치되는 것을 이루어야 하는 것이다."

(뇌공왈 신은 실진의하여 경맥을 수전하고 종용의 도를 송득하여 종용에 이합이나 음양을 부지하고 자웅을 부지니이다. 제왈 삼양이 위부요 이양이 위위요 일양이 위기요 삼음이 위모요 이음이 위자요 일음이 위독사니라. 이양과 일음은 양명이 주병하니 일음을 불승하여 연하여 동하며 구규가 개침하고 삼양과 일음은 태양맥이 승에 일음이 불능지하여 내로 오장이 난하며 외로 위경해하고 이음과 이양은 병이 재폐하니 소음맥이 침하여 승폐하고 상비하면 외로 상사지하고 이음과 이양이 개교지하면 병이 재신이니 매리하여 망행하며 전질이 위광하고 이음과 일양은 병이 신에서 출이니 음기가 심완의 하에서 객유하여 공규의 제가 폐색하여 불통하며 사지가 별이하고 일음과 일양이 대절하면 차는 음기가 지심이니 상하가 무상하며 출입을 부지하며 후인이 건조하여 병이 재토비하고 이양과 삼음과 지음이 개재하면 음이 불과양하고 양기가 음에 불능지하여 음양이 병절하여 부하여 위혈하요 침하여 위농부하고 음양이 개장하면 하로 지음양이라. 상으로 합소소하고 하로 합명명하니 진에 사생의 기를 결이라면 세수에 수합이니라.)

雷公曰 臣悉盡意 受傳經脈 頌得從容之道 以合從容 不知陰陽 不知雌雄 帝曰 三陽爲父[1] 二陽爲衛[2] 一陽爲紀[3] 三陰爲母[4] 二陰爲雌[5] 一陰爲獨使[6] 二陽一陰 陽明主病 不勝一陰 軟而動 九竅皆沈[7] 三陽一陰 太陽脈勝 一陰不能止 內亂五藏 外爲驚駭[8] 二陰二陽 病在肺 少陰脈沈 勝肺傷脾 外傷四支[9] 二陰二陽 皆交至 病在腎 罵詈妄行 巓疾爲狂[10] 二陰一陽 病出於腎 陰氣客游於心脘下 空竅堤 閉

塞不通 四支別離¹¹⁾ 一陰一陽 代絶 此陰氣至心 上下無常 出入不知
喉咽乾燥 病在土脾¹²⁾ 二陽三陰 至陰皆在 陰不過陽 陽氣不能止陰
陰陽竝絶 浮爲血瘕 沈爲膿胕¹³⁾ 陰陽皆壯 下至陰陽¹⁴⁾ 上合昭昭 下
合冥冥¹⁵⁾ 診決死生之期 遂合歲首¹⁶⁾

1) 三陽爲父(삼양위부) : 삼양은 태양(太陽)이고 태양은 삼양 중에서 경(經)
  이 된다. 이를 높여서 부(父 : 아버지)라고 한 것이다. 부는 군소(群小)를 독
  려하고 구제하는 역할을 하고 태양도 모든 경을 총괄하는 뜻이 있어서 일컬
  은 것 같다.

2) 二陽爲衛(이양위위) : 이양은 양명(陽明)이다. 양명은 표(表)의 유(維 : 벼
  리)가 되고 모든 부(部)를 막아 지키는 역할을 하므로 위(衛)가 된다.

3) 一陽爲紀(일양위기) : 일양은 소양(少陽)이다. 소양은 태양과 양명 사이에
  서 이들의 출입을 관리하는 중요한 역할을 하므로 요체가 된다. 기(紀)는 단
  서, 벼리, 만남의 뜻이 있다.

4) 三陰爲母(삼음위모) : 삼음은 태음(太陰)이다. 태음은 모든 경(經)을 자양
  (滋養)해 줄 수 있으므로 일컫기를 모(母)라고 했다. 모든 것을 자양해 주는
  것은 곧 모(母)의 임무이다.

5) 二陰爲雌(이음위자) : 이음은 소음(少陰)이다. 소음은 이(裏)의 유(維)이
  고 생(生)이 이로 말미암아 시작되므로 자(雌)가 된다. 소음은 수(水)에 속
  한다. 수는 물(物)을 살게 할 수 있으므로 자(雌 : 암컷)라고 한 것이다.

6) 一陰爲獨使(일음위독사) : 일음은 궐음(厥陰)이다. 사는 교통이 시작되고
  끝나는 것을 뜻한다. 음이 다하고 양이 생하는 것은 오직 궐음만 그것을 주관
  하므로 독사(獨使)라고 했다.

7) 二陽一陰~九竅皆沈(이양일음~구규개침) : 이양은 토(土)이고 일음은 목
  (木)이다. 양명과 궐음이 서로 핍박하게 되면 간사(肝邪)가 위(胃)를 업신
  여겨 양명이 병을 주관하고 일음을 이기지 못한다. 맥이 연한 것은 위기(胃
  氣)이고 동하는 것은 간기(肝氣)이다. 토(土)가 목사(木邪)를 받게 되면 연
  하면서 동하는 것을 겸한다. 구규의 기는 모두 양명이 그 곳에 다다르게 해
  주는 것인데 양명이 병나면 위기가 행하지지 않아 아홉 구멍이 모두 침체되
  어 통하지 못하게 된다는 뜻.

8) 三陽一陰~外爲驚駭(삼양일음~외위경해) : 삼양일음은 방광과 간(肝)의

합병이다. 간목(肝木)이 화(火)를 생하는데 방광이 한수(寒水)로써 그것을
업신여겨서 태양맥이 이긴다. 일음의 간기가 강하다고 하지만 수기(水氣)를
금지시킬 수가 없어 이로 말미암아 풍(風)과 한(寒)이 서로 합하여 안으로
오장을 어지럽게 해서 간기가 손상당하여 깜짝깜짝 놀라는 병이 되게 된다.

9) 二陰二陽~外傷四支(이음이양~외상사지) : 이음은 수소음심맥(手少陰心
脈)이다. 이양은 위맥(胃脈)이다. 심(心)과 위(胃)가 서로 핍박하여 사기가
위와 아래로 아울러서 안으로 비(脾)를 상하게 하고 밖으로 폐를 승한다. 이
는 위는 비부(脾府)이고 심화(心火)가 금(金)을 승하기 때문이다. 비는 사
지(四支)를 주관하므로 비가 상하게 되면 밖으로 사지를 상한다. 일설에는
이양은 수양명대장(手陽明大腸)이고 폐의 부(腑)이다. 소음심화(少陰心
火)가 금(金)의 부(府)를 승하므로 병이 폐에 있다고 했다.

10) 二陰二陽~巓疾爲狂(이음이양~전질위광) : 이음과 이양이 모두 사귀어
이르게 되면 병이 신에 있게 되어 꾸짖고 욕하며 망령되게 행동하며 전질이
되어서 미치게 된다. 곧 심(心)과 신(腎)과 위(胃)와 대장의 네 기가 수태음
촌구(手太陰寸口)에 함께 다다른 것이다. 네 기가 서로 핍박하는데 일수(一
水)가 이화(二火)를 이길 수 없으므로 병이 신(腎)에 있게 된다. 수(水)가
부족하면 부족할수록 화(火)가 더욱 왕성해지므로 꾸짖고 욕설하고 망령된
행동을 하여 전질이 되어서 미치게 된다는 뜻이다.

11) 二陰一陽~四支別離(이음일양~사지별리) : 소음과 소양이 서로 합하였
는데 음이 그 양을 승하게 되어 병이 소음의 신(腎)에서 발생한다. 소양삼초
(三焦)의 맥은 심포(心包)로 흩어져 이어져서 위완(胃脘)으로 나오는데 지
금 소음의 기가 심완(心脘)의 아래에 머물러 음이 양을 침입하여 수(水)가
그 화(火)를 승하여 삼초(三焦)가 기를 내어서 기주(肌腠)를 따뜻하게 할
수가 없어서 종종 공규(空竅)의 길이 막혀 통하지 않는 것 같다. 그러므로 공
규제폐색불통(空竅堤閉塞不通)이라 했다. 공규는 땀구멍이다. 제(堤)는 길
〔路〕과 같다. 곧 삼초(三焦)는 화열(火熱)의 기이고 사지(四支)는 모든 양
(陽)의 근본이다. 지금 삼초의 기가 막혀서 통하지 않게 되면 양이 화(化)하
지 못하므로 사지(四支)가 별리(別離)한다고 했다. 이는 화열의 기가 양과
화합하지 못하는 것을 뜻한다.

12) 一陰一陽代絶~病在土脾(일음일양대절~병재토비) : 일음은 궐음맥이며

일양은 소양맥이다. 소양의 화기가 목(木)의 기틀 아우른다. 대절은 움직이다 중지한 것이다. 맥이 움직이다 중지하면 병난 것이다. 곧 목기가 화(火)를 생하여 병이 발생하면 음기가 심(心)에 이른다. 곧 간담(肝膽)의 기는 위로 두수(頭首)에 이르고 아래로 요족(腰足)에 이르며 중(中)으로 배와 가슴을 주관하여 병이 위나 아래의 일정하지 않은 곳에서 발생한다. 예를 들면 음식물을 받아들이는데 그 맛을 모르고 구멍으로 쏟아내는데 그 도수(度數)를 알 수가 없고 인후가 건조해지게 된다. 이는 질병이 비토(脾土) 속에 있을지라도 대개 간담(肝膽)으로 인하여 그렇게 된 것이다.

13) 二陽三陰～沈爲膿胕(이양삼음～침위농부) : 이양은 위(胃)이고 삼음은 폐(肺)이며 지음은 비(脾)이다. 개재(皆在)는 모두가 병난 것이다. 비위(脾胃)는 표리(表裏)이다. 비위가 병나면 창고가 화(化)하지 않게 되며, 폐는 장부에 기를 펼치는데 폐가 병나면 다스리는 절도가 행해지지 않는다. 음이 양을 지나가지 못하면 음이 스스로 음이 되어 양분(陽分)으로 지나 들어갈 수가 없고, 양기가 음에 머물 수 없게 되면 양이 스스로 양이 되어 음분(陰分)에 머물러 있을 수가 없다. 이와 같이 되면 다시 교통할 수가 없어 음과 양이 끊어지게 된다. 이에 맥이 부하게 되는데 이는 마땅히 병이 밖에 있어서 혈하(血瘕)가 되며 맥이 침(沈)하는 것은 병이 안에 있어서 농부(膿胕)가 된다. 음양표리가 서로 교통되지 않기 때문으로 먹의 증상이 이와 같아진다.

14) 陰陽皆壯下至陰陽(음양개장하지음양) : 음과 양이 모두 장(壯 : 씩씩하다)하게 되면 너무 성해져 해가 되고 혹은 고음(孤陰)이 되거나 혹은 고양(孤陽)이 되어 병이 이르는 곳이 아래의 음양에 이른다. 이 곳은 남자는 양도(陽道)이고 여자는 음기(陰器)로, 성행위(性行爲)가 조화롭지 못하고 모두 큰 질병을 이루게 된다.

15) 上合昭昭下合冥冥(상합소소하합명명) : 위로는 밝고 밝은 것에 합해지고 아래로는 미묘하여 이해하기 어려운 곳에 합해진다. 소소는 밝고 밝다. 명명은 드러나지 않고 은미한 모양.

16) 陰陽皆壯～遂合歲首(음양개장～수합세수) : 26자는 뜻이 위의 문맥과 연관이 없고 또한 뜻도 애매하여 다른 편의 간착(間錯)이 아닌가 한다고 했다.

4. 네 계절의 질병에서 사망을 예측

뇌공이 말했다.

"청컨대 기약이 짧은 것〔短命 : 短命〕에 대해 묻습니다."

황제가 대답하지 않자 뇌공이 다시 물었다.

황제가 말했다.

"경론(經論) 속에 들어 있느니라."

"청컨대 기약이 짧은 것에 대해 듣고자 합니다."

"음(陰)의 수기(水氣)가 왕성한 겨울 3개월 동안의 병은, 병이 양(陽)에 합하여 양증(陽證)에 양맥(陽脈)이 나타나는 자는, 봄인 정월(正月)에 이르러 맥에 사징(死徵)이 있게 되면 모두 봄을 벗어나는 시기인 초여름으로 돌아가 죽게 된다.

음의 수기가 왕성한 겨울 3개월 동안의 병은, 음과 양의 이치를 살핌에 삶의 기틀이 이미 다하였으면 풀과 버들잎이 떨어질 때 모두 죽게 된다. 봄에 음과 양이 모두 끊어졌으면 죽는 시기가 맹춘(孟春 : 正月)이 된다.

봄 3개월의 병은 양살(陽殺)이라고 한다. 이 때 음과 양이 모두 끊어졌으면 죽는 시기가 가을에 풀이 마르는 때에 있다.

여름 3개월의 병은, 지음(至陰 : 脾)에 병이 있고 사증(死證)이 있는 환자는 10일을 넘기지 못하며 음맥이 양맥에 나타나고 양맥이 음위(陰位)에 나타나 음과 양이 서로 바뀌면 죽는 시기가 살얼음이 어는 초겨울에 있게 된다.

가을 3개월의 병은, 삼양맥(三陽脈)의 병이 함께 일어나면 치료하지 않아도 저절로 치유되고, 음과 양이 교합하여 병난 자는 일어나 있는 자는 앉지 못하고 앉아 있는 자는 일어나지 못하게 된다. 삼양(三陽)이 홀로 이르면 죽는 시기가 물이 돌같이 단단하게 결빙되는 겨울에 있고 이음(二陰)이 홀로 이르면 죽는 시기가 얼음이 녹는 성수(盛水 : 雨水)에 있게 되는 것이다."

(뇌공왈 청문컨대 단기니이다. 황제가 불응하니 뇌공이 부문하자 황제왈 경
론 중에 재하니라. 뇌공왈 청문컨대 단기니이다. 황저왈 동의 삼월의 병은 병이
양에 합한 자는 춘정월에 지하여 맥에 유사징이면 다 출춘으로 귀하고 동의 삼
월의 병은 이가 이진에 재하면 초와 유엽에 개살하고 춘에 음양이 개절이면 기
가 재맹춘하고 춘의 삼월의 병은 왈 양살이니 음양디 개절이면 기가 재초건하
고 하의 삼월의 병은 지음이 십일을 불과하여 음양이 교면 기가 재렴수하고 추
의 삼월의 병은 삼양이 구기하면 불치라도 자이하고 음양이 교합자는 입에 불
능좌하고 좌에 불능기하며 삼양이 독지하면 기가 재석수하고 이음이 독지면 기
가 재성수하니라.)

雷公曰 請問短期[1] 黃帝不應 雷公復問 黃帝曰 在經論中[2] 雷公
曰 請聞短期 黃帝曰 冬三月之病 病合於陽者 至春正月 脈有死徵
皆歸出春[3] 冬三月之病 在理已盡[4] 草與柳葉 皆殺[5] 春陰陽皆絶 期
在孟春 春三月之病 曰陽殺[6] 陰陽皆絶 期在草乾 夏三月之病 至
陰[7]不過十日 陰陽交 期在溓水[8] 秋三月之病 三陽俱起 不治自已
陰陽交合者 立不能坐 坐不能起[9] 三陽獨至 期在石水[10] 二陰獨至
期在盛水[11]

1) 短期(단기) : 기약함이 짧다. 요절하다. 일찍 죽는다는 뜻이다.

2) 經論中(경론중) : 옛날의 의경(醫經)의 논(論) 속에 들어 있다.

3) 冬三月之病~皆歸出春(동삼월지병~개귀출춘) : 동삼월지병은 수(水)가
   병난 것이다. 병합어양자는 병이 양과 합해진 것이니 곧 태양의 기와 합해진
   것이다. 지춘정월맥유사징개귀출춘은 봄인 정월이 이르러 죽을 징조가 맥에
   나타나면 봄을 벗어나는 시기로 돌아가 죽는다는 뜻. 모든 양기가 나가는 봄
   의 기에 죽는 시기를 돌리는 것은 대개 톹의 기는 겨울을 근본으로 하고 양기
   (陽氣)는 수(水)에서 생하는데 양기가 이미 병든 상태에서 다시 봄의 기가
   외출하는 것을 쫓아가므로 죽는다고 했다. 일설에는 '동삼월(冬三月)은 음
   이 성한 시기인데 병이 양과 합하는 것은 양증(陽證)에 양맥이 나타난 것이
   다. 봄을 벗어나는 것은 봄이 다한 초여름을 뜻한다. 수기(水氣)가 왕성한 시
   기에 병이 양과 합하는 것은 시기가 부족하고 병기(病氣)는 유여(有餘)한
   것이다. 맹춘인 정월에 이르러 양기가 발생하면 양사(陽邪)가 더욱 승하고

음기는 더욱 소진하는데 만일 맥에 사징(死徵)이 있게 되면 봄이 끝난 초여름에 접어들어 양이 성하고 음이 쇠해져서 모두 지극한 것에 이르게 되므로 죽음을 피할 길이 없다.'라고 했다.

4) 在理已盡(재리이진) : 그 맥이 뛰는 증상의 이치를 살폈을 때 이미 살아날 수 있는 희망이 없음을 뜻한다. 일설에는 이(理)는 이(里)이고 이(已)는 이(以)이며 이(里)는 이음(二陰)을 뜻하고 신(腎)의 기라고 했는데 정확하지 않은 것 같다.

5) 草與柳葉皆殺(초여유엽개살) : 풀과 버들잎이 떨어질 때 죽게 된다.

6) 陽殺(양살) : 봄의 3개월에 병이 나는 것은 환자가 가을과 겨울에 힘을 너무 과하게 소비하여 정(精)을 빼앗겨 음기가 소산되고 양(陽)을 이길 수 없기 때문이다. 그러므로 봄에는 비록 성한 양(陽)이 아닐지라도 봄이 오면 병이 양병(陽病)이 되어 양(陽) 때문에 죽게 되므로 양살(陽殺)이라 한 것이다. 일설에는 하지(夏至) 때 양기(陽氣)가 물(物)을 죽이는 때에 죽으므로 양살이라고 했다고 한다.

7) 至陰(지음) : 일설은 비장(脾臟)을 가리켜 말하고 일설은 신비(腎脾)의 두 장을 가리켜 말하고 또 일설은 장하(長夏)를 가리켜서 말하는 자도 있다.

8) 陰陽交期在濂水(음양교기재렴수) : 음맥이 양에 나타나고 양맥이 음에 나타나 음양이 그 위치를 바꾼 것을 '음양교'라고 한다. 염수는 물이 맑은 것이며 가을에 있게 된다. 일설에 염수는 초동(初冬)의 시기를 말한다고 했다.

9) 陰陽交合者~坐不能起(음양교합자~좌불능기) : 음과 양이 교합(交合)하여 병이 된 것을 뜻한다. 음과 양이 다 상하면 혈기가 모두 손상되어 쇠약한 상태가 심해지므로 움직이고 일어나는 행동이 어렵게 되어 섰다가 앉을 수 없고 앉았다가 설 수 없게 된다.

10) 石水(석수) : 물이 얼어서 돌과 같이 된 상태를 뜻함.

11) 盛水(성수) : 정월(正月)의 우수(雨水) 때의 기후를 뜻한다. 곧 눈과 얼음이 모두 녹아서 물이 되는 시기를 뜻한다.

제80편 방성쇠론(方盛衰論篇第八十)

방(方)은 바야흐로 이제 한창, 견주다, 의술 등 여러 뜻이 있는데 여기서는 비교의 뜻보다는 이제 한창의 뜻이 더 강하다.

성(盛)은 음(陰)과 양(陽)의 형기(形氣)가 성한 상태를 뜻하고 쇠(衰)는 음과 양의 형기가 쇠한 상태를 뜻한다. 그러므로 이제 한창 성하고 이제 한창 쇠해진 상태를 논한 편이라 하겠다.

이러한 상태를 이해하려면 오장(五臟)과 십탁(十度)에 의한 음양의 허실(虛實)과 강약(强弱)을 관장하여 운용하고 그것들을 비교하여 분석해야 하므로 '방성쇠론(方盛衰論)'이라고 했다.

음양 형기(形氣)의 성쇠 이외에도 오장(王臟)의 기(氣)가 허한 상태에서 꾸는 꿈과 그 진단과 치료도 겸하여 논했다.

1. 기가 역하면 궐(厥)이 되고 발몽(發蒙)도 한다

뇌공이 황제를 뵙고 물었다.

"기(氣)가 많고 적음이 있는데 어떤 것이 역(逆)이 되고 어떤 것이 종(從)이 되는 것입니까?"

황제가 대답했다.

"양(陽)은 좌(左)를 따르고 음(陰)은 우(右)를 따르며 늙은 것은 상(上)을 따르고 젊은 것은 하(下)를 따른다.

이런 이유로 봄과 여름의 질병에서는, 양(陽)으로 돌아가면 살아나고 음(陰)인 가을과 겨울의 상태로 돌아가면 죽게 된다. 하지만 이와 반대로 가을과 겨울의 음병(陰病)에서는, 가을과 겨울의 음맥이 나타나면 소생하게 된다. 이러한 이유로 기(氣)가 많고 적음에 상관없이 역(逆)하면 모두 궐(厥)이 되는 것이다."

"유여(有餘)한 것도 궐(厥)하게 됩니까?"

"한번 양기가 위로 올라서 내려오지 않게 되면 음(陰)이 아래에서 아울러져 한궐(寒厥)이 무릎에 이르게 된다. 이 때 젊은이는 양기(陽氣)가 아래를 쫓기 때문에 무릎이 한(寒)한 것이 역(逆)이 되어 양이 쇠하고 음이 왕성한 시절인 가을이나 겨울에 죽게 되고, 늙은이는 양기가 위를 쫓기 때문에 무릎이 한(寒)한 것이 순(順)이 되어 가을이나 겨울에는 살아나게 되는 것이다. 기(氣)가 오르기만 하고 내려오지 않게 되면 위는 실(實)하고 아래는 허(虛)하여 머리가 아프고 전질(巓疾)이 된다.

음과 양이 역(逆)으로 나타나 양경맥(陽經脈)에서 구하여도 얻지 못하고 음경맥(陰經脈)을 살펴도 알 수가 없고 오장의 부위가 격절(隔絶)하여 징조가 없게 되면, 마치 빈 들판에 있는 것 같고 빈 방안에 엎드려 있는 것과 같아서 실낱 같은 생명이 붙어 있을 뿐 하루 해를 넘기지 못하게 된다.

이런 까닭에 소기(少氣)가 궐(厥)하면 사람이 망령된 꿈을 꾸며 그 궐(厥)함이 지극해지면 혼미(昏迷)한 상태에 이르게 된다. 삼양(三陽)이 끊어지고 삼음(三陰)이 미약해지면 이를 '소기(少氣)한 것'이라 한다.

이로 인하여 폐기(肺氣)가 허해지면 사람이 꿈에 흰 물건을 보거나 사람의 목이 베어져서 피가 낭자한 끔찍한 상황을 보게 되고, 그 금기(金氣)가 왕성한 때를 만나면 군인들이 전쟁하는 꿈을 꾸게 된다.

신기(腎氣)가 허해지면 사람이 꿈에서 배를 보거나 물에 빠진 사람을 보게 되고, 그 수기(水氣)가 왕성한 시기를 만나면 물 속에 엎드려 숨어서 두려워하는 듯한 꿈을 꾸게 된다.

간기(肝氣)가 허해지면 꿈에 균향(菌香:버섯 향기)과 살아 있는 풀을 보게 되고, 그 목기(木氣)가 왕성해지는 시기를 만나면 나무 아래에 엎드려서 감히 일어나지 못하는 꿈을 꾸게 된다.

심기(心氣)가 허해지면 꿈에서 불을 구하거나 양물(陽物：龍)
을 보게 되고, 그 화기(火氣)가 왕성한 시기를 만나면 불태우는
꿈을 꾸게 된다.

비기(脾氣)가 허해지면 음식이 부족하게 느껴지는 꿈을 꾸게
되고, 그 토기(土氣)가 왕성한 시기를 만나면 담을 쌓거나 지붕
을 얹는 일을 하는 꿈을 꾸게 된다.

이러한 것은 모두 오장(五臟)의 기가 허하여 양기(陽氣)는 남
아돌고 음기(陰氣)는 부족한 때문이다. 오진(五診)을 합하여 맞
추고 음과 양을 조화시켜야 하나니 이는 이미 경맥(經脈)에 있
는 것이다."

(뇌공이 청문하되 기의 다소는 하자가 위역이며 하자가 위종이니이까? 황제
답왈 양은 종좌하고 음은 종우하며 노는 종상하고 소는 종하하니라. 시이로 춘
하에는 귀양이 위생이요 귀추동은 위사나 반즉 귀추동함이 위생이니라. 시이로
기의 다소에 역이면 개위궐이니라. 문왈 유여자는 궐이니까? 답왈 일상하여 불
하하면 한궐이 도슬이니 소자는 추동에 사하고 노자는 추동에 생이나 기상하여
불하하면 두통하고 전질하니라. 구양하나 부득하며 구음하나 불실하고 오부에
격에도 무징하면 광야에 거함 같으며 공실에 복함 같아 면면히 촉하여 불만일
이라. 시이로 소기의 궐은 영인으로 망몽하고 기극이 지미하니 삼양이 절하며
삼음이 미하면 시는 위소기니라. 시이로 폐기가 허즉 사인으로 몽에 견백물하
고 인이 참하여 혈이 자자함을 견하고 기시를 득한 즉 몽에 견병전하고 신기가
허즉 사인으로 몽에 주선과 익인을 견하고 기시를 득한 즉 몽에 수중에 복하여
외공함이 유한 듯하고 간기가 허즉 몽에 균향과 생초를 견하고 기시를 득한 즉
몽에 복수하여 불감기하고 심기가 허즉 몽에 구화하고 양물하며 기시를 득한
즉 몽에 번작하고 비기가 허즉 몽에 음식이 부족하고 기시를 득한 즉 몽에 축원
하고 개옥하니 차는 다 오장이 기허하여 양기가 유여하고 음기가 부족함이니
합함을 오진으로 하고 조함을 음양으로 함이니 경맥에 재함이라.)

雷公請問 氣之多少 何者爲逆 何者爲從 黃帝答曰 陽從左 陰從
右[1] 老從上 少從下[2] 是以春夏歸陽爲生 歸秋冬爲死 反之則歸秋冬

爲生³⁾ 是以氣多少逆 皆爲厥⁴⁾ 問曰 有餘者 厥耶 答曰 一上不下 寒
厥到膝 少者秋冬死 老者秋冬生⁵⁾ 氣上不下 頭痛巓疾⁶⁾ 求陽不得 求
陰不審 五部隔無徵⁷⁾ 若居曠野 若伏空室 綿綿乎⁸⁾ 屬不滿日 是以
少氣之厥 令人妄夢 其極至迷⁹⁾ 三陽絶 三陰微 是爲少氣¹⁰⁾ 是以肺
氣虛 則使人夢見白物¹¹⁾ 見人斬血藉藉¹²⁾ 得其時則夢見兵戰¹³⁾ 腎氣
虛 則使人夢見舟船溺人 得其時則夢伏水中 若有畏恐¹⁴⁾ 肝氣虛 則
夢見菌香生草 得其時則夢伏樹下不敢起¹⁵⁾ 心氣虛 則夢救火陽物¹⁶⁾
得其時則夢燔灼¹⁷⁾ 脾氣虛 則夢飮食不足¹⁸⁾ 得其時則夢築垣蓋屋¹⁹⁾
此皆五藏氣虛 陽氣有餘 陰氣不足 合之五診 調之陰陽 以²⁰⁾在經脈

1) 陽從左陰從右(양종좌음종우) : 양기(陽氣)는 좌(左)를 따르고, 음기는 우
   (右)를 따른다. 곧 양기는 오르는 것을 주관하므로 왼쪽을 따르고 음기는 내
   리는 것을 주관하므로 오른쪽을 따른다. 종이란 순종(順從)하는 것이다.

2) 老從上少從下(노종상소종하) : 늙은이의 기는 상(上)을 따르고 젊은이의 기
   는 하(下)를 따른다. 곧 노인의 기는 아래에서 먼저 쇠하므로 위를 따르는 일
   이 순한 것이 되고 젊은이의 기는 아래에서 먼저 성(盛)해지므로 아래를 따
   르는 일이 순한 것이 된다. 하늘이 기를 생하는 데는 반드시 아래에서부터 위
   로 올라가는데 사람의 기도 또한 그러하다. 보통 노인이 위에서 쇠하게 되면
   그 임종할 것을 알 수 있고 젊은이가 아래에서 쇠하게 되면 노쇠해지기 시작
   하는 것을 알 수 있는데 이것은 모두 역(逆)하는 징조이다.

3) 春夏歸陽爲生~歸秋冬爲生(춘하귀양위생~귀추동위생) : 봄과 여름에 병
   의 징후나 맥의 상태가 양(陽)으로 돌아서면 병에서 소생할 수 있고 봄과 여
   름에 병이 났는데 음병(陰病)이거나 음맥이어서 가을과 겨울의 병맥(病脈)
   과 같으면 죽게 된다고 했고, 반대로 되면 소생한다. 이는 봄과 여름의 병에
   만일 양증(陽證)이나 양맥(陽脈)이 나타나면 순(順)한 것이 되고 만일 음
   증(陰證)이나 음맥(陰脈)이 나타나면 역(逆)한 것이 된다는 뜻이다.

4) 氣多少逆皆爲厥(기다소역개위궐) : 양기의 많고 적은 것에 상관없이 도리어
   오른쪽을 따르고 음기의 많고 적은 것과 상관없이 도리어 왼쪽을 좇는 것. 이
   것이 불순(不順)한 것이다. 그러므로 기의 많고 적은 것과 상관없이 역(逆)
   함이라고 말한 것이다.

5) 一上不下~老者秋冬生(일상불하~노자추동생) : 한번 올라서 내려오지 않

으면 음이 아래로 합병되므로 한(寒)이 무릎에 다다른다. 노인은 양기가 위를 쫓으므로 무릎이 시린 것은 순(順)한 것이 되고 젊은이는 양기가 아래를 쫓으므로 무릎이 시린 것은 역(逆)이 된다. 가을과 겨울은 양이 쇠하고 음이 왕성한 때이다. 이 때는 한궐(寒厥)함이 매우 심하게 된다. 젊은이는 역(逆)이 되어 죽게 되고 노인은 순하게 되면 소생한다는 뜻이다.

6) 氣上不下頭痛巓疾(기상불하두통전질) : 기혈이 위로 행하게 되면 발의 한 (寒)이 무릎에 이를 뿐만 아니라 또한 전정(巓頂)의 위에도 병이 생기게 된다. 위가 실(實)하고 아래가 허(虛)하게 되면 이와 같은 병이 나게 된다.

7) 五部隔無徵(오부격무징) : 오부는 오장의 부(部)이다. 곧 오장이 격절(隔絶)하여 징조가 없음을 징험할 수 있다는 뜻.

8) 綿綿乎(면면호) : 실낱같이 가느다랗게 이어 오는 모양.

9) 少氣之厥~其極至迷(소기지궐~기극지미) : 기가 적은 상태에서 적은 기라도 궐역함이 있으면 사람이 망령된 꿈을 꾸고 그 궐(厥)이 심하면 사람이 꿈 속에서 미혹되고 어지러워지게 된다. 타본(他本)에는 소기(少氣)가 소음(少陰)으로 되어 있다. 일부 의사들이 소음(少陰)이 옳다고 보고 있다. 소음으로 보는 이들은, 소음은 수소음심(手少陰心)이며 심(心)은 양(陽)을 주관하고 신(神)을 감추고 있고 족소음신(足少陰腎)이며 신(腎)은 음을 주관하고 정(精)을 감추고 있으니 이러한 것으로 보면 소음이 궐역하면 심(心)과 신(腎)이 사귀지 못하여 정과 신이 산월(散越)하므로 망령된 꿈을 꾸고 또 지극함에 이르게 되면 사람이 미란(迷亂)해지고 혼미하게 된다고 했다.

10) 三陽絶三陰微是爲少氣(삼양절삼음미시위소기) : 삼양(三陽)의 맥이 현절 (懸絶)하고 삼음(三陰)의 진찰이 미세한 것은 스기(少氣)하다는 징후이다. 이는 맥상(脈象)으로 풀이한 것이다. 삼양이 격절(隔絶)하면 음이 위에서 무너지고 삼음이 미약하면 양이 아래에서 무너지드로 음과 양이 서로 생화(生化)하지 못하여 소기(少氣)하여 숨을 쉴 수가 없다는 뜻이다.

11) 白物(백물) : 금(金)의 색이다. 폐병(肺病)은 꿈에 백물(白物)을 보게 된다.

12) 藉藉(자자) : 낭자(狼藉)하다는 뜻이다.

13) 得其時則夢見兵戰(득기시즉몽견병전) : 그 때를 얻게 되면 꿈에 병사들이 전쟁하는 것을 보게 된다. 득기시는 그 왕성한 때를 만나는 것이다. 예를 들어 폐기(肺氣)가 왕성한 시기는 추삼월(秋三月)이다. 금(金)은 병혁(兵革)

의 뜻이 있으므로 꿈에 병사들이 전투하는 것을 보게 된다.

14) 腎氣虛~若有畏恐(신기허~약유외공) : 신(腎)은 수(水)를 주관한다. 배를 보고 사람이 물에 빠지는 일은 모두 물과 관계된 것으로 신기가 허해지면 일어나게 되는 현상이다.

15) 肝氣虛~夢伏樹下不敢起(간기허~몽복수하불감기) : 간기가 허해지면 꿈에 향풀이나 풀들이 움직이는 것을 보게 되고 그 성한 때를 만나면 나무 아래 엎드려 일어나지 못하는 꿈을 꾸게 된다. 균향(菌香)은 향내 나는 풀이요 생초는 살아 움직이는 풀이다. 간은 목기(木氣)이니 나무와 관련된 꿈과 연결되는 것이다.

16) 救火陽物(구화양물) : 구화는 심기(心氣)가 허한 것을 나타낸다. 양물(陽物)은 용(龍)이며 용전(龍電)의 화(火)가 유행(流行)한다는 뜻.

17) 燔灼(번작) : 불태우다. 곧 군상(君相)의 두 화(火)가 함께 타오르므로 번작하는 꿈을 꾸게 된다.

18) 飮食不足(음식부족) : 비(脾)가 수곡(水穀)을 받아들이므로 음식이 부족한 꿈을 꾸게 된다.

19) 築垣蓋屋(축원개옥) : 담을 쌓고 집을 덮다. 곧 토(土)의 작용이다.

20) 以(이) : 이(已)와 같다. 이미의 뜻.

2. 진법(診法)의 십탁(十度)과 진찰의 견지

진찰하는 데에 십탁(十度)이 있다. 사람을 살피는 맥탁(脈度)과 장탁(臟度)과 육탁(肉度)과 근탁(筋度)과 수탁(兪度) 등으로 각각 좌우에 둘씩이다. 여기에 음과 양의 기(氣)가 다 있고 사람의 질병도 스스로 갖추어져 있는 것이다.

맥의 움직임이 정상적이지 않으면 음(陰)이 흩어져서 장이 치우치게 되거나 맥이 벗어나서 갖추어지지 않게 되어 진찰하여도 일정한 도가 행해지지 않게 된다.

진찰하는 데는 반드시 신분의 상하(上下)를 살펴서 민(民)인지 군(君)인지 경(卿)인지 헤아려야 한다.

스승에게 수업받는 일을 다 마치지 못하고 술(術 : 의술)에 밝지 못하여 역(逆)과 종(從)을 살피지 못하게 되면, 이러한 것을 망령된 행동이라고 한다.

자(雌)만 견지하면 웅(雄)을 잃게 되고 음을 버리고 양만 집착하면 음과 양을 함께 아우르는 종합적인 진찰을 알지 못하게 되므로 밝지 못하게 된다. 이러한 것을 후세에 전한다면 반대되는 논리(論理)가 저절로 나타나게 될 것이다.

지음(至陰)이 허하면 하늘의 기가 끊어지게 되고 지양(至陽)이 성하면 땅의 기는 부족하게 된다. 음과 양이 함께 사귀게 하는 일은 지인(至人)만이 행할 수 있는데 음과 양이 함께 사귀게 되면 양기가 먼저 이르고 음기는 뒤에 이르는 것이다.

이런 이유로 성인은 진찰하는 도를 견지함에, 먼저 이르는 양과 뒤에 이르는 음의 기준을 견지하는 것이다

'기항(奇恒)의 세(勢)'는 육십수(六十首)인데 미묘함을 종합한 일로써 진찰하여 음과 양의 변화를 추구하고 오장(五中 : 五臟)의 정황(情況)을 드러내었다. 그 속의 논(論)은 허하고 실(實)한 요체를 취하여 오탁(五度)의 일을 정하는 것이니 이러한 내용을 알아야 이에 족히 진찰하는 것이다.

(진에 십탁이 유하니 탁인에 맥탁과 장탁과 육탁과 근탁과 수탁이니 음양의 기가 진하고 인병이 자구니라. 맥동이 무순이면 산글하여 파양이나 맥탈이 불구하여 진에 무상행이라. 진에 필히 상하하여 민군경을 탁함이라. 수사를 부졸하고 사술을 불명하여 역종을 불찰하면 시를 위망행이라. 지자하고 실웅하며 기음하고 부양이면 병합진을 부지고로 불명이라. 후세에 전함에 반론으로 자장이라. 지음이 허하면 천기가 절하고 지양이 성하면 지기가 부족이라. 음양이 병교는 지인의 소행이니 음양의 병교자는 양기가 선지라고 음기가 후지니라. 시이로 성인은 진의 도를 지함은 선후의 음양을 지하고 기항의 세는 이에 육십수니 합미의 사를 진하여 음양의 변을 추하며 오중의 정을 장함이라. 기중의 논은 허실의 요를 취하고 오탁의 사를 정하니 지차해야 이에 족히 써 진이라.)

診有十度 度人脈度 藏度 肉度 筋度 兪度 陰陽氣盡 人病自具[1] 脈

動無常 散陰頗陽[2] 脈脫不具 診無常行[3] 診必上下 度民君卿[4] 受師
不卒[5] 使術不明 不察逆從 是爲妄行 持雌失雄 棄陰附陽 不知幷合
診故不明 傳之後世 反論自章[6] 至陰虛 天氣絶 至陽盛 地氣不足[7] 陰
陽幷交 至人之所行 陰陽幷交者 陽氣先至 陰氣後至 是以聖人持診
之道 先後陰陽而持之 奇恒之勢 乃六十首[8] 診合微之事 追陰陽之
變 章五中之情 其中之論 取虛實之要 定五度之事 知此乃足以診[9]

1) 診有十度~人病自具(진유십탁~인병자구) : 십탁은 좌우의 맥탁(脈度), 좌
 우의 장탁, 좌우의 육탁, 좌우의 근탁, 좌우의 수탁으로 합해서 십탁(十度)이
 다. 진단하는데 음양의 성하고 허한 이치가 다하여 있으며 사람의 질병도 스
 스로 갖추어져서 그것을 알 수 있다는 뜻. 일설에는 자구(字句)를 '診有十
 度 度人脈 度臟 度肉·度筋 度兪 度陰陽氣 盡'으로 끊어 읽기도 하는데 이
 렇게 되면 십탁(十度)의 뜻이 성립되지 않는다. 탁(度)은 헤아림이다.

2) 散陰頗陽(산음파양) : 음이 흩어지고 양이 한쪽으로 치우치다. 파(頗)는 파
 (跛)와 같다. 일설에는 음양이 산란하고 편파함이라 했다.

3) 脈脫不具診無常行(맥탈불구진무상행) : 맥이 벗어나고 갖추어지지 않게 되
 면 정상적인 진단을 할 수 없다는 뜻.

4) 診必上下度民君卿(진필상하탁민군경) : 상하는 귀천(貴賤)과 존비(尊卑)
 의 다름을 뜻한다. 탁민군경은 백성과 군주와 관료(경)를 헤아려 상하의 구
 분을 정확히 하여 진단해야 한다는 뜻.

5) 受師不卒(수사부졸) : 스승에게 수업받기를 마치지 못하다. 곧 중도에 그만
 두다.

6) 章(장) : 나타내다. 드러내다의 뜻.

7) 至陰虛~地氣不足(지음허~지기부족) : 지음이 허하면 천기가 끊어지고 지
 양이 성하면 지기가 부족하다는 뜻. 땅은 아래에 위치하여 지음이 되는데 만
 일 지음이 허하게 되면 천기가 끊어져서 내리지 않는 까닭은 무엇인가? 그것
 은 지기가 올라오지 않기 때문이다. 하늘은 위에 위치하여 지양(至陽)이 되
 는데 이 지양이 성하게 되면 천기(天氣)가 내리지 않기 때문이다. 지기(地
 氣)가 스스로 족할 수 없는 까닭은 무엇인가? 이 말은 가정하여 한 말이다.
 한 예로 사람에게 양기가 있으면 양기는 위기(衛氣)이고 사람에게 음기가 있
 으면 음기는 영기(營氣)이다. 이 음양의 두 기를 한 곳으로 교회하게 할 수

있는 사람은 오직 지인(至人 : 聖人)이라야 능할 수 있다고 했다. 일설에는
지음은 비(脾)이고 천기는 폐(肺)이며 지양은 경화(壯火)이고 지기는 비위
(脾胃)의 기인데 비기(脾氣)가 허하면 폐기는 반드시 끊어진다고 말했다. 이
는 금(金)은 토(土)를 모(母)로 삼는데 모가 병들면 자(子)가 끊어진다. 장
화(壯火)가 성하면 중기(中氣)는 반드시 쇠하므로 경(經)에 이른바 장화(壯
火)는 산란하다고 한 것이 이를 뜻한다고 했다.

8) 奇恒之勢乃六十首(기항지세내육십수) : '기항지세(奇恒之勢)'의 육십수
(六十首)는 지금 전하지 않는다. 기항(奇恒)은 옛 경전의 편명이라 했다. 육
십수는 옛 사람들의 진단법이다. 일설에 육십수는 60년 동안의 세수(歲首)이
며 음양의 변화와 항상함을 논한 것은 60년 만에 다함을 말한다고 했다.

9) 診合徵之事~知此乃足以診(진합미지사~지차내족이진) : 진합미지사는
진찰하는 법은 미묘한 것을 종합하여 하다. 추음양지변은 음양의 변화를 추
구하다. 장오중지정은 오장의 정황을 나타나게 하다. 오탁의 사는 앞의 좌우
오탁(五度)인 십탁(十度)을 말한다. 일설에는 '합미(合徵)와 음양(陰陽)과
오중(五中)'은 옛 경서(經書)의 편명이라고 했다.

3. 모든 질병에 관한 것을 알아야 한다

이로써 음(陰)을 진맥하여 양(陽)을 얻지 못하게 되면 진찰하
는 의미가 사라져 없어지고, 양은 얻어내고 음(陰)은 체득하지 못
하게 되면 학문의 깊이가 깊지 못한 것이다.

또 좌(左)만 알고 우(右)를 알지 못하며 우는 아는데 좌를 알
지 못하며 상(上)은 아는데 하(下)는 알지 못하며 선(先)은 아
는데 후(後)는 알지 못하게 되면 치료를 오래하지 못할 것이다.

추(醜)한 것을 알고 선(善)한 것도 알며 병든 것을 알고 병들
지 않은 것도 알며 높은 것을 알고 낮은 것도 알며 앉아 있는 것
을 알고 일어나 있는 것도 알며 행하는 것을 알고 중지하는 것도
알아야, 이를 적용하는 데 법도가 있는 것이며 이에 진찰하는 도
(道)가 갖추어져서 만세토록 위태롭지 않게 되는 것이다.

또 병사(病邪)가 유여(有餘)한 것이 일어나면 부족한 것이 있

다는 것을 알아야 위와 아래의 일을 헤아려서 맥에 관한 일을 알아낼 수 있는 것이다.

이런 이유로 형(形)이 약하고 기가 허하면 죽게 되고 형(形)과 기가 유여(有餘)하더라도 맥기(脈氣)가 부족하면 죽게 되며 맥기가 유여하면 형(形)과 기가 부족하더라도 살게 되는 것이다.

이 때문에 진찰하는 데 일정한 원칙이 있다. 앉고 일어나는 데에 일정함을 두며 나가고 들어오는 데에 행함을 두며 신명(神明)을 회전시키되 반드시 맑게 하고 반드시 안정되게 하여 위를 관찰하고 아래로 관찰하며 팔절(八節)과 팔풍(八風)의 정사(正邪)를 살피고 오장(五臟)의 부(部)를 분별하고 맥의 동정(動靜)을 짚어보고 척부(尺膚)의 미끄럽고 껄끄럽고 차고 따뜻한 정황을 살펴보고 그 대변과 소변을 관찰한다. 이에 병의 형태와 종합하여 역하고 종하는 상태를 얻고 다시 병명을 알아야, 진찰이 완전무결하다고 할 수 있으며 환자의 정황을 잃지 않은 것이다.

그러므로 환자를 진찰하는데 혹은 호흡을 살피고 혹은 의중을 살펴야 하나니 이로 인하여 조리를 잃지 않게 되고 도를 매우 밝게 살필 수 있으며 이에 오래도록 유지할 수 있는 것이다. 이러한 도를 알지 못하면 경전의 뜻을 그르치고 이치를 끊어서 말이 망령되고 기약이 없게 되는데 이런 것을 일러 '도(道)를 잃다'라고 하는 것이다.

(시이로 절음하고 부득양이면 진이 소망하고 득양하고 부득음이면 수학이 부잠이니 지좌나 부지우하고 지우나 부지좌하며 지상이나 부지하하고 지선이나 부지후니 고로 치에 불구나라. 지추하고 지선하며 지병하고 지불병하며 지고하고 지하하며 지좌하고 지기하며 지행하고 지지하여 용합에 유기니 진도가 내구라야 만세에 불태니라. 유여한 바가 기에서 부족한 바를 지라야 상하를 탁사하여 맥사가 인격이라. 시이로 형약하고 기허하면 사하고 형기가 유여라도 맥기가 부족이면 사하며 맥기가 유여하면 형기가 부족이라도 생이라. 이시로 진에 유대방하니 좌기가 유상하며 출입이 유행하여 신명을 이전하여 필청하고 필정하여 상관하고 하관하며 팔정사를 사하고 오중부를 별하고 맥의 동정을 안하

여 척의 활색과 한온의 의를 순하고 그 대소를 시하여 병능에 합하면 역종을 이
득하고 다시 병명을 지라야 진에 가히 십전이며 인정을 부실이니 고로 진에 혹
시식하고 시의니라. 고로 조리를 부실하여 도가 심히 명찰고로 능히 장구니 차
도를 부지면 실경하고 절리하여 망언하고 망기니 차를 실도라 위니라.)

　　是以切陰¹⁾不得陽 診消亡²⁾ 得陽不得陰 守學不湛 知左不知右 知
右不知左 知上不知下 知先不知後 故治不久 知醜知善 知病知不病
知高知下 知坐知起 知行知止 用之有紀 診道乃具 萬世不殆 起所
有餘 知所不足³⁾ 度事上下 脈事因格⁵⁾ 是以形弱氣虛死 形氣有餘 脈
氣不足死⁵⁾ 脈氣有餘 形氣不足生 是以診有大方⁶⁾ 坐起有常 出入有
行⁷⁾ 以轉神明 必淸必淨 上觀下觀 司八正邪 別五中部⁸⁾ 按脈動靜
循尺滑濇 寒溫之意 視其大小⁹⁾ 合之病能¹⁰⁾ 逆從以得 復知病名 診
可十全 不失人情¹¹⁾ 故診之或視息視意¹²⁾ 故不失條理 道甚明察 故
能長久 不知此道 失經絶理 亡¹³⁾言妄期 此謂失道

1) 切陰(절음) : 음을 진맥하다.

2) 消亡(소망) : 사라져 없어지다.

3) 起所有餘知所不足(기소유여지소부족) : 유여함이 일어나면 부족한 바를 알
아내야 한다. 기(起)는 병의 시작처. 유여는 사기(邪氣)가 유여함이요 부족
은 정기(正氣)가 부족한 것.

4) 度事上下脈事因格(탁사상하맥사인격) : 질병의 위와 아래를 헤아리므로 맥
사(脈事)가 인하여 이르다. 곧 질병의 위와 아래를 잘 헤아리므로 맥의 일은
스스로 연구하여 알 수 있다는 뜻. 격은 이르다.

5) 形氣有餘脈氣不足死(형기유여맥기부족사) : 곧 외모는 병이 없어 보이는데
장기(臟氣)가 이미 무너져 내렸으므로 죽게 된다는 뜻.

6) 大方(대방) : 대법(大法)이다. 곧 의가(醫家)의 대법(大法).

7) 坐起有常出入有行(좌기유상출입유행) : 기거(起居)에 떳떳함이 있고 출입
할 때 덕행이 있다. 곧 덕은 하늘을 움직일 수 있다고 했으므로 일종의 '섭생
(攝生)'을 뜻한 것 같다. 행은 덕행이라 했다.

8) 司八正邪別五中部(사팔정사별오중부) : 팔절(八節)과 팔풍(八風)의 정사
(正邪)를 살피고 오장인 오행(五行)의 부위를 살피다는 뜻. 사(司)는 후(候)

의 뜻이 있다.

9) 視其大小(시기대소) : 두 가지 뜻이 있다. 하나는 대변과 소변으로 보았고 하
   나는 맥의 크고 작은 것으로 보았다.

10) 能(능) : 태(態)와 같다.

11) 人情(인정) : 환자의 정황(情況)을 말한다.

12) 視息視意(시식시의) : 호흡을 살피고 정의(情意)를 살피다.

13) 亡(망) : 망(妄)과 같다.

제81편 해정미론(解精微論篇第八十一)

해(解)는 의심나는 것을 밝혀 알게 하다의 뜻. 정미(精微)는 정세(精細)하고 치밀한 것이다. 정미하고 치밀한 도리의 의심나는 부분을 밝혀서 알게 하다의 뜻이 있다.

곧 인체의 정미하고 치밀한 곳의 도리를 해석하여 밝혀서 일반인들이 알게 한 것으로 '해정미론(解精微論)'이라고 했다.

여기에서는 인체의 곡읍체루(哭泣涕淚)에 관한 병을 논하였다. 음양화수(陰陽火水)인 신지(神志)가 변화하여 슬퍼 울 때 눈물이 쏟아지는 곳과 체(涕)가 나오는 곳에 대해 설명하고 신지가 왜 수화(水火)의 근원이 되는 가에 대해 설명했다. 그 안에 깃든 도리는 아주 정미(精微)한 것이다.

지극히 순수한 것이 정(精)이요 지극히 그윽하고 아득한 것이 미(微)이다.

I. 눈물이나 콧물은 어디에서 나오는가?

황제가 명당(明堂)에 있을 때 뇌공이 뵙고 말했다.

"신(臣)이 의업(醫業)을 배워서 전하여 가르치는데 경(經)에서 논한 종용(從容)과 형법(形法 : 形名)과 음양(陰陽)과 자구(刺灸)와 탕약(湯藥)으로 자양(滋養)하는 방법 등으로 치료를 행하게 했습니다만, 이들이 현명하기도 하고 어리석기도 하여 반드시 완전무결하지 못합니다.

앞에서, 슬퍼하고 애통해하며 기뻐하고 화내는 감정과 건조하

고 습하고 춥고 더운 상태와 음양과 부녀(婦女)를 참작해야 한다
고 말씀하셨습니다. 청하여 여쭈오니, 그렇게 해야 하는 이유가 무
엇입니까? 빈천하고 부귀한 것과 사람 형체의 변화와 모든 수하
(首下)들을 쉽게 부려서 의사(醫事)에 임하여 의도(醫道)와 의
술에 적절하게 하는 것은 삼가 명을 들었습니다. 청하여 여쭈오니,
약삭빠르고 어리석은 제가 엎드려 빠뜨린 내용에 대해 질문할 것
이 있으나 경전에는 있지 않아서 그 상황을 듣고자 합니다."
  황제가 말했다.
  "중요한 질문이구나!"
  뇌공이 청하여 물었다.
  "곡하면서 우는데 눈물이 나오지 않는 사람이 있으며 약간은
눈물이 나오더라도 체(涕 : 콧물)가 적은 자가 있는데 그 까닭은
무엇입니까?"
  "경전(經典)에 나와 있다."
  "수(水 : 눈물)가 생산되는 곳과 체(涕 : 콧물)가 생산되어 나
오는 곳을 알지 못하겠습니다."
  "이와 같은 질문은 치료하는 데는 보탬이 되지 않으나 의사가
알아야 하는 내용이고 도(道)가 생(生)하는 것이다. 대개 심(心)
이란 오장(五臟)의 정(精)을 오롯이 하는 것이고 눈[目]이란 그
구멍이고 화색(華色 : 풍채와 색)이란 그 꽃이 되는 것이다.
  이런 까닭에 사람에게 덕이 있으면 기가 눈에서 화(和)하게 되
고, 뜻을 이루지 못하고 실망하면 근심하는 것을 색으로 알 수 있
는 것이다.
  이런 까닭으로 슬퍼하고 애통해하면 눈물이 흘러내리는데 눈
물이 흘러내리는 현상은 수(水 : 淚)로 인하여 일어나는 것이다.
  수(水)의 근본은 물이 쌓인 것이고 물이 쌓여 있는 것은 지음
(至陰 : 가장 아래)이다. 지음이라는 것은 신(腎)의 정(精)이다.
종정(宗精)의 물이 흘러내리지 않는 까닭은 정(精)이 붙잡아 주
기 때문이다. 곧 이를 보좌해 주고 감싸 주고 있기 때문에 물이 흐
르지 않는 것이다.

물의 정(精)은 신(腎)이 안으로 저장하는 정신적 요소인 지(志)가 되고 화(火)의 정(精)은 심(心)이 안으로 저장하는 정신적 요소인 신(神)이 된다. 이에 물과 불이 서로 감응하게 되면 신(神)과 지(志)가 함께 슬퍼하니 이로써 눈에서 눈물이 나오는 것이다.

그러므로 속담에 이르기를 '마음이 슬퍼하는 것을 지비(志悲).'라고 했는데 이는 지(志)와 심정(心精)이 함께 눈으로 모이는 것이다. 이로써 신(神)과 지(志)가 함께 슬퍼하면 신기(神氣)가 심(心)으로 전해지는데 정(精)이 올라서 지(志)에 전달되지 않아 지(志)가 홀로 슬퍼하므로 눈물만 나오는 것이다.

콧물이란 뇌에서 나오며 뇌라는 것은 음(陰)이고 수(髓)라는 것은 골(骨)을 채우는 것이다. 그러므로 뇌에서 새어나오는 것이 콧물〔涕〕이 된다. 지(志)라는 것은 골(骨)의 주인이다. 이로써 눈물이 흐르면 체(涕 : 콧물)가 따르는 현상은, 그 행함이 같은 종류이기 때문이다.

대체로 콧물이 눈물과 함께 하는 현상은 비유컨대 '사람이 형제끼리는 위급할 때는 죽음을 함께 하고 살게 되면 함께 사는 것'과 같은 것이다. 그 지(志)가 일찍 슬퍼하면 콧물과 눈물이 함께 흘러 나와 횡행(橫行 : 흐트러져 흘러내리다)하게 된다.

사람이 콧물과 눈물이 함께 나오고 서로 따르는 현상은 그들이 같은 종류에 소속되기 때문이다."

(황제가 재명당하니 뇌공이 청왈 신이 수업하여 전하여 행교함에 경의 논인 종용과 형법과 음양과 자구와 탕약으로 자하고 행치에 현과 불초가 유하여 능 십전을 미필이니이다. 약선언하되 비애희로와 조습한서와 음양부녀니 청문컨 대 그 소이연자니이다. 비천과 부귀와 인의 형체의 스종과 군하의 통사에 임사 하여 도술로 이적은 근히 문명이어니와 청문컨대 참우하고 부루의 문이 유나 경에 부재하여 기상을 욕문이니이다. 제왈 괴라. 공이 청문하니 곡읍하되 누가 불출자며 약출하되 소체하니 기고는 하니이까? 제왈 재경에 유니라. 부문하 니 수의 소종생과 체의 소종출을 부지니이다. 제왈 약문차자는 치에 무익이나 공의 소지요 도의 소생이니라. 대저 심자는 오장의 전정이요 목자는 기규요 화

색자는 기영이라. 시이로 인이 유덕이면 곧 기가 목에 화하고 유망이면 우를 색에 지니라. 시이로 비애즉 읍하고 읍하는 수의 소유생이니 수종자는 적수요 적수자는 지음이니 지음자는 신의 정이라. 종정의 수가 소이 불출자는 시는 정이 지함이니 보하고 과한 고로 수가 불행이라. 대저 수의 정은 위지하고 화의 정은 위신이니 수화가 상감이면 신지가 구비니 시이로 목의 생수니라. 고로 언에 유왈 심비를 명왈 지비라 하니 지와 심정이 함께 목에 주함이라. 시이로 구비즉 신기가 심에 전하고 정이 상하여 지에 부전이면 지가 독비고로 읍출이라. 읍체자는 뇌이며 뇌자는 음이며 수자는 골의 충이니 고로 뇌삼이 위체요 지자는 골의 주니 시이로 수류하면 체가 종하는 것은 그 행류니라. 대저 체가 여읍자는 비컨대 인의 형제가 급즉 구사하고 생즉 구생과 여하니 기지가 조비니라. 시이로 체읍이 구출하여 횡행이니 대저 인이 체읍이 구출하여 상종자는 소속의 유니라.)

黃帝在明堂 雷公請曰 臣授業傳之 行敎以經論 從容形法 陰陽 刺灸 湯藥所滋 行治[1]有賢不肖[2] 未必能十全 若先言悲哀喜怒 燥濕寒暑 陰陽婦女 請問其所以然者 卑賤富貴 人之形體所從 群下通使[3] 臨事以適道術 謹聞命矣 請問有聾愚仆漏[4]之問 不在經者 欲聞其狀 帝曰 大矣[5] 公請問 哭泣而淚不出者 若出而少涕[6] 其故何也 帝曰 在經有也 復問 不知水[7]所從生 涕所從出也 帝曰 若問此者 無益於治也 工之所知 道之所生也 夫心者 五藏之專精[8]也 目者其竅[9]也 華色者其榮[10]也 是以人有德也 則氣和於目 有亡 憂知於色[11] 是以悲哀則泣下 泣下水所由生 水宗者積水也[12] 積水者至陰也 至陰者腎之精也[13] 宗精之水 所以不出者 是精持之也 輔之裏之故水不行也 夫水之精爲志 火之精爲神 水火相感 神志俱悲 是以目之生水也 故諺有曰 心悲名曰志悲 志與心精 共湊於目也[14] 是以俱悲則神氣傳於心 精上不傳於志 而志獨悲 故泣出也[15] 泣涕者腦也 腦者陰也 髓者 骨之充也 故腦滲爲涕 志者 骨之主也 是以水流而涕從之者 其行類也[16] 夫涕之與泣者 譬如人之兄弟 急則俱死 生則俱生 其志以早悲[17] 是以涕泣俱出而橫行[18]也 夫人涕泣俱出而相從者 所屬之類也

1) 臣授業傳之~所滋行治(신수업전지~소자행치)： 이 부분을 양상선(楊上善)의 '태소(太素)'에는 '신이 업을 받아서 전하여 가르침을 행하는데 경전의 논인 종용과 형법과 음양과 자구와 탕약의 편으로써 하여 자양하고 치료를 행하다.'로 풀이했다. 이상의 24자는 혹 착간(錯簡)으로 인하여 문맥이 난해해진 것이 아닌가 한다. 수(授)는 수(受)이다. 행교(行敎)는 태소에는 이교(以敎)로 되어 있다. 형법(形法)은 형명(形名)이 아닌가 한다. 또 태소에는 탕약소자(湯藥所滋)는 탕액약자(湯液藥滋)로 되어 있다. 또 종용·형법·음양·자구는 옛 의서의 편명이라고 했다. 탕액과 약자도 의경의 편명이 아닐까 한다.

2) 賢不肖(현불초)： 어질기도 하고 어리석기도 하다. 곧 지혜로운 자와 어리석은 자의 차이가 있다는 뜻이다. 일설에는 효험이 있기도 하고 효험이 없기도 하다의 뜻이라고 했다.

3) 群下通使(군하통사)： 모든 수하들이 모든 일에 통달하도록 하다. 곧 부리는 데 통달하다.

4) 龜愚仆漏(참우부루)： 참은 약삭빠르다. 우는 어리석다. 부는 엎드리다. 누는 빠뜨리다. 곧 약삭빠르고 어리석은 제가 엎드려 빠뜨린 것을 질문하다의 뜻.

5) 大矣(대의)： 중요한 것이라는 뜻.

6) 哭泣而淚不出者若出而少涕(곡읍이루불출자약출이소체)： 곡은 소리내어 우는 것. 읍은 눈물만 흘리는 것. 곧 소리내어 울고 눈물을 흘리는데 울기만 하고 눈물은 흘리지 않는 자가 있고 눈물이 나오되 콧물은 적게 나온다의 뜻.

7) 水(수)： 눈물을 뜻한다. 누(淚).

8) 五藏之專精(오장지전정)： 오장(五臟)이란 정(精)을 감추는 일을 주관한다. 심(心)은 오장육부의 주인이다. 전정은 오장의 정(精)을 오롯이하다, 곧 주관하다의 뜻.

9) 竅(규)： 구멍. 신(神)은 안을 지키고 명(明)은 밖을 내다보는 것이므로 목(目)이 그 구멍이 된다.

10) 榮(영)： 꽃이 되다. 오장의 정(精)은 심기를 따라 색(色)으로 꽃피어 얼굴의 혈색을 만든다.

11) 人有德也~有亡憂知於色(인유덕야~유망우지어색)： 덕은 득(得)과 같다. 유망은 실의하다, 곧 뜻을 얻지 못하다. 사람이 덕이 있으면 기가 눈에서

화하고 뜻을 잃으면 근심이 색으로 나타난다.

12) 水宗者積水也(수종자적수야) : 수종은 수(水)의 시조, 본원(原源)이다. 적수는 물이 쌓인 것.

13) 至陰者腎之精也(지음자신지정야) : 물이란 아래로 쌓이고 그 성질이 음유(陰柔)하므로 적수가 지음이라고 말했다. 신정(腎精)은 물의 근본이므로 지음은 신장의 정(精)이라 했다.

14) 志與心精共湊於目也(지여심정공주어목야) : 지와 심정이 함께 하여 눈으로 모인다. 지(志)는 신(腎)에 감추어지고 신(腎)은 수(水)에 속한다. 신(神)은 심(心)에 감추어지고 심(心)은 화(火)에 속한다. 눈은 상액(上液)이 흐르는 길이므로 신지(神志)가 서로 감촉되면 수(水)가 눈에서 나온다. 신(神)이 마음에서 슬퍼하면 지(志)가 신(腎)에 응하므로 심비(心悲)를 이름하여 지비(志悲)라 하고 수화(水火)의 정은 모두 위로 주입된다.

15) 神氣傳於心精~故泣出也(신기전어심정~고읍출야) : 사람이 슬퍼하면 심계(心系)가 급박해지므로 신기가 심(心)으로 전하고 심에 전해지면 정(精)이 아래로 지(志)에 전달하지 못하고 정(精)이 위로 모이며 지(志)가 아래에서 허하면 지(志)가 홀로 슬픔을 낳아서 정(精)이 의지할 곳이 없어진다. 이것이 수(水)가 아래에 감추어지지 못하여 눈물이 위로 나오는 것이다.

16) 泣涕者~其行類也(읍체자~기행류야) : 사람이 슬픔이 지극하여 서러워하면 눈물을 흘리고 또 콧물이 있게 된다. 콧물이 나오는 곳은 눈물이 나오는 곳과 같지 않기 때문에 우는데 콧물이 흐르는 것은 뇌라고 말한 것이다. 뇌는 정수(精髓)의 바다이니 뇌는 음(陰)이다. 뇌는 수(髓)의 바다이고 수는 골(骨) 안에 있으므로 수는 골(骨)을 채우고 있다. 우는데 콧물이 흐르게 하는 것이 뇌이므로 뇌가 스며들어 콧물이 된다. 수는 골(骨)을 채우고 지(志)는 골을 주관한다. 이에 눈물이 흐르면 콧물이 반드시 따르는 이유는 행하는 것들이 서로 유가 같기 때문이다. 수류(水流)는 눈물을 가리킨다.

17) 무悲(조비) : '태소(太素)'에는 요비(搖悲)로 되어 있다. 그 뜻이 흔들리기 때문에 슬퍼한다로 풀이한다. 조(무)자 보다 뜻이 순한 것 같다.

18) 橫行(횡행) : 마구 흘러내려 얼굴을 적신 상태를 뜻한다.

2. 눈물은 나오고 콧물이 나오지 않는 이유

뇌공이 말했다.

"대단히 중요한 것들입니다. 청하여 묻습니다. 사람이 곡하면서 우는데도 눈물이 나오지 않는 자가 있으며 만약 나오더라도 적게 나오고 콧물이 따라 나오지 않는 이유는 무엇입니까?"

황제가 말했다.

"우는데 눈물이 나오지 않는 자는 곡(哭)을 하지만 슬퍼하지 않는 것이고, 눈물이 흐르는데 흐느끼지 않는 자는 신(神)이 은애(恩愛)롭지 않은 것이다. 신(神)이 은애롭지 않으면 지(志)가 슬퍼하지 않는다. 음과 양이 서로 의지하는 것인데 눈물이 어찌 홀로 나오겠는가? 대저 지(志)가 슬픈 자는 한탄하게 되는데 한탄하면 음(陰)에 부딪치게 되고 음에 부딪치면 지(志)는 눈을 떠나게 된다. 지(志)가 떠나면 신(神)이 정(精)을 지키지 못하게 되고 정신이 눈을 떠나면 콧물과 눈물이 흘러나오게 된다.

그대는 설마 저 경전(經典)의 말씀을 외우지도 생각하지도 않은 것 아닌가?

궐(厥)하면 눈에 보이는 것이 없게 된다. 사람이 궐(厥)하면 양기는 위에서 아우르게 되고 음기는 아래에서 아우르게 되는 것이다. 양기가 위에서 아울러지면 화(火)가 홀로 빛나게 되고 음기가 아래에서 아울러지면 족(足)이 한(寒)하게 되는데 족이 한하게 되면 창(脹)하는 것이다.

대저 눈의 정(精)인 일수(一水)가 오장(五臟)의 궐양(厥陽)인 오화(五火)를 이기지 못하기 때문에 눈이 보이지 않게 되는 것이다.

이러한 까닭으로 풍(風)에 부딪치면 눈물이 흘러내려 그치지 않게 된다. 풍(風)이 눈에 적중되면 양기가 안에서 정(精)을 지키게 되는데 이 화기(火氣)가 눈을 불사르게 하므로 바람을 만나면 눈물이 흘러내리는 것이다.

이러한 것으로 견주어보면 '화(火)가 빨라지면 바람이 일어나서 이에 비를 내린다.'라는 것이 이러한 유(類)인 것이다."

(뇌공왈 대니이다. 청문컨대 인이 곡읍하되 누가 불출자와 약출하되 소하며 체가 부종은 하이니까? 제왈 대저 읍에 불출자는 곡에 불비요 불읍자는 신이 부자니 신이 부자즉 지가 불비하여 음양이 상지니 읍에 어찌 능히 독래리오? 대저 지비자는 완하고 완즉 충음하고 충음즉 지가 거목하고 지가 거즉 신이 불수정하고 정신이 거목이면 체읍이 출이라. 또 자는 독히 경언을 불송하고 불념아? 궐즉 목이 무소견이라. 대저 인이 궐즉 양기는 상에 병하고 음기는 하에 병하니 양이 상에 병즉 화가 독광이요 음이 하에 병즉 족이 한하고 족이 한즉 창이니 대저 일수로 오화를 불승이라. 고로 목제가 맹이라. 시이로 충풍이면 읍하하여 부지니 대저 풍의 중목에 양기가 내로 정을 수한데 시는 화기가 번목이라 고로 견풍즉 읍하니라. 유이비지면 대저 화질이면 풍생하여 이에 능우라 하니 차의 유니라.)

雷公曰 大矣 請問人哭泣而淚不出者 若出而少 涕不從之何也 帝曰 夫泣不出者 哭不悲也 不泣者 神不慈也 神不慈則志不悲 陰陽相持 泣安能獨來[1] 夫志悲者惋 惋則沖陰 沖陰則志去目 志去則神不守精 精神去目 涕泣出也[2] 且子獨不誦不念夫經言乎 厥則目無所見 夫人厥則陽氣幷於上 陰氣幷於下 陽幷於上 則火獨光也 陰幷於下 則足寒 足寒則脹也 夫一水不勝五火[3] 故目眥[4]盲 是以衝風[5] 泣下而不止 夫風之中目也 陽氣內守於精 是火氣燔目 故見風[6]則泣下也 有以比之 夫火疾風生乃能雨 此之類也

1) 神不慈~泣安能獨來(신부자~읍안능독래) : 자(慈)는 은애(恩愛)함이다. 신(神)이 은애하지 않으면 지(志)가 슬퍼하지 않는다. 심신(心神)은 위에서 주지(主持)하고 신(腎)은 아래에서 주지하는데 음양이 서로 주지하면 눈물이 어디서 흘러나오겠는가? 곧 눈물은, 곡하더라도 슬퍼하지 않으면 나오지 않는다는 것을 알 수 있다는 뜻.

2) 惋則沖陰~涕泣出也(완즉충음~체읍출야) : 완은 한탄하다. 안으로 뜨거운 것이 오르는 것이다. 충은 부딪쳐 오르는 것과 같다. 신지(神志)가 서로 감응

하게 되면 눈물이 이로 말미암아 나오게 되니 안으로 뜨거운 것이 오르면 양
기가 음으로 올라가게 된다. 음은 뇌(腦)다. 눈에서 떠난다는 것은 음양이 눈
을 지키지 않는 것이다. 지(志)가 눈에서 떠나가면 신(神)도 또한 부유(浮
游)하게 된다. 대개 지(志)가 눈을 떠나면 빛이 안으로 비쳐질 수 없고 신
(神)이 지키는 것을 잃으면 정이 밖으로 밝지 못하게 되므로 정신이 눈을 떠
나게 되면 콧물과 눈물이 나오게 된다고 했다.

3) 一水不勝五火(일수불승오화) : 일수는 목(目)이다. 오화는 오장의 궐양(厥
陽)이라 했다.

4) 目眥(목제) : 눈이 보는 것. 제는 보다의 뜻.

5) 衝風(충풍) : 바람에 부딪치다.

6) 見風(견풍) : 바람을 마주 대하다의 뜻.

부록 : 운기학설론(運氣學說論)

운(運)이란 토(土)·금(金)·수(水)·목(木)·화(火)의 오운(五運)을 뜻한다. 오운에는 상생(相生)과 상극(相剋)이 있다.

기(氣)는 풍(風)·한(寒)·습(濕)·조(燥)·군화(君火)·상화(相火)의 육기(六氣)를 뜻한다.

이상의 운과 기를 합하여 오운육기(五運六氣)라고 말한다.

이 오운육기를 자연계의 변화와 연결하여 연구하고 인체의 건강이나 질병과 연계시켜서 이론을 전개한 것을 운기학설(運氣學說)이라 한다.

운기학설은 동양 의학의 학술에서 아주 중요한 위치를 차지하고 있는데, 이러한 것을 처음으로 제기한 책이 이 황제내경소문이다.

황제내경소문에서 운기학설을 거론한 편들을 들어보면, 천원기대론(天元紀大論)·오상정대론(五常政大論)·오운행대론(五運行大論)·육미지대론(六微旨大論)·지진요대론(至眞要大論)·육원정기대론(六元正紀大論)·기교변대론(氣交變大論) 등 7편이며 이를 일반적으로 운기 7편(運氣七篇)이라고 한다.

또 황제내경소문의 유편(遺篇)인 자법론(刺法論)과 본병론(本病論)을 추가시키면 총 9편이다. 이 9편은 전체가 운기(運氣)에 관해 집중적으로 다루었다면 그 밖의 편들에는 운기에 관한 내용들이 조금씩 나열되어 있다.

이는, 동양 의학은 운기(運氣)인 자연 현상을 바탕으로 하고 모든 것이 그 운기(運氣) 위에서 논해진다는 것을 알 수 있게 하는 실증이다.

　10간(十干)과 12지(十二支)
　10간(十干)은
　갑(甲)·을(乙)·병(丙)·정(丁)·무(戊)·기(己)·경(庚)·신(辛)·임(壬)·계(癸)의 천간(天干)이다.
　12지(十二支)는
　자(子)·축(丑)·인(寅)·묘(卯)·진(辰)·사(巳)·오(午)·미(未)·신(申)·유(酉)·술(戌)·해(亥)의 지지(地支)이다.
　이 10간(十干)과 12지(十二支)는, 고대 중국의 요(堯)임금 시대에 요임금이 희씨(羲氏)와 화씨(和氏)에게 역법을 만들게 했는데 그 때 간지로 연월일시를 기록하고 방위로 사용했다고 했다.
　또 공자의 춘추(春秋)에 좌구명(左丘明)이 전(傳)을 낼 때 간지(干支)를 사용했으며 사마천(司馬遷)의 사기(史記) 연표에도 간지(干支)를 사용하고 있다. 이러한 것으로 볼 때 중국에서는 오래전부터 간지를 사용한 것이 확실하다 하겠다.
　간지(干支)의 하나하나에는 각각 특정한 뜻이 포함되어 있다.

　10간(十干)의 하나하나에 담긴 뜻은 아래와 같다.
　갑(甲)은 초목의 새싹이 갑옷 같은 딱딱한 껍질을 뚫고 나오는 것이다.
　을(乙)은 싹이 분발하여 바둥거리며 땅을 비집고 나오는 것이다.
　병(丙)은 만물이 밝게 형체를 드러내어 강해지는 것이다.
　정(丁)은 만물이 씩씩하고 크게 왕성한 것이다.
　무(戊)는 사물이 날로 더욱 무성해지는 형태이다.
　기(己)는 그 꽃을 머금은 상태가 억눌려 구부러진 상태에서 일어나는 것이다.

경(庚)은 성장하는 것이 중지되고 양기가 시들기 시작하여 거두어들이는 상태로 바뀌는 것이다.

신(辛)은 만물이 숙연히 시들어가는 상태로 바뀌어, 열매가 성숙해지는 것이다.

임(壬)은 생명이 이미 아래로 잉태되어 길러지기 시작한 상태로, 만물이 시들어 생명을 안으로 감추는 것이다.

계(癸)는 만물이 닫혀 감추어져 싹이 내리는 상태로, 장차 새로운 생명의 시작을 준비하는 것이다.

12지(十二支)의 각각의 뜻은 아래와 같다.

자(子)는 만물이 아래에서 자란다.

축(丑)은 만물의 싹을 기른다.

인(寅)은 만물이 비로소 싹이 터 지렁이가 꿈틀거리는 것처럼 기어 나오다.

묘(卯)는 만물이 무성해지다.

진(辰)은 만물이 진동하다.

사(巳)는 만물의 양기가 이미 다하여 극성에 이르다.

오(午)는 음이 성하고 양이 쇠하여 음과 양이 서로 교대하는 때이다.

미(未)는 만물이 모두 결실하여 맛있는 맛을 자랑한다.

신(申)은 음이 일을 일으켜서 만물을 해치는 것이다.

유(酉)는 만물이 노쇠해지다.

술(戌)은 만물이 소멸하여 모두 사라지다.

해(亥)는 만물의 양기가 땅 밑으로 숨어들다.

이상과 같이 천간(天干)과 지지(地支)는 숫자의 배열일 뿐만 아니라 태어나고 자라고 변화하고 거두어들이고 저장하고 다시 태어나서 자라는 뜻이 그 안에 모두 포함되어 있다.

이러한 심오한 뜻이 있어서 한의학에 인용하여 계절에 맞게 활

용하고 또 방위나 장부의 성능이나 치료에도 연계시켜 왔으며 1년
과 12개월의 월건(月建)에도 적용하고 있다.

〈월건표(月建表)〉

春			夏			秋			冬		
正月	二月	三月	四月	五月	六月	七月	八月	九月	十月	十一月	十二月
寅	卯	辰	巳	午	未	申	酉	戌	亥	子	丑

간지(干支)와 음양(陰陽)

천간(天干)은 양(陽)이고 지지(地支)는 음(陰)이다.

단 천간은 양이라도 양 가운데 음으로 분류하는 것이 있고 지
지는 음인데도 음 가운데 양으로 분류하는 것이 있다.

천간에서 음양을 분류할 때에는, 갑병무경임(甲丙戊庚壬)은
양간(陽干)으로 보고 을정기신계(乙丁己辛癸)는 음간(陰干)으
로 본다.

지지에서 음양을 분류할 때에는, 자인진오신술(子寅辰午申戌)
은 양지(陽支)로 보고 축묘사미유해(丑卯巳未酉亥)는 음지(陰
支)로 본다.

분류 방법은 천간이나 지지의 배열 순서에 따라서 홀수는 양에
속하게 하고 짝수는 음에 속하게 하는 것이다.

자연계의 모든 사물과 여기에서 일어나는 모든 현상들은 모두
음과 양으로 분류할 수 있으며, 모든 사물 또한 음과 양의 운동이
있고 나서야 이에 따른 무궁한 변화가 있는 것이다.

천간과 지지는 그 뜻에 이미 만물의 태어나고 자라고 번성하고
영화하고 노쇠하고 사망하고 다시 태어나는 상황을 포함하고 있
기 때문에 자체적으로 음과 양의 구분이 존재하는 것이다. 그렇
지 않으면 그 변화를 말할 수 없다. 또한 천간과 지지가 자체적으

로 홀짝의 수를 내포하고 있어서 그 홀짝의 수의 범주 안에서 자
연 현상에 따라서 음과 양으로 구분하였던 것이다.

다음은 천간과 지지의 음양소속표이다.

天干	陽干	甲	丙	戊	庚	壬	
	陰干	乙	丁	己	辛	癸	
地支	陽支	子	寅	辰	午	申	戌
	陰支	丑	卯	巳	未	酉	亥

천간(天干)이 오행(五行)과 짝하는 것

천간(天干)에서는 갑을·병정·무기·경신·임계로 둘씩 합하여
다섯 개의 짝으로 나눌 수 있다. 이것으로 오행(五行)에 합하여
짝을 만들어 매년의 세운(歲運)을 측정한다.

합하는 방법은 갑을(甲乙)은 목(木)과 짝하고 병정(丙丁)은
화(火)와 짝하고 무기(戊己)는 토(土)와 짝하고 경신(庚辛)은
금(金)과 짝하고 임계(壬癸)는 수(水)와 짝한다.

이유는 무엇인가? 두 가지 해석이 있다.

천간(天干)의 순서에 따른 배열은 매년 태어나고 자라고 거두
어들이고 저장하는 순서에 따르는 배열이고 오행상생(五行相生)
의 순서 또한 태어나고 자라고 화하고 거두어들이고 저장하는 순
서이기 때문에, 같은 순서에 따라 오행과 서로 짝지은 것이라고
하는 설이다.

또 하나는 방위상으로 갑을(甲乙)은 동방의 목이며 봄에 속하
고 병정(丙丁)은 남방의 화(火)이며 여름에 속하고 무기(戊己)
는 중앙의 토(土)이며 장하(長夏)에 속하고 경신(庚辛)은 서방
의 금(金)이며 가을에 속하고 임계(壬癸)는 북방의 수(水)이며

겨울에 속하는 원리를 말한다.

왜 양간(陽干)으로 오행 중에서 한 행(一行)에 둘씩 배합했는가? 그것은 오행 중에서도 음과 양이 있기 때문이다. 예를 들면 화(火)에는 양화(陽火)와 음화(陰火)가 있는 것과 같다.

지지(地支)가 오행(五行)에 짝하는 것

12지지(十二地支)도 또한 오행(五行)에 나누어 배합한다. 인묘(寅卯)는 동방 목(木)에 속하고 사오(巳午)는 남방 화(火)에 속하고 신유(申酉)는 서방 금(金)에 속하고 해자(亥子)는 북방 수(水)에 속하고 진미술축(辰未戌丑)은 중앙 토(土)에 속한다. 어떤 이유인가?

이는 지지가 운기상(運氣上)에서 주로 달을 기록하는 데 사용되었기 때문이다. 매년 농사를 짓는 데 사용하는 음력의 정월은 인(寅)에 속하고, 2월은 묘(卯), 3월은 진(辰), 4월은 사(巳), 5월은 오(午), 6월은 미(未), 7월은 신(申), 8월은 유(酉), 9월은 술(戌), 10월은 해(亥), 11월은 자(子), 12월은 축(丑)에 속한다.

인(寅)과 묘(卯)는 정월과 2월인데 정월과 2월은 봄이며 봄은 목(木)에 해당하므로 인과 묘는 목에 속한다.

사(巳)와 오(午)는 4월과 5월인데 4월과 5월은 여름이며 여름은 화(火)가 왕성한 달이므로 사와 오는 화에 속한다.

오행(五行) 중에서 토(土)가 가장 중요한 위치에 있다. 따라서 토는 네 계절에 걸쳐서 왕성하게 되는데 네 계절 모두에 토가 왕성한 달이 있으니 춘삼월과 하유월과 추구월과 동십이월〔冬臘月〕이다. 이 때문에 진·미·술·축이 모두 토에 속한다.

신(申)과 유(酉)는 7월과 8월인데 7월과 8월은 가을이며 가을은 금(金)이 왕성한 달이므로 신과 유는 금에 속한다.

해(亥)와 자(子)는 10월과 11월인데 10월과 11월은 겨울이며 겨울은 수(水)가 왕성한 달이므로 해와 자는 수에 속한다.

지지(地支)가 삼음(三陰) 삼양(三陽) 육기와 짝하다

지지가 오행에 짝하는 것보다 더 중요한 것은 삼음(三陰)과 삼양(三陽)과 육기(六氣)와 짝하는 것이다.

삼음(三陰)은 일음(一陰 : 厥陰)과 이음(二陰 : 少陰)과 삼음(三陰 : 太陰)이요, 삼양(三陽)은 일양(一陽 : 少陽)과 이양(二陽 : 陽明)과 삼양(三陽 : 太陽)을 뜻한다.

육기(六氣)는 풍(風)·한(寒)·서(暑)·습(濕)·조(燥)·화(火)를 뜻한다. 이 육기 가운데 서(暑)와 화(火)는 기본적으로 같은 화(火)에 소속되므로 나열하지 않고 화를 군화(君火)와 상화(相火)의 두 종류로 나눈다.

지지가 삼음과 삼양과 육기와 서로 짝하면 자오는 소음군화(少陰君火)이고 축미는 태음습토(太陰濕土)이고 인신은 소양상화(少陽相火)이고 묘유는 양명조금(陽明燥金)이고 진술은 태양한수(太陽寒水)이고 사해는 궐음풍목(厥陰風木)이다. 그 이유는 일반적으로 두 가지 해석이 있다.

곧 12지지(十二地支)에서 앞의 여섯 개는 양(陽)과 강(强)에 속하고 뒤의 여섯 개는 음(陰)과 유(柔)에 속하는데 이 음과 양을 조화 있게 배합하여 자오(子午)와 축미(丑未)와 인신(寅申)과 묘유(卯酉)와 진술(辰戌)과 사해(巳亥)로 한 것이다.

이에 오행의 상생 순서에 맞춰 배열하면 위에서 설명한 것과 같이 된다고 본다.

또 하나는 삼음과 삼양과 육기에는 정화(正化)와 대화(對化)라는 서로 같지 않은 것이 있다. 정화는 육기의 본기(本氣)를 생산하는 하나의 방향을 가리키며, 대화는 그 마주보는 면에서 작용을 받거나 또는 서로 영향을 주는 한쪽 방향을 가리키는 것이다.

지지(地支)에서 인(寅)과 묘(卯)와 진(辰)은 동방에, 사(巳)와 오(午)와 미(未)는 남방에, 신(申)과 유(酉)와 술(戌)은 서방에, 해(亥)와 자(子)와 축(丑)은 북방에 위치한다.

여기서 오(午)의 위치는 정남방(正南方)인데 남방은 화위(火位)이니 군화(君火)는 오(午)에서 생겨나그 또한 오(午)에서 정화(正化)작용이 일어난다.

오(午)의 맞은편에서 작용을 받는 한 방향은 자(子)이므로 대화(對化)는 자에서 일어난다. 이에 자(子)와 오(午)는 모두 소음군화(少陰君火)에 속하게 된다.

이하 오기(五氣)의 정화(正化)와 대화(對化)의 관계를 이러한 방법으로 유추하는 것이다.

곧 묘(卯)와 유(酉)년은 모두 양명조금(陽明燥金)으로 유(酉)는 정화가 되고 묘(卯)는 대화가 되고 인(寅)과 신(申)년은 모두 소양상화(少陽相火)인데 인(寅)은 정화가 되고 신(申)은 대화가 되고 사(巳)와 해(亥)년은 모두 궐음풍목(厥陰風木)인데 사(巳)는 정화가 되고 해(亥)는 대화가 되며 진(辰)과 술(戌)년은 모두 태양한수(太陽寒水)인데 술(戌)은 정화가 되고 진(辰)은 대화가 되며 축(丑)과 미(未)는 도두 태음습토(太陰濕土)인데 미(未)는 정화가 되고 축(丑)은 대화가 되는 것과 같다.

아래는 12지지(十二地支)가 삼음·삼양·육기와 배합되는 표이다.

地支	子午	丑未	寅申	卯酉	辰戌	巳亥
三陰三陽	少陰	太陰	少陽	陽明	太陽	厥陰
六氣	君火	濕土	相火	燥金	寒水	風木

천간과 지지를 결합시켜 해와 달과 날을 기록하다

옛부터 동양에서는 천간과 지지를 차례로 배합하여 해〔年〕와 달〔月〕과 날〔日〕을 기록하는 데 사용했다.

또 의학(醫學)을 운용하는 데도 간지(干支)를 이용하여 음양을 분류하는 데 사용하여 왔다.

그 방법은 천간과 지지를 순번에 따라 결합시켜 한 번 끝나면 다시 반복시켜서 연결하는 방법을 택했다. 곧 천간의 숫자는 여섯 번 반복하고 지지의 숫자는 다섯 번을 반복하면 60년이 되고 일갑자(一甲子)가 되어 다시 처음으로 돌아오는 방법이다.

아래에 천간과 지지가 서로 어울려 이루는 표를 참고해 보자.

〈육십갑자표(六十甲子表)〉

甲子	乙丑	丙寅	丁卯	戊辰	己巳	庚午	辛未	壬申	癸酉
甲戌	乙亥	丙子	丁丑	戊寅	己卯	庚辰	辛巳	壬午	癸未
甲申	乙酉	丙戌	丁亥	戊子	己丑	庚寅	辛卯	壬辰	癸巳
甲午	乙未	丙申	丁酉	戊戌	己亥	庚子	辛丑	壬寅	癸卯
甲辰	乙巳	丙午	丁未	戊申	己酉	庚戌	辛亥	壬子	癸丑
甲寅	乙卯	丙辰	丁巳	戊午	己未	庚申	辛酉	壬戌	癸亥

이상이 천간과 지지를 순서대로 배열하여 일갑자(一甲子 : 60년)를 이룬 것이다.

오운(五運)이란

오운(五運)이란 목(木) 화(火) 토(土) 금(金) 수(水)의 운(運)을 뜻하는 약칭이다.

일상적으로 자연계에서 1년마다 네 계절의 기후 변화가 오는데 그것은 봄이 가면 여름이 오고 여름이 가면 가을이 오고 가을이 가면 겨울이 오고 겨울이 끝나면 다시 봄이 오는 순환의 법칙에 따라서 온다.

1년의 네 계절을 오행(五行)의 상생개념에 귀속시켜서 춘목(春木)·하화(夏火)·장하토(長夏土)·추금(秋金)·동수(冬水)로 규정한 것이 오운이다.

1년의 네 계절에 따라 기후가 변화하고 순환하는데 일이 그치지 않는 것은 목(木) 화(火) 토(土) 금(金) 수(水) 오행(五行)이 서로 연속적으로 이어받아서 순환하고 운행되는 것을 뜻한다.

대운(大運)

대운(大運)이란 매년 그 해의 세운(歲運)을 주관하는 것이다. 다시 말하면 각각의 해에 일어나는 기후 변화와, 그에 따라서 발생하는 인체 장부의 기능의 순환에서 변화를 보이는 일반적인 현상을 뜻한다.

이 대운(大運)을 이용해서 그 해의 전 기간 동안 일어나는 기후 변화의 상황과 장부(臟腑)의 작용을 대체적으로 판단하여 왔다.

대운을 상생의 순리대로 토(土) 금(金) 수(水) 목(木) 화(火)의 다섯으로 나누고 각 운의 특징을 오행의 특성과 일치하게 한다.

예를 들어 금년에 토(土)가 대운을 주관한다면 금년의 기후 변화와 인체 장부의 변화도 토의 특성과 상응하는 것으로 판단하여 표현하는 것이다.

토는 습(濕)한 작용과 밀접한 관계가 있다. 습(濕)은 비(脾)와 위(胃)와 연결되는데 오행에서는 토(土)에 속한다.

이와 같은 방법으로 다른 운도 유추하는 것이다.

대운은 또 옛 사람들이 하늘과 땅이 인간과 서로 응한다는 천인(天人) 합일(合一)의 관념에서 자연계와 연결시켜 인체 장부의 변화와 상응시킨 법칙들이다.

천간(天干)이 오운(五運)으로 화하는 것

천간과 오행을 짝하여 갑을(甲乙)은 목(木), 병정(丙丁)은 화(火), 무기(戊己)는 토(土), 경신(庚辛)은 금(金), 임계(壬癸)는 수(水)가 된다는 것을 앞에서 나열하였다.

오운(五運)의 변화에서는 천간의 음양간(陰陽干) 열 개를 다
시 새롭게 배합하여 또 다른 속성이 있게 해야 하는데 이것을 천
간이 오운(五運)으로 화(化)한다고 하는 것이다.

화(化)란 조화를 일으켜 변화한다는 뜻이며 천간이 오운에서
변화하는 가운데 또 다른 특성을 갖게 되며 아직 변화되지 않은
오행의 속성으로는 그것을 운용해 나갈 수 없음을 뜻하는 것이다.

천간이 오운으로 변화해 가는 방법은 다음과 같다.

천간이 갑(甲)과 기(己)인 해를 만나면 대운은 토운(土運)이
되고, 을(乙)과 경(庚)인 해를 만나면 금운(金運)이 되고, 병
(丙)과 신(辛)인 해를 만나면 수운(水運)이 되고, 정(丁)과 임
(壬)인 해를 만나면 목운(木運)이 되고, 무(戊)와 계(癸)인 해
를 만나면 화운(火運)이 되는 것이다.

무슨 이유로 천간이 오운으로 화(化)했을 때와 오행과 짝했을
때의 그 속성이 일치하지 않는 것인가?

이는 천간이 오행과 짝했을 때는 다섯 방위와 다섯 계절과의 관
계로써 확정했고 오운으로 화했을 때에는 천상(天上)의 변화인 하
늘에 있는 성신(星辰)과의 변화에 근거하여 확정했기 때문이다.

이에 대해 '내경(內經) 제67편'에 '단천(丹天 : 붉은 하늘)의
기(氣)는 우성(牛星)과 여성(女星)과 무(戊)의 한계를 지나고
금천(黔天 : 누런 하늘)의 기는 심성(心星)과 미성(尾星)과 기
(己)의 한계를 지나고 창천(蒼天 : 푸른 하늘)의 기는 위(危)·실
(室)·유(柳)·귀(鬼)성을 지나고 소천(素天 : 하얀 하늘)의 기는
항(亢)·저(氐)·묘(昴)·필(畢)성을 지나고 현천(玄天 : 검은 하
늘)의 기는 장(張)·익(翼)·누(婁)·위(胃)성을 지난다. 이른바
무(戊)와 기(己)의 한계라는 것은 규(奎)·벽(壁)·각(角)·진
(軫)성의 위치이며 하늘과 땅의 문호(門戶)이다.'라고 했다.

여기서 말하는 단천(丹天)은 화기(火氣)이고 금천(黔天)은
토기(土氣)이고 창천(蒼天)은 목기(木氣)이고 소천(素天)은
금기(金氣)이고 현천(玄天)은 수기(水氣)이다.

이 곳에서 거론한 우·여·심·미·위·실·유·귀·항·저·묘·필·
장·익·누·위·규·벽·각·진은 28수(二十八宿)의 별 이름이다.

본래 28수에서 角·亢·氐·房·心·尾·箕의 일곱은 동방의 별이
고, 斗·牛·女·虛·危·室·壁의 일곱은 북방의 별이고, 奎·婁·
胃·昴·畢·觜·參의 일곱은 서방의 별이고, 井·鬼·柳·星·張·
翼·軫의 일곱은 남방의 별이다.

이 28수는 천체상의 항성(恒星)이며 28수가 분포해 있는 위치
는 해와 달과 오성(五星 : 木·火·土·金·水)이 순행하는 황도상
(黃道上)으로 황도를 따라서 동남방에서 일어나 북으로 향하고
다시 서로 향하며 남에서 동쪽으로 향하여 돌아서 다시 처음 동
남방의 본래 위치로 돌아오는 것이다.

방위상으로 갑을(甲乙)은 동방이고 병정(丙丁)은 남방이다.
우(牛)와 여(女)는 북방에서 동쪽으로 기운 계위(癸位)에 있으
며 규(奎)와 벽(壁)은 서북방 무위에 해당한다.

앞에서 '단천의 기는 우성과 여성과 무(戊)의 한계를 지난다.'
라고 한 것은 고대의 망기가(望氣家)가 서북방 우(牛)와 여(女)
와 규와 벽의 사이에서 화기운(火氣運)을 발견했기 때문이며 이
에 무(戊)와 계(癸)가 화운(火運)을 주관하게 되는 것이다.

심(心)과 미(尾)는 동방에서 북으로 기운 갑(甲)의 위치에 해
당하고 각(角)과 진(軫)은 동남방 기(己)의 위치에 해당하는데
'금천의 기는 심성과 미성과 기(己)의 한계를 지난다.' 라고 한 것
은 망기가(望氣家)가 동남방의 심(心)과 미(尾)와 각(角)과 진
(軫)의 사이에서 토기운(土氣運)을 볼 수 있었기 때문이며 이로
인해 갑(甲)과 기(己)가 토운을 주관하게 된 것이다.

위(危)와 실(室)은 북방에서 서쪽으로 기운 임위(壬位)에 해당
하고 유(柳)와 귀(鬼)는 남방에서 서쪽으로 기운 정위(丁位)에 해
당하는데 이것은 '창천의 기는 위·실·유·귀성을 지난다.' 라고 한
것에서 보듯 옛날의 망기가들이 서남 서북방인 위(危)와 실(室)과
유(柳)와 귀(鬼)의 사이에서 목기(木氣)를 볼 수 있었기 때문이
며 이로 인하여 정(丁)과 임(壬)이 목운(木運)을 주관한다.

항(亢)과 저(氐)는 동방에서 남쪽으로 기우는 을위(乙位)에
해당하고 묘(昴)와 필(畢)은 서방에서 남으로 기우는 경위(庚
位)에 해당하는데 이것은 '소천의 기는 항·저·묘·필성을 지난
다.'라고 했듯이 서남과 동남방인 항(亢)과 저(氐)와 묘(昴)와
필(畢)의 사이에서 금기운(金氣運)을 볼 수 있었기 때문이며 이
로 인하여 을(乙)과 경(庚)이 금운(金運)을 주관하게 된 것이다.
  장(張)과 익(翼)은 남방에서 동으로 기운 병위(丙位)에 위치
하고 누(婁)와 위(胃)는 서방에서 북으로 기운 신위(辛位)에 해
당하는데 이것은 '현천의 기는 장·익·누·위성을 지난다.'라고 했
듯이 동남과 서북방인 장(張)과 익(翼)과 누(婁)와 위(胃)의 사
이에서 수기(水氣)를 볼 수 있었기 때문이며 이로 인하여 병(丙)
과 신(辛)이 수운(水運)을 주관하게 된 것이다.
  또한 명(明)나라 때의 내경 주석가인 장개빈(張介賓)은, 정월
에 세우는 천간이 오행의 상생(相生)에 따라 화(化)한다는 설법
(說法)을 제시했다.
  그의 '유경도익(類經圖翼)'에는 '월건(月建:首建, 頭建)이
란 오직 정월을 들어서 법으로 삼는다. 예를 들어 갑기(甲己)의
해에는 정월에 병인(丙寅)을 처음 월건(月建)으로 내세우는데
병(丙)은 화(火)의 양(陽)이고 화가 토(土)를 낳으므로 갑기(甲
己)는 토운(土運)이 된다. 을경(乙庚)의 해에는 정월에 무인(戊
寅)을 수건(首建)으로 하는데 무는 토의 양이고 토가 금(金)을
낳으므로 을경은 금운이 된다. 병신(丙辛)의 해에는 정월에 경인
(庚寅)을 수건으로 하는데 경(庚)은 금의 양이고 금이 수(水)를
낳으므로 병신(丙辛)은 수운(水運)이 된다. 정임(丁壬)의 해에
는 정월에 임인(壬寅)을 수건으로 하는데 임(壬)은 수(水)의 양
이고 수는 목(木)을 낳으므로 정임(丁壬)은 목운(木運)이 된다.
무계(戊癸)의 해에는 정월에 갑인(甲寅)을 수건으로 삼는데 갑
(甲)은 목의 양이고 목은 화를 낳으므로 무계(戊癸)를 화운(火
運)이 된다. 이상의 오운(五運)은 정월의 월건(月建)으로부터
나온 것이다.'라고 했다.

주운(主運)

주운(主運)이란 그 해의 운(運)을 주관하는 것을 뜻한다.

매년의 기후는 항상 규칙적인 변화가 있는데 이러한 변화는 기본적으로 해마다 변하지 않고 고정되어 있다. 이러한 것을 주운(主運)이라고 한다.

매년의 주운은 목운(木運)·화운(火運)·토운(土運)·금운(金運)·수운(水運)의 다섯 가지로 나눈다. 각 운의 특성은 오행의 특성과 일치한다.

1년 중 어떤 한 단계의 시간을 어떤 하나의 주운이 일을 관장하는 것을 말한다. 이 한 단계의 시간에서 일어나는 기후 변화와 인체 장부의 변화는 그와 상관 있는 오행의 특성으로 표출되어 나타난다.

예를 들면 이 한 단계의 시간이 목운(木運)이 주관하는 데에 속하게 되면 이 한 단계의 시간은 기후 변화상 풍(風)의 작용과 밀접한 관계가 있게 되고, 인체 장부에서는 간의 작용과 관계가 있게 된다.

다른 운(運)도 이와 같이 적용하여 유추해 낼 수 있는 것이다.

주운(主運)의 계산 방법

주운(主運)은 다섯 보(步)로 나뉜다. 이에 1년 속에서, 돌아가며 나타나는 다섯 계절(네 계절에 장하(長夏)를 포함)을 나누어 맡는데 매 보(步)가 주관하는 시간은 매 운계(運季 : 운의 끝)의 시간인 73일 5각(刻)이다.

주운이 다섯 보(步)로 움직여가는 것을 계산하는 방법은, 매년 대한(大寒)날부터 시작하여 목(木) 화(火) 토(土) 금(金) 수(水)의 오행상생(五行相生)의 순서에 따라 옮겨 가는 것을 계산한다.

곧 목운은 모두 대한(大寒)날에 일어나고 화운은 춘분(春分) 후 13일 만에 일어나는데 해마다 이와 같이 진행된다. 다만 시간 상으로 말하자면 해마다 약간씩 차이가 있게 된다. 아래에 각 해마다 주운이 교체되는 시각(時刻)을 간략하게 소개한다.

① 자(子)년·진(辰)년·신(申)년
초운(初運 : 木) : 대한일(大寒日) 인시(寅時) 초초각(初初刻)에 일어난다.
이운(二運 : 火) : 춘분(春分) 후 13일째 되는 날 인시 정일각(正一刻)에 일어난다.
삼운(三運 : 土) : 망종(芒種) 후 10일째 되는 날 묘시(卯時) 초이각(初二刻)에 일어난다.
사운(四運 : 金) : 처서(處暑) 후 7일이 되는 날 묘시 정삼각(正三刻)에 일어난다.
오운(五運 : 水) : 입동(立冬) 후 4일째 되는 날 진시(辰時) 초사각(初四刻)에 일어난다.

② 축(丑)년·사(巳)년·유(酉)년
초운(初運 : 木) : 대한날 사시(巳時) 초초각에 일어난다.
이운(二運 : 火) : 춘분 후 13일째 되는 날 사시 정일각(正一刻)에 일어난다.
삼운(三運 : 土) : 망종 후 10일째 되는 날 오시(午時) 초이각(初二刻)에 일어난다.
사운(四運 : 金) : 처서 후 7일째 되는 날 오시 정삼각(正三刻)에 일어난다.
오운(五運 : 水) : 입동 후 4일째 되는 날 미시(未時) 초이각(初二刻)에 일어난다.

③ 인(寅)년·오(午)년·술(戌)년
초운(初運 : 木) : 대한날 신시(申時) 초초각에 일어난다.

이운(二運 : 火) : 춘분 후 13일째 되는 날 신시 정일각(正一刻)에 일어난다.

삼운(三運 : 土) : 망종 후 10일째 되는 날 유시(酉時) 초이각(初二刻)에 일어난다.

사운(四運 : 金) : 처서 후 7일이 되는 날 유시 초정삼각(初正三刻)에 일어난다.

오운(五運 : 水) : 입동 후 4일째 되는 날 술시(戌時) 초삼각(初三刻)에 일어난다.

④ 묘(卯)년 · 미(未)년 · 해(亥)년

초운(初運 : 木) : 대한날 해시(亥時) 초초각에 일어난다.

이운(二運 : 火) : 춘분 후 13일째 되는 날 해시정일각(正一刻)에 일어난다.

삼운(三運 : 土) : 망종 후 10일째 되는 날 자시(子時) 초이각(初二刻)에 일어난다.

사운(四運 : 金) : 처서 후 7일이 되는 날 자시 정삼각(正三刻)에 일어난다.

오운(五運 : 水) : 입동 후 4일째 되는 날 축시(丑時) 초사각(初四刻)에 일어난다.

이상에서 열거한 12지지(十二地支) 가운데 자(子) 진(辰) 신(申) 인(寅) 오(午) 술(戌)은 양(陽)에 속하므로 그 기록하는 연분(年分)이 모두 양년(陽年)에 속한다. 오행상(五行上)에서도 마찬가지다. 자(子)는 양수(陽水)가 되고 신(申)은 양금(陽金)이 되고 진(辰)과 술(戌)은 양토(陽土)가 되며 인(寅)은 양목(陽木)이고 오(午)는 양화(陽火)가 된다.

축(丑) 사(巳) 유(酉) 묘(卯) 미(未) 해(亥)는 음(陰)에 속하므로 기록하는 연분(年分)이 모두 음년(陰年)에 속한다. 사(巳)는 음화(陰火)가 되고 유(酉)는 음금(陰金)이 되고 축(丑)과 미(未)는 음토(陰土)가 되고 묘(卯)는 음목(陰木)이 되고 해

(亥)는 음수(陰水)가 된다.

양년(陽年)의 초운은 모두 양시(陽時)에서 일어나므로 신(申) 자(子) 진(辰)의 세 양년은 모두 양인(陽寅)에서 일어나고 인(寅) 오(午) 술(戌)의 세 양년도 모두 양신(陽申)에서 일어난다. 음년의 초운은 모두 음에서 일어나므로 사(巳) 유(酉) 축(丑)의 세 음년은 모두 음사(陰巳)에서 일어나고 해(亥) 묘(卯) 미(未)의 세 음년도 모두 음해(陰亥)에서 일어난다.

〈오운이 운을 주관하는 그림〉

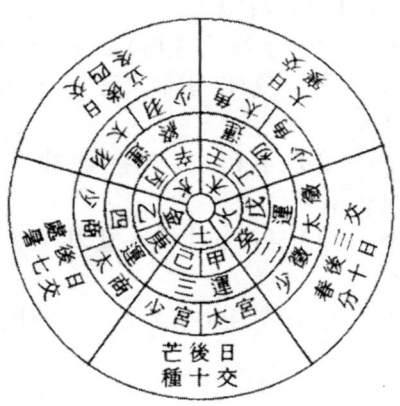

객운(客運)이란 무엇인가

객운(客運)은 매년마다 운행되는 계절 속에서 일어나는, 특수한 변화를 가리킨다. 그것이 비록 매년 돌고 또 돌아 좇을 수 있는 규율이 있지만 10년 안에서는 해마다 서로 같지 않게 마련이다.

마치 객(客)이 왔다가 가는 것과 같아서 객운(客運)이라고 부른다. 매년의 객운은 목운(木運)·화운(火運)·토운(土運)·금운(金運)·수운(水運)의 다섯 종류가 있다.

각 운(運)의 특징은 오행의 특징과 일치한다.

예를 들어 여기 한 계절의 객운이 토운(土運)이라면, 이 운의 계절상 기후 변화는 습한 작용과 밀접한 관계가 있고, 인체 장부상에서는 비(脾)의 작용과 밀접한 관계가 있게 된다.

객운의 계산 방법

객운의 계산은 해당년의 대운(大運)을 기초로 하여 진행된다. 해당년의 대운이 곧 해당년의 객운의 초운(初運)이 된다.

객운의 초운이 해당년의 대운에 비추어 확정된 후부터는 반드시 오행상생(五行相生)의 순서에 의거하여 차례대로 옮겨 간다.

예를 들어 정임(丁壬)년의 대운은 목운(木運)이 되는데, 이로 인해 정임년의 객운의 초운은 곧 목운이 되고, 이운(二運)은 화운(火運), 삼운(三運)은 토운(土運), 사운(四運)은 금운(金運), 오운(五運)은 수운(水運)이 된다.

대운(大運) 주운(主運) 객운(客運)의 관계

대운(大運)이나 주운(主運)이나 객운(客運)의 모두는 오행학설(五行學說)을 운용시켜 천간(天干)에 배합해서 자연계의 기후와 인체 장부의 변화를 추측하는 방법이다.

이들 셋의 작용은, 대운은 해당년의 전 기간 동안의 변화에 대한 모든 정황을 설명하는 것이고, 주운은 1년 중의 각 계절 변화의 일반적인 정황을 설명해 주는 것이며, 객운은 1년 중 각 계절 변화의 특수 정황을 설명해 주는 것이다.

이 셋의 관계에서는 대운을 으뜸으로 하고, 그 다음은 객운이며, 주운에 이르러서는 해마다 같다.

주운을 내세워 말하는 이유 중 하나는 주운에 근거해서 1년 중의 각 계절 변화에서 일반적인 정황을 이해할 수 있기 때문이고,

또 하나는 객운을 분석하는 데 도움을 주기 때문이다.

곧 일반적인 규칙이 없으면 특수한 현상을 인식할 수 없듯이 주운이 없으면 객운도 없게 되는 것과 같다.

육기(六氣)

육기(六氣)는 풍(風)·한(寒)·서(暑)·습(濕)·조(燥)·화(火)의 약칭이다. 육기 중에서 서기(暑氣)와 화기(火氣)는 같은 유에 속하므로 운기(運氣) 중에서 말하는 육기란 운용(運用)하는데 있어서 일반적으로 풍·한·서·습·조·화를 말하지 않고, 풍(風)·한(寒)·조(燥)·습(濕)·군화(君火)·상화(相火)를 말한다.

육기의 기후상 변화는 기본적으로 1년의 네 계절에 걸쳐 음양이 진퇴소장(進退消長)하여 변화해 가는 상황에서 생겨난 것이다. 이 때문에 육기는 일반적으로 삼음삼양(三陰三陽)을 위주로 한 것이며 이것을 12지지(十二地支)와 결합하여 매년 기후의 일반적인 변화와 특수한 변화를 설명하고 계산한 것이다.

매년의 육기는 보통 주기(主氣)와 객기(客氣)의 두 종류로 분류하며 주기는 일정하여 변지 않는 도를 설명하는 데 이용하고 객기는 그의 변화를 설명하는 데에 쓰인다.

이에 객기가 주기 위에 가해져 임하는 것을 '객기가림(客主加臨)'이라고 하는데, 이를 이용하여 기후의 복잡한 변화를 한층 잘 분석해 낼 수 있다.

주기(主氣)의 계산 방법

주기(主氣)와 주운(主運)은 그 뜻이 기본적으로 같으며, 매년 각 계절의 일반적이고 규칙적인 변화를 가리키는 것이다. 이는 해마다 고정되어 있어 변하지 않는 것이므로 주기라고 한다.

주기는 풍(風)·군화(君火)·상화(相火)·습(濕)·조(燥)·한(寒) 등 여섯 종류로 나누는데 그 각각의 특징을 오행에 소속되게 하는 것이다.

절서(節序)에서 어느 한 절기가 어떤 한 주기(主氣)에 의해 주관되는 때라면, 그 절기는 그와 상관 있는 오행의 특성으로 표현될 수 있다.

예를 들어 어떤 절기에서 풍기(風氣)가 주관하는 때라면, 그것은 각 방면에 걸쳐서 목(木)의 특징으로 나타난다.

육기가 때를 주관하는 것은 매년 변하지 않으므로 매년 각 절기의 규칙적인 변화에서 오는 것을 일러 주기라고 한다.

1년을 기후 변화의 특징에 근거하여 24개의 절기로 나눌 수 있는데 입춘(立春) 우수(雨水) 경칩(驚蟄) 춘분(春分) 청명(淸明) 곡우(穀雨) 입하(立夏) 소만(小滿) 망종(芒種) 하지(夏至) 소서(小暑) 대서(大暑) 입추(立秋) 처서(處暑) 백로(白露) 추분(秋分) 한로(寒露) 상강(霜降) 입동(立冬) 소설(小雪) 대설(大雪) 동지(冬至) 소한(小寒) 대한(大寒)이다.

각 절기는 15일 하고 1점(點 : 21.87刻 = 5.25시간)이 더 있다. 주기는 여섯 가지가 있어서 주기가 때를 주관하는 것은 초(初)·이(二)·삼(三)·사(四)·오(五)·종(終)의 여섯 보(步)로 나뉜다. 육기(六氣) 육보(六步)가 때를 주관하는 순서는 오행상생의 순서와 일치하며, 목·화·토·금·수의 순서에 따라 옮겨 간다.

1년 사계절은 봄에서부터 비롯되며 봄은 바람을 주관하고 나무에 속하므로 곧 궐음풍목(厥陰風木)을 처음의 기운(氣運)으로 삼는다.

봄의 목(木)은 화(火)를 낳는다. 그러므로 소음군화(少陰君火)를 두 번째 기운으로 삼는다.

군화(君火)와 상화(相火)는 모두 화(火)에 속하는데 이는 같은 기운은 서로 따르는 것으로 소양상화(少陽相火)를 세 번째 기운으로 삼는다.

화(火)가 토(土)를 낳는다. 그러므로 태음습토(太陰濕土)를 네 번째 기운으로 삼는다.

토(土)가 금(金)을 낳는다. 그러므로 양명조금(陽明燥金)을 다섯 번째 기운으로 삼는다.

금(金)이 수(水)를 낳는다. 그러므로 태양한수(太陽寒水)를 마지막 끝나는 기운으로 삼는다.

주기의 계산 방법은 1년 24절기를 육기 육보(六氣六步) 속에 나누어 소속시키는데 매년 대한날부터 계산하여 네 개의 절기를 한 보(步)로 잡으면 한 보가 60일 하고 87각(刻) 반이 되며 이에 여섯 보(步)가 1년이 된다.

〈육기주시절기도(六氣主時節氣圖)〉

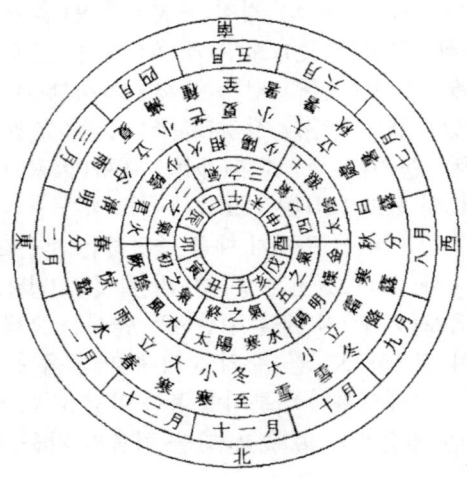

객기(客氣)의 계산 방법

객기란 매년 기후의 특이한 변화를 나타내는 기운(氣運)이다. 이러한 변화를 찾아낼 수 있는 규칙이 있다. 하지만 그것이 해마

다 옮겨 가기 때문에 그것을 특이하다고 한다. 또한 한번 찾아왔
다 간 뒤에도 또다시 일정한 시간이 지난 뒤에 다시 찾아오는 것
이 마치 손님과 같다고 해서 객기(客氣)라고 부른다.

객기는 주기(主氣)와 같이 풍(風)·한(寒)·습(濕)·조(燥)·
군화(君火)·상화(相火) 여섯 종으로 나누는데 그 오행의 특성
도 주기와 똑같다. 다만 같지 않은 점은, 주기는 단지 매년 정해진
계절만 관장하는 반면 객기는 각 해당년의 지지(地支)에 따라 변
화해 가면서 번갈아 사천(司天) 재천(在泉) 간기(間氣)가 되어
각각의 계절의 순서를 관리한다.

객기는 12년을 1주기(週期)로 하여 도는데 이 12년은 해마다
같지 않게 된다. 객기란 각각 연도의 구체적인 변화이다.

객기를 계산하려면 먼저 삼음삼양(三陰三陽)과 사천(司天)·
재천(在泉)·사간기(四間氣)가 무엇인지를 알아야 한다.

삼음삼양은, 음과 양의 본신(本身)을 옛 사람들은 나누었다 합
쳤다 할 수 있다고 생각했다. 합치면 일음일양(一陰一陽)이 되
고 나누면 삼음삼양이 된다. 곧 음과 양의 자신이 모두 함유하고
있는데 그 음과 양의 많고 적음에 따라 그들을 각기 3등분 할 수
있음을 말해 주는 것이다.

음이 셋으로 나뉘면 곧 삼음(三陰)이 되고 양이 셋으로 나뉘면
곧 삼양(三陽)이 된다.

삼음 가운데 궐음(厥陰)이 음기(陰氣)가 가장 적고, 그 다음이
소음(少陰)이며, 태음(太陰)이 음기(陰氣)가 가장 많다. 궐음을
일음(一陰), 소음(少陰)을 이음(二陰), 태음(太陰)을 삼음(三
陰)이라고 부른다.

양도 또한 이와 같아 삼양(三陽) 가운데에서도 소양(少陽)이
양기가 가장 적고, 양명(陽明)이 그 다음이고, 태양(太陽)이 양
기가 가장 성한 것이다. 소양을 일양(一陽), 양명(陽明)을 이양
(二陽), 태양(太陽)을 삼양(三陽)이라고도 부른다.

객기의 계산은 삼음삼양의 순서에 따라서 하는데, 곧 일음〔厥
陰〕, 이음〔少陰〕, 삼음〔太陰〕, 일양〔少陽〕, 이양〔陽明〕, 삼양〔太

陽]을 자(子) · 축(丑) · 인(寅) · 묘(卯) · 진(辰) · 사(巳) · 오
(午) · 미(未) · 신(申) · 유(酉) · 술(戌) · 해(亥)의 12지지(地支)
와 풍(風) · 한(寒) · 습(濕) · 조(燥) · 군화(君火) · 상화(相火)의
육기에 배합하고, 다시 목(木) · 화(火) · 토(土) · 금(金) · 수(水)
의 오행에 배합시켜 계산해 나간다.

　예를 들어 해당년의 지지가 사(巳) 또는 해(亥)인 해라면, 천
간이 무엇이든 상관 없이 모두 삼음삼양 속의 궐음에 짝하고, 육
기 가운데는 풍(風)에, 오행 속에는 목(木)에 배합시키면 된다.
해당년의 지지가 자(子) 또는 오(午)인 해는 천간이 무엇이든 상
관 없이 모두 삼음삼양 중의 소음(少陰)에 짝하고, 육기 중의 군
화(君火), 오행 중의 화(火)에 짝한다.

　이와 같이 하여 자오(子午) – 소음(少陰) – 군화(君火), 축미
(丑未) – 태음(太陰) – 습토(濕土), 인신(寅申) – 소양(少
陽) – 상화(相火), 묘유(卯酉) – 양명(陽明) – 조금(燥金), 진술
(辰戌) – 태양(太陽) – 한수(寒水), 사해(巳亥) – 궐음(厥
陰) – 풍목(風木)의 배합으로 이루어진다.

　육기는 6년에 한 번, 지지는 12년에 한 번씩 돌고 다시 시작하
게 된다.

〈사천재천좌우간기도(司天在泉左右間氣圖)〉

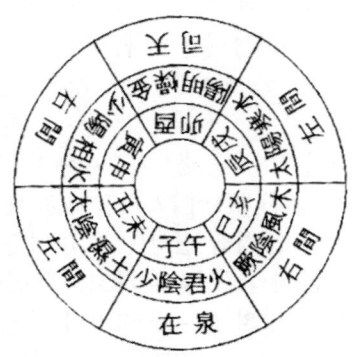

사천(司天) · 재천(在泉) · 사간기(四間氣)

사천과 재천은 해당년의 객기가 그 1년 중에 일을 주관하는 것을 말한다. 매년의 상반기를 주관하는 객기를 사천기(司天氣)라 하고, 하반기를 주관하는 객기를 재천기(在泉氣)라고 하며, 사간기(四間氣)는 사천기와 재천기의 좌우에 있는 기(氣)를 말한다.

앞에서 말했듯이 육기는 육보(六步)로 나뉘어 옮겨 가는데, 사천기가 1보(步)를 점유하면 사천기의 좌변(左邊) 1보(步)는 사천좌간(司天左間)이 되고, 우변(右邊) 1보(步)는 사천우간(司天右間)이 된다.

재천기가 1보를 점유하면 역시 마찬가지로 좌변 1보는 재천좌간(在泉左間)이 되고, 우변 1보는 재천우간(在泉右間)이 된다.

사천의 좌간과 우간과, 재천의 좌간과 우간이 함께 합해 일어난 것이 사간기(四間氣)이다. 사천과 재천에다 좌우의 사간기(四間氣)를 합치면 모두 육기가 된다.

해당년의 객기는 해가 바뀌면 따라 옮겨 가므로 사천 재천 사간기 또한 해마다 같지 않게 된다.

사천과 재천과 사간기의 계산 방법은 다음과 같다.

해당년의 지지가 자(子)와 오(午)인 해를 만나면 그 해를 주관하는 객기는 소음(少陰)－군화(君火)가 되는데, 이 객기가 곧 그 해의 사천기(司天氣)가 된다.

마찬가지로 축(丑)과 미(未)년은 그 해의 객기인 태음습토(太陰濕土)가, 인(寅)과 신(申)년은 소양상화(少陽相火), 묘(卯)와 유(酉)년은 양명조금(陽明燥金), 진(辰)과 술(戌)년은 태양한수(太陽寒水), 사(巳)와 해(亥)년은 궐음풍목(厥陰風木)이 사천기가 된다. 육보(六步) 중 매년의 사천기는 모두 육부 중의 제3보(步)에 있으며, 사천기가 확정되고 나면 재천기(在泉氣)

및 좌우사간기(左右四間氣)는 곧 알 수 있게 된다. 이는 사천기의 마주보는 면이 곧 재천기가 되기 때문이다.

삼음삼양(三陰三陽)의 순서에 보면 사천과 재천 사이에는 다음과 같은 관계가 있다.

사천이 양(陽)이면 재천은 음(陰), 사천이 음이면 재천은 양이 된다. 사천과 재천의 음양은 그들 '음양의 다소'에 따라서 서로 상응(相應)해 간다.

즉 사천이 일음(一陰)이면 재천은 일양(一陽), 이음(二陰)이면 이양(二陽), 삼음(三陰)이면 삼양(三陽), 반대로 사천이 일양(一陽)이면 재천은 일음(一陰), 이양(二陽)이면 이음(二陰), 삼양(三陽)이면 삼음(三陰)으로 짝을 이루는데, 사천과 재천은 서로 그 상반되는 음과 양의 수를 맞추어 응해 간다.

사천기와 재천기가 확정되면 좌우의 사간기도 자연스럽게 확정된다. 경자(庚子)년을 예로 들면 지지(地支)에서 자(子)는 소음군화(少陰君火)에 해당한다. 그러므로 사천기는 소음군화가 된다. 소음은 이음(二陰)이므로 재천기는 이양(二陽)인 양명조금(陽明燥金)이 된다.

삼음삼양의 순서 배열에서 보면 사천 소음의 좌간은 태음(太陰)이 되고, 우간은 궐음(厥陰)이 된다. 또한 재천 양명의 좌간은 태양(太陽), 우간은 소양(少陽)이 된다. 기타의 다른 해도 이에 의거해서 유추한다.

객기(客氣)의 이상 변화

객기에서 사천·재천·좌우간기(左右間氣)는 6년에 한 번씩 돈다. 이것이 객기의 일반적인 변화의 법칙이다. 단 특수한 정황에서는 이상한 정황을 드러내어, 사천기와 재천기가 일반 규율에 의해 돌지 않게 되는데 이것은 '내경소문'의 자법론(刺法論)에서 말한 '불천정(不遷正)' '불퇴위(不退位)'가 그 것이다.

불천정(不遷正)이란 응당 도달해야 할 해당년의 사천기가 도달하지 않는 것을 말하며, 불퇴위(不退位)란 응당 위치를 물러나 옮겨 가야 할 해당년의 사천기가 여전히 머물러 있는 것을 말한다.

예를 들면 어느 한 해가 기해(己亥)년이라고 했을 때, 사(巳)와 해(亥)는 궐음풍목(厥陰風木)에 속한다. 그러므로 그 1년은 궐음풍목이 사천이 된다. 기해년의 다음 해는 경자(庚子)년이며 자(子)와 오(午)는 소음군화(少陰君火)에 속한다. 그러므로 경자년의 사천기는 소음군화이다.

그런데 가령 기해년의 궐음풍목의 기가 남아돌아 그 자리에 머물러서 떠나가지 않게 되면, 막상 경자년이 되었어도 기후 변화는 물론이고 다른 방면에 있어서도 여전히 기해년이 갖고 있던 풍기(風氣)와 목기(木氣)가 나타나게 된다.

이것이 곧 '불퇴위(不退位 : 위치를 물러나지 않음)'이며, 소음군화의 기는 그로 인해 자연히 도달하지 못하게 되니 이것이 곧 '불천정(不遷正 : 정당하게 와야 할 것이 오지 못함)'이다.

사천과 재천의 기가 불천정과 불퇴위의 정황이 있게 되면, 좌우 간기도 자연히 올라가야 할 것이 오르지 못하고 내릴 것이 내리지 못하게 된다.

객기의 오르고 내림이 정상을 잃게 되면 일반적인 규율에 의해 움직이지 못하게 되는데 이것이 곧 이상 현상에 속하는 것이다.

객주가림(客主加臨)

객주가림(客主加臨)이란 객기(客氣)를 주기(主氣) 위에 올려놓는 것이다. 곧 주기와 객기를 함께 올려놓고 비교 분석하고 추측해 내는 것이다.

주기가 1년 중 기후의 일반 변화를 나타내는 반면 객기는 특수한 변화를 나타내는데, 어떤 사물을 연구하든 먼저 일반 변화를 이해해야만 비로소 그 특수한 변화를 충분히 분석해 낼 수 있는 것이다.

이와 같이 매년의 기후 변화를 분석할 때에 반드시 주기와 객기를 대조하여 비교 분석해야 비로소 각종 변화의 법칙을 찾아낼 수 있는 것이다. '객기를 주기 상(上)에 가해서 그 변화를 추측한다.'의 뜻이 이를 뜻한 것이다.

객주가림(客主加臨)의 방법은 당해년 사천의 객기(객기의 세 번째 기)를 주기의 세 번째 기에 가(加)하면 된다.

주기의 첫 번째 기는 궐음풍목(厥陰風木)이고, 두 번째 기는 소음군화(少陰君火)이고, 세 번째 기는 소양상화(少陽相火)이고, 네 번째 기는 태음습토(太陰濕土)이고, 다섯 번째 기는 양명조금(陽明燥金)이며, 마지막 기는 태양한수(太陽寒水)가 된다.

당해년 사천기의 객기를 고정적으로 주기의 세 번째 기에 가하게 되면, 실질적으로는 고정적으로 소양상화 위에 가하는 것이 되고, 서로 합한 후에도 주기의 여섯 보(步)는 움직이지 않으며, 객기의 여섯 보는 매년마다 삼음삼양(三陰三陽)의 순서에 따라 옮겨지게 되어 6년에 한 번씩 돌면서 쉬지 않고 운행한다.

〈객주가림도(客主加臨圖)〉

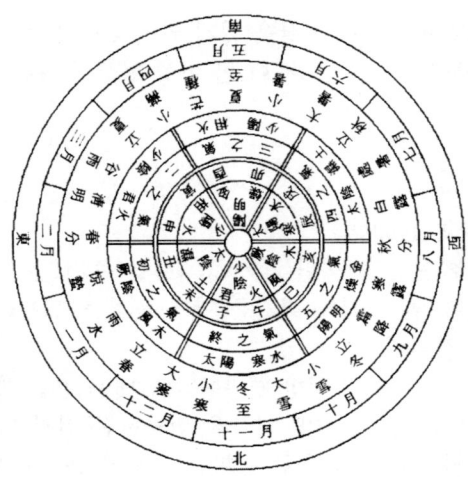

운기상합(運氣相合)

매년의 연호(年號) 위에 모두 하나의 천간과 하나의 지지가 있다. 앞에서 언급했듯이 천간의 작용은 각 년의 운(運)을 분석하는 데 쓰고, 지지는 각 년의 기(氣)를 분석하는 데 쓴다.

다만 운과 기의 양자간에는 고립됨이 없이 항상 서로 작용하고 영향을 미치게 된다. 이러한 정황을 '내경소문' 육원정기대론(六元正紀大論)에서는 '동화(同化)'라고 했다.

운과 기의 사이에는 '동화'의 관계가 있기 때문에 각 년의 전면적인 정황을 분석하려면 반드시 운과 기를 합친 각 년의 간(干)과 지(支)를 결합하여 분석해야 한다.

오로지 운과 기가 서로 합해진 정황에서라야 비로소 각 년의 대체적인 변화의 정황을 분석하고 추측해 낼 수 있는 것이다.

운(運)과 기(氣)의 성쇠

운(運)과 기(氣)의 성함과 쇠함은 오직 운과 기의 오행상극(五行相剋) 관계를 근거로 해야만 측정할 수 있다. 운이 기를 낳거나 혹은 운이 기를 이기는 것을 모두 운(運)이 성하고 기(氣)가 쇠(衰)하다고 한다.

예를 들면 신해(辛亥)년의 연간(年干)은 신(辛)이고, 병(丙)과 신(辛)의 운(運)은 수(水)이다. 그러므로 신해년의 대운(大運)은 수운(水運)이 된다. 신해년의 지지(地支)는 해(亥)이고, 사(巳)와 해(亥)의 기(氣)는 궐음풍목(厥陰風木)이다. 그러므로 신해년 당년의 사천(司天)의 기는 곧 풍목(風木)이 된다.

수(水)와 목(木)의 관계를 놓고 보면 수생목(水生木)이 되니, 곧 운이 기를 낳게 된다. 따라서 신해년 이 한 해는 운이 성하고 기가 쇠(衰)한 해가 된다.

갑진(甲辰)년의 연간은 갑(甲)이고 갑(甲)과 기(己)는 토운(土運)이다. 그러므로 갑진년의 대운은 토운이다. 갑진년의 연지(年支)는 진(辰)이고 진(辰)과 술(戌)은 태양한수(太陽寒水)에 속한다. 그러므로 갑진년 당년의 사천의 기는 곧 한수(寒水)이다.

토(土)와 수(水)의 관계는 토가 수를 이기므로 운이 기를 이기는 해이다. 따라서 갑진년도 역시 운이 성하고 기가 쇠한 해가 된다.

이와는 반대로 기(氣)가 운(運)을 낳거나 혹은 기가 운을 이기면 기가 성하고 운이 쇠하다고 한다.

예를 들면 기해(己亥)년의 연간은 기(己)이고 갑(甲)과 기(己)는 토에 속한다. 그러므로 기해년의 대운은 토운(土運)이다. 연지는 해(亥)이고 사(巳)와 해(亥)는 궐음풍목에 속한다. 그러므로 기해년의 사천기는 풍목이다.

목(木)과 토(土)의 관계는 목이 토를 이기게 되는데 여기서 기가 운(運)을 이겼다. 그러므로 기해년 이 한 해는 기가 성하고 운이 쇠한 해가 된다.

갑자(甲子)년의 연간은 갑(甲)이고 갑(甲)과 기(己)는 토에 속한다. 그러므로 갑자년의 대운은 토운이다. 연지는 자(子)이고 자(子)와 오(午)는 소음군화(少陰君火)가 사천이다. 그러므로 갑자년의 사천기는 군화이다.

화(火)와 토의 관계에서는 화가 토를 낳는다. 그러므로 기가 운을 낳게 된다. 따라서 갑자년은 기가 성하고 운이 쇠한 해가 된다.

각 년의 운과 기의 성쇠(盛衰)를 분별하는 데는 두 가지 목적이 있다.

하나는 운기(運氣)의 성쇠를 근거로 해서 변화의 주(主)와 차(次)를 추측해 내는 데 있다.

'운성기쇠(運盛氣衰)'한 연분(年分)에는 당해년의 변화를 분석할 때, 운(運)을 으뜸으로 삼고 기(氣)를 버금으로 삼는다.

반대로 '기성운쇠(氣盛運衰)'한 해에는 기를 으뜸으로 삼고 운을 버금으로 삼는다.

두 번째 목적은 운기의 성쇠를 근거로 각 년의 복잡한 변화를 한층 잘 추산할 수 있기 때문이다.

상생생극(相生生克)의 관계를 근거로 해서 기가 운을 낳으면 순화(順化)하고, 기가 운을 이기면 천형(天刑)이 되고, 운이 기를 낳으면 소역(小逆)이 되고, 운이 기를 이기면 불화(不和)가 된다.

순화(順化)한 해에는 변화가 비교적 평탄하고, 소역(小逆) 및 불화(不和)인 해에는 변화가 많으며, 천형(天刑)인 해에는 변화가 매우 심하다.

천부(天符)와 세회(歲會)

천부(天符)와 세회(歲會)는 운과 기가 다르게 결합한 정황을 근거로 해서 이름한 것이다.

천부는 동천부(同天符)와 태을천부(太乙天符)로 나뉘고 세회는 다시 동세회(同歲會)로 나뉜다.

일반적으로 천부인 해를 만나면 기후 변화가 비교적 많고, 동천부(同天符)인 해도 이와 같다. 세회(歲會)인 해를 만나면 기후 변화가 비교적 적고, 동세회(同歲會)인 해도 이와 같다. 태을천부(太乙天符)인 해를 만나면 기후 변화가 가장 격렬하다.

천부는, 당해년의 대운(大運)이 같은 해의 사천기(司天氣)와 오행의 속성이 서로 같으면 천부라고 부른다.

기축(己丑)년을 예로 들면, 기축년의 연간(年干)은 기(己)이며 갑(甲)과 기(己)는 토(土)에 해당하므로 기축년의 대운은 토운이 된다. 연지(年支)는 축(丑)이고, 축(丑)과 미(未)년에는 태음습토(太陰濕土)가 사천한다. 그러므로 기축년의 사천기는 태음습토가 된다.

대운이 토이고 당해년의 사천기(司天氣)도 역시 토이니, 대운과 사천기가 오행 속성상 서로 같아 기축년은 곧 천부의 해가 된다.

갑자(甲子)가 1주(周)하는 60년 중에 천부를 만나는 해는 을
묘(乙卯) 을유(乙酉) 병진(丙辰) 병술(丙戌) 정사(丁巳) 정해
(丁亥) 무자(戊子) 무오(戊午) 기미(己未) 기축(己丑) 무인
(戊寅) 무신(戊申) 등 열두 해이다.

세회(歲會)는 당해년의 대운이 연지(年支)의 오행 속성과 서
로 같은 것을 말한다.

을유(乙酉)년을 예로 들면, 을유년의 연간은 을(乙)이며 을
(乙)과 경(庚)은 금(金)에 해당하므로 을유년의 대운은 금이다.
연지는 유(酉)인데 신(申)과 유(酉)는 오행 속성상 금에 속한다.

대운과 연지의 오행 속성이 모두 금이다. 그러므로 을유년은 곧
세회(歲會)인 해가 된다.

갑자(甲子)가 1주(周)하는 60년 중 세회를 만나는 해는 갑진
(甲辰) 갑술(甲戌) 기축(己丑) 기미(己未) 을유(乙酉) 정묘
(丁卯) 무오(戊午) 병자(丙子) 등 8년인데, 그 중에서 기축 기
미 을유 무오 등 네 해는 이미 천부에 속해 있으므로 세회에만 해
당하는 해는 갑진 갑술 정묘 병자 등 네 해 뿐이다.

동천부(同天符)는 연간과 연지가 음양 속성상 모두 양(陽)에
속하는 동시에, 당해년의 대운이 동년(同年)의 재천기(在泉氣)
와 오행 속성상 서로 같을 때를 말한다.

경자(庚子)년을 예로 들면, 연간인 경(庚)은 홀수로 양간(陽
干)에 속하고, 연지인 자(子)도 역시 홀수로 양지(陽支)에 속한
다. 연간과 연지 모두가 양에 속하므로 경자년은 양년(陽年)에
속한다.

경자년의 연간인 경(庚)은 을(乙)과 함께 금(金)에 속하므로
경자년의 대운은 금운(金運)이다. 연지인 자(子)는 오(午)와 함
께 소음군화(少陰君火)가 사천이 되고 양명조금(陽明燥金)이
재천이 된다. 따라서 경자년은 동천부의 해가 된다.

갑자(甲子)가 1주(周)하는 60년 중 동천부를 만나는 해는 갑
술(甲戌) 갑진(甲辰) 갑자(甲子) 경오(庚午) 임인(壬寅) 임신
(壬申) 등 6년인데, 그 중에서 갑진과 갑술의 두 해는 이미 세회

에 속하므로 단독으로 동천부에 속하는 해는 실질적으로 갑자 경
오 임인 임신 등 네 해 뿐이다.

동세회(同歲會)는 연간과 연지가 음양 속성상 모두 음(陰)에
속하는 동시에 당해년의 대운이 동년의 재천기(在泉氣)와 음양
속성상 서로 일치한 때를 말한다.

신축(辛丑)년을 예로 들면, 연간인 신(辛)은 짝수로 음간(陰
干)에 속하고, 연지인 축(丑)도 또한 짝수로 음지(陰支)에 속하
여 연간과 연지 모두가 음에 속한다. 그러므로 신축년은 음년(陰
年)에 속한다. 또 연간인 신(辛)은 병(丙)과 함께 수(水)에 속한
다. 그러므로 대운은 수운(水運)이다.

연지인 축(丑)은 미(未)와 함께 태음습토(太陰濕土)가 사천
이고, 이와 마주하는 태양한수(太陽寒水)가 재천이다. 그러므로
신축년의 재천기는 태양한수이다. 연간과 연지가 모두 음에 속하
고, 대운과 재천기가 모두 수(水)이다. 그러므로 신축년은 동세
회의 해이다.

갑자가 1주(周)하는 60년 중 동세회를 만나는 해는 신축(辛丑)
신미(辛未) 계묘(癸卯) 계유(癸酉) 계사(癸巳) 계해(癸亥) 등
6년이다.

태을천부(太乙天符)는 이미 천부를 만났다가 또 세회가 되기
도 하는 것이다. 즉 어떤 한 해의 대운이 사천기 및 연지(年支)의
오행 속성과 모두 같은 것을 태을천부라고 한다.

무오(戊午)년을 예로 들면, 무오년의 연간인 무(戊)는 계(癸)
와 함께 화(火)에 속한다. 그러므로 무오년의 대운은 화운(火運)
이다. 연지인 오(午)는 자(子)와 함께 소음군화(少陰君火)인 동
시에 오(午)는 또한 오행으로도 화에 속한다.

대운과 사천기와 연지와 오행이 모두 화이다. 그러므로 무오년
은 곧 태을천부의 해이다.

갑자가 1주(周)하는 60년 중 태을천부를 만나는 해는 기축(己
丑) 기미(己未) 을유(乙酉) 무오(戊午) 등 모두 네 해이다.

평기(平氣)와 운(運)

평(平)은 평화이고 기(氣)는 변화이다. 오운(五運)의 기가 평화로워서 그리 큰 변화도 없고, 이미 태과(太過 : 너무 지나침)도 아니고 불급(不及 : 미치지 못함)도 아닌 상태를 '평기(平氣)'라고 말한다. 이러한 해를 만나면 평기의 해라고 부른다.

평기의 추산 방법을 총괄해서 말하면 오행생극(五行生克)의 기초 아래 추산하는데, 구체적인 추산 방법은 대체적으로 두 가지가 있다.

첫째, 운(運)과 기(氣)의 관계를 근거로 해서 추산한다.

평기년(平氣年)인지의 여부는 일반적으로 세운(歲運)의 태과(太過)와 불급(不及)이 같은 해의 사천기(司天氣) 및 연지(干支)의 오행 속성과의 상호 관계에 비추어 확정된다.

운(運)이 태과이지만 기의 억제를 받을 때, 즉 세운이 태과인 해인데 그 해의 사천기가 오행으로 세운과 일종의 상극(相剋) 관계를 이루면 이 1년의 세운은 사천기의 억제를 받기 때문에 태과에 이르지 않으므로 평기(平氣)를 형성하게 된다.

무술(戊戌)년을 예로 들면, 연간(年干)인 무(戊)는 계(癸)와 함께 화(火)에 속하므로 무술년의 대운(大運)은 화운(火運)이 되고, 무(戊)는 홀수인 양간(陽干)이고 양간은 태과이므로 무술년은 화운태과(火運太過)이다.

무술년의 연지(年支)인 술(戌)은 진(辰)과 함께 태양한수(太陽寒水)가 사천기가 되므로 무술년의 사천기는 수(水)이다.

오행에서 수(水)와 화(火)의 관계는 상극 관계로 화운태과가 사천한수(司天寒水)의 억제를 받아서 태과가 되지 못하므로 무술년은 곧 평기(平氣)의 해가 되는 것이다.

갑자(甲子)가 1주(周)하는 동안에 태과가 억제를 받아서 평기를 얻는 해는 무진(戊辰) 무술(戊戌) 경자(庚子) 경오(庚午) 경인(庚寅) 경신(庚辛) 등 6년이다.

운(運)은 불급(不及)이지만 기의 도움을 받을 때는, 즉 세운(歲運)이 불급인 해일지라도 그 해의 사천기가 오행 속성상 대운과 서로 같거나, 혹은 연지(年支)의 오행 속성이 대운과 서로 같으면 이 1년의 세운은 평기를 이룰 수 있다.

예를 들면, 을유(乙酉)년의 을(乙)은 경(庚)과 함께 금(金)에 속하므로 을유년의 대운은 금운(金運)이다. 을(乙)은 짝수인 음간(陰干)이고 음간은 불급에 속하므로 을유년은 금운불급(金運不及)의 해가 된다.

을유년의 연지는 유(酉)로 묘(卯)와 함께 양명조금(陽明燥金)이 사천이 된다. 그러므로 을유년의 사천기는 금(金)이다. 금운불급의 해에 같은 해의 사천기가 똑같은 금이라면 곧 사천금기(司天金氣)의 도움을 받아서 불급일 수가 없다. 따라서 을유년은 평기의 해가 된다.

또 신해(辛亥)년을 예로 들면, 연간(年干)이 신(辛)으로 병(丙)과 함께 수(水)에 속한다. 그러므로 신해년의 대운은 수운(水運)이 되고, 신(辛)은 짝수인 음간(陰干)이고 음간은 불급에 속한다. 그러므로 신해년은 수운불급(水運不及)의 해이다.

신해년의 연지(年支)인 해(亥)는 오행상 수(水)에 속한다. 불급한 수운이 연지인 수의 도움을 받아 불급이 될 수 없다. 그러므로 신해년도 또한 평기의 해가 된다.

갑자(甲子)가 1주(周)하는 중에 불급이 도움을 얻어서 평기를 이루는 해는 정묘(丁卯) 을유(乙酉) 정해(丁亥) 기축(己丑) 계사(癸巳) 신해(辛亥) 을묘(乙卯) 정사(丁巳) 기미(己未) 등 모두 아홉 해이다.

둘째, 매년 운이 교체될 때의 연간(年干)과 일간(日干)의 관계를 근거로 해서 추산한다.

앞에서 말했듯이 매년 초운(初運)이 교체되는 시간은 모두 전년의 대한(大寒)날에 교체되는데 운(運)이 교체되는 첫날이 가령 연간과 일간이 서로 합치하거나, 혹은 연간과 시간(時干)이 합치하면 평기(平氣)를 낳는다.

예를 들면, 임인(壬寅)년에 초운(初運)이 교체되는 대한날 첫날의 갑자(甲子)가 정묘(丁卯)가 된다면, 연간인 임(壬)과 일간인 정(丁)은 함께 목(木)에 속하고, 강(剛 : 陽干인 壬)과 유(柔 : 陰干인 丁)가 서로 구제하게 되는데 이것이 곧 연간과 일간이 서로 합쳐지는 것이다. 이 때문에 임인년은 평기년(平氣年)이라고 단정할 수 있는 것이다. 그 밖에 갑(甲)과 기(己), 을(乙)과 경(庚), 병(丙)과 신(辛), 무(戊)와 계(癸) 등이 합쳐지는 것은 모두 평기에 속한다고 할 수 있다.

총괄해서 말하면 천부(天符), 세회(歲會), 동천부(同天符), 동세회(同歲會), 태을천부(太乙天符), 평기(平氣) 등은 모두 운(運)과 기(氣)가 서로 합쳐진 기초 위에 변화된 것이다. 그러므로 오직 운기상합(運氣相合)을 통해야만 비로소 매년의 각종 복잡한 변화를 분석해 낼 수 있는 것이다. 이 때문에 운기학설(運氣學說)을 운용하는 데 있어서는 반드시 운과 기를 결합한 것을 가지고 분석해야만 하는 것이요 별도로 유추해서는 안 되는 것이다.

한의학과 운기학설

해마다의 자연스러운 기후와 질병이 유행하는 일반적인 정황은, 모두 운기학설 중에서 말한 변화의 법칙을 근거로 하여 법을 적용하면 누구나 추측해 낼 수 있다.

오운(五運)으로 말한다면, 목(木)은 초운(初運)이 된다.

초운의 시간은 해마다 대한(大寒)에서 시작해서 춘분(春分) 앞까지이며, 춘계(春季 : 봄)에 해당한다.

목이 하늘에 있으면 풍(風)이 되고 사람에게 있으면 간(肝)이 된다. 해마다 봄에는 기후 변화상으로 풍기(風氣)의 변화가 비교적 많고, 인체에서는 간의 변화가 많아서 간병(肝病)이 비교적 많은 것이 특징이다.

화(火)는 두 번째 운이다. 시간은 청명(淸明)에서 망종(芒種) 앞까지인데 하계(夏季 : 여름)에 해당한다

화는 하늘에 있으면 열(熱)이 되고 사람에게 있으면 심장이 된다. 여름에는 기후가 점차 뜨거워지고, 인체에서는 심기(心氣)가 왕성해져서 심장병(心臟病)이 비교적 많이 발생하는 것이 특징이다.

토(土)는 세 번째 운이다. 시간은 하지(夏至)에서 처서(處暑) 앞까지인데 여름과 가을의 중간인 장하(한여름)이다.

토는 하늘 위에 있으면 습(濕)함이 되고 사람에게서는 비(脾)가 된다. 이 시기에는 기후에 우수(雨水)가 많아서 습기가 많고 인체에는 비기(脾氣)가 많아져서 장(腸)과 위(胃)의 질병이 많은 것이 특징이다.

금(金)은 네 번째 운이다. 시간은 백로(白露)에서 입동(立冬) 앞까지인데 추계(秋季 : 가을)에 해당한다

금이 하늘에 있으면 조(燥)가 되고 사람에게 있으면 폐(肺)가 된다. 가을에는 기후가 건조함이 많고, 인체에서는 폐기(肺氣)가 왕성해져서 호흡기 계통의 질병이 많은 것이 특징이다.

수(水)는 다섯 번째 운이다. 시간은 입동(立冬)에서 시작하여 대한(大寒) 앞까지인데 동계(冬季 : 겨울)에 해당한다.

수는 하늘에 있으면 한(寒)이 되고 사람에게 있으면 신장(腎臟)이 된다. 겨울에는 기후가 한랭(寒冷)함이 심해지고 인체에서는 신기(腎氣)가 왕성해져서 골절(骨節) 방면의 질병이 많고 감기에 걸리기 쉬운 것이 특징이다.

육기(六氣)로 말하면, 주기(主氣)의 맨 처음 기운은 궐음풍목(厥陰風木)이 된다. 시간은 대한에서 경칩(驚蟄)까지 네 절기(節氣)를 포괄하며, 매년의 이른 봄에 해당한다. 그 일반적인 기후 변화는 바람이 많다. 그래서 유행하는 질병 역시 간병(肝病)

이 많은 것이 특징이다.

이기(二氣)는 소음군화(少陰君火)이다. 춘분(春分)에서 입하(立夏)까지 네 절기를 포괄하며, 모춘(暮春 : 늦봄)·초하(初夏 : 초여름)에 해당한다. 기후 변화는 점차 뜨거워져서 심장병이 많은 것이 특징이다.

삼기(三氣)는 소양상화(少陽相火)이다. 소만(小滿)에서 소서(小暑)까지를 포괄한다. 여름에 해당하고 천기(天氣)가 매우 뜨거워져서 심병(心病)과 서병(暑病)이 비교적 많은 것이 특징이다.

사기(四氣)는 태음습토(太陰濕土)이다. 대서(大暑)에서 백로(白露)까지 네 절기를 포괄하고, 늦여름과 초가을에 해당한다. 습기가 많고 비위병(脾胃病)이 비교적 많은 것이 특징이다.

오기(五氣)는 양명조금(陽明燥金)이다. 추분(秋分)에서 입동(立冬)까지 네 절기를 포괄하고 가을과 겨울의 사이에 해당한다. 건조함이 심해서 폐병(肺病)이 많다.

종기(終氣)는 태양한수(太陽寒水)이다. 소설(小雪)에서 소한(小寒)까지이다. 이 때는 엄동설한이라 관절병(關節病)이 많고 감기에 걸리기 쉽다.

이상의 내용으로 보건대 매년 기후의 일반 변화는 춘풍(春風)·하열(夏熱)·장하습(長夏濕)·추조(秋燥)·동한(冬寒)하며, 일반적 발병 정황은 춘간병(春肝病)·하심병(夏心病)·장하비병(長夏脾病)·추폐병(秋肺病)·동신병(冬腎病)이 비교적 많다.

기후 변화와 질병의 유행

각 년 대운의 오행 속성에 근거하여 당해년의 대운(大運)으로 특수 정황을 추측한다.

갑기(甲己)는 토(土)로, 을경(乙庚)은 금(金)으로, 병신(丙申)은 수(水)로, 정임(丁壬)은 목(木)으로, 무계(戊癸)는 화

(火)로 대운이 화(化)한다.

대운이 토(土)이면 이 1년의 기후 변화는 습한 것이 특징이다. 질병은 비병(脾病)이 비교적 많은데, 네 계절 모두 그 일반 변화의 기초 위에 습하고 비병(脾病)이 많은 변화를 나타낸다.

대운이 금(金)이면 이 1년의 기후 변화는 건조하고 질병은 폐병(肺病)이 비교적 많은 법이며, 네 계절 모두 그 일반 변화의 기초 위에 건조하거나 혹 폐병이 많이 발병하게 된다.

각 년 대운의 태과(太過) 불급(不及) 평기(平氣)에 근거하여 추측한다.

세운(歲運)이 태과인 해라면 기후 변화와 유행하는 질병은, 그해 세운 자체의 영향을 고려하는 것 외에도 오행의 상생상극 관계에 근거해서 그것이 이기지 못하는 것을 고려해야 한다.

경자(庚子)년을 예로 들면, 경자년은 대운이 금운(金運)이자 태과인 해에 속한다. 이에 기후상으로는 건조한 것이 특징이고 질병으로는 폐병(肺病)이 많은 것이 특징이다.

또 태과인 해에는 그것이 이기는 것을 고려해야 하는데, 금(金)이 목(木)을 이길 수 있기 때문에 경자년 1년은 기후가 건조한 특징을 고려하는 것 외에 풍(風)의 특수 변화까지도 고려해야 하며, 질병은 폐병(肺病)을 고려하는 것 외에 간병(肝病) 또한 많이 발병하리라는 것을 예상해야 한다.

신축(辛丑)년을 예로 들면, 신축년은 대운이 수운(水運)이자 불급인 해에 속한다. 이로 인해 신축년은 기후상으로는 한랭(寒冷)함이 특징이고 질병으로는 신병(腎病)이 많은 것이 특징이다.

또 불급인 해에는 이기지 못하는 것을 고려해야 한다. 수(水)는 토(土)를 이기지 못하므로 신축년에는 기후의 한랭함을 고려하는 것 외에도 습(濕)으로 인한 특수 변화를 살펴야 하고, 질병은 신병(腎病)을 고려하는 것 외에 비위병(脾胃病) 또한 많을 것임을 생각해야 한다.

태과와 불급에서 다시 승복(勝復)의 문제를 고려해야 한다

이른바 승복(勝復)이란 승(勝)함이 치우칠 정도로 과도하게
되면, 자연계 혹은 인체 중의 모두에서 일종의 보복하는 기운을
그에 상응하게 낳아서, 이 지나친 편승(偏勝)함을 억제한다.

세운(歲運)이 지나치게 과도한 해에는 그가 이기는 것에 대해
영향을 미치지만, 이 영향이 어느 정도에 다다르게 되면, 그것은
곧 복기(復氣)를 생산해서 이 태과하는 운(運)을 제지한다.

예를 들면 경자(庚子)년은 금운태과(金運太過)의 해인데, 금
(金)이 목(木)을 이길 수 있으나 이에 대항해서 오행상제(五行
相制)의 원리에 의해서 화(火)가 금(金)을 제압할 수 있게 된다.
이 때문에 목기(木氣)가 금기(金氣)에 의해서 제압받는 것이 심
한 상황에서, 화기(火氣)가 곧 복기(復氣)로 되어서 이상 현상
을 나타나게 한다. 이로 인해 경자년 안에서 기후상으로는 조(燥)
와 풍(風)의 특징을 고려하는 동시에 화(火)의 변화를 고려해야
하고, 질병상으로는 폐(肺)와 간병(肝病)을 고려하는 동시에 심
병(心病)까지 고려해야 하는 것이다.

또 예를 들자면, 신축(辛丑)년은 수운불급(水運不及)의 해이
다. 그러므로 수(水)가 토(土)에 의해 제약받지만, 이에 상응해
서 목기(木氣)가 복기(復氣)가 되어 나타나서 이상 현상을 드러
내게 된다. 이로 인해 신축년 안에서 기후상으로는 한(寒)과 습
(濕)의 특징만 아니라 동시에 풍(風)의 특징도 고려해야 하며,
질병상으로는 신병(腎病)과 비병(脾病) 뿐만 아니라 동시에 간
병(肝病)까지도 생각해야 한다.

이상과 같이 세운(歲運)이 태과이거나 또는 불급이거나 상관
없이, 일반적으로 모두 본기(本氣) 승기(勝氣) 복기(復氣)의 세
방면으로 고려해야 한다.

태과인 해는 본기 이외에 이기고 못 이기는 것까지 생각해야 하
고 불급인 해는 본기 이외에 역시 이기고 못 이기는 것까지 생각
해야 한다.

그 밖에도 꼭 알아야 할 중요한 사항이 두 가지 있다.

하나는 세운이 태과인 해는 세기(歲氣)가 오는 것이 비교적 이르고, 세운이 불급인 해는 세기가 오는 것이 비교적 느리다는 것이다.

또 하나는 만일 평기(平氣)인 해를 만나면 어떤 정황 하에서라도 그 변화가 일반적으로 모두 상대적으로 감소한다는 것이다.

사천기(司天氣)와 재천기(在泉氣)를 통해 각 년의 기후와 질병상의 변화를 추측한다.

각 년의 기후와 발병의 특수 변화를 추측하려면 반드시 당해년의 사천 재천의 객기를 운용해서 분석해야 한다. 이는 각 년의 기후와 질병 방면의 변화는 당해년의 사천기 재천기와 밀접한 관계가 있기 때문이다. 일반적으로 사천기는 상반기 반년을 주관하고, 재천기는 하반기 반년을 주관한다.

경자(庚子)년을 예로 들면, 경자년의 연지(年支)는 자(子)이고, 자(子)와 오(午)는 소음군화(少陰君火)이므로 경자년은 화기(火氣)가 하늘을 맡아 관리한다. 소음사천(少陰司天)에 마주하는 재천기는 양명조금(陽明燥金)이다.

경자년은 군화(君火)가 하늘을 맡고, 조금(燥金)이 땅에 있게 되어 상반기 반년은 화기(火氣)가 일을 주관하고, 후반기 반년은 조기(燥氣)가 용사(用事)한다.

기후상으로 말하면 상반년은 평상시에 비해서 열기(熱氣)가 조금 더할 것이고, 후반년은 조기(燥氣)가 조금 더할 것이다.

질병은, 상반년은 열병(熱病)인 심병(心病)이 많을 것이고, 하반년은 조병(燥病)인 폐병(肺病)이 비교적 많을 것이다.

여기서 주의해야 할 것은 사천기가 비록 상반년을 주관하기는 하지만, 총체적인 정황으로 보면 사천기는 재천기와 간기(間氣)에 영향을 미쳐서 한 해를 주관한다.

따라서 지진요대론(至眞要大論)편에서 '해를 주관하는 것은 기세(紀歲)이다.'라고 한 것과 육원정기대론(六元正紀大論)편에서 '천기(天氣)가 부족하면 지기(地氣)가 그를 따르고, 지기

가 부족하면 천기가 그를 따른다. … 위가 승(勝)하면 천기가 아
래로 내려오고, 아래가 승하면 지기가 올라서 위로 간다.' 라고 했
던 것이다. 이외에도 또한 사천기와 재천기의 오행상승(五行相
乘)을 고려해서 분석해야 한다.

따라서 육원정기대론편에서 '육기(六氣)의 기화작용(氣化作
用)은 각기 이기지 못하는 곳(자기에게 克制당하는 곳)으로 돌아
가서 화(化)한다. 이에 태음습토(太陰濕土)가 우(雨)로 화하는
데는 태양(太陽)에서 시작하고, 태양한수(太陽寒水)가 화하는
데는 소음(少陰)에서 시작하고, 소음군화(少陰君火)가 열(熱)
로 화하는데는 양명(陽明)에서 시작하고, 양명조금(陽明燥金)
이 화하는데는 궐음(厥陰)에서 시작하고, 궐음풍목(厥陰風木)
의 화는 태음(太陰)에서 시작한다.' 라고 했다.

경자년을 예로 들면 이 1년의 변화는 응당 한 해를 기후상으로
말하면, 상반년은 비교적 더울 것이고 하반년은 비교적 건조하며
이전 해의 기후가 조열(燥熱)한 특징이 있는 것 이외에 풍기(風
氣)의 이상이 있고, 질병에서는 상반년은 심열병(心熱病)이 많
고 하반년은 폐조병(肺燥病)이 많고 한 해의 질병은 심병(心病)
과 폐병(肺病) 이외에 아울러 풍간병(風肝病)이 나타날 것이다.

매년 기후와 질병이 유행하는 정황은 이미 모두 운기학설(運氣
學說)을 운용해서 추측할 수 있다고 했다. 그렇다면 질병 예방과
진단과 치료 방면에서도 각 년의 기후와 질병의 대체적인 정황을
근거로 당연히 운기학설이 중요한 참고가 될 수 있다.

예를 들면, 경자(庚子)년은 응당 천기(天氣)가 비교적 조열(燥
熱)해서 조열증이 매우 많고 풍(風)의 증상까지도 불러일으키기
쉬워서, 질병이 소속하는 장부(臟腑)는 일반적으로 심(心)과 폐
(肺)와 간(肝)의 세 방면이 위주가 된다.

이 때문에 경자년을 만났을 때는 위와 같은 정황을 근거로 해
서 상응하는 예방 조치를 취할 수 있다. 또 그에 따른 인체 건강
에 대한 나쁜 영향을 없애거나 줄일 수 있는 것이다.

질병의 진단과 치료 방면에서도 마찬가지이다.

각 년의 기후에 따른 질병의 변화와 유행하는 정황을 근거로 하여 병인(病因)에 대한 전면적인 분석을 진행할 수도 있다.

한 예로, 경자년에는 질병이 속하는 장부에서 마땅히 심(心)·폐(肺)·간(肝)을 많이 고려해야 하고, 증상으로는 열(熱)하고 조(燥)한 것을 고려해야 할 것이다.

신축(辛丑)년에는 질병이 속하는 장부에서는 마땅히 신(腎)·비(脾)·간(肝)을 고려해야 하고, 증상으로는 한(寒)과 습(濕)한 것을 고려해야 할 것이다.

나머지도 이에 준하여 유추할 수 있다.

기타 운기학설 중에서 말한 각종 내용들, 즉 태과(太過) 불급(不及) 평기(平氣) 천부(天符) 세회(歲會) 동천부(同天符) 동세회(同歲會) 태을천부(太乙天符) 등은 고두 한 가지도 예방과 치료와 진단과 상관 없는 것은 없다.

※이상은 '운기학설의 기초 내용 소개'이다.

원문 자구 색인(原文字句索引)

故春秋冬夏/上232
故取絡脈分肉間/中102
故取盛經分腠/中103
故聚水而從其類也/中97
故取於合/中103
故取兪以寫陰邪/中103
故取井以下陰逆/中103
故治病者/中311,下101
故治不久/下247
故治不法天之紀/上82
故治所以異而病皆愈者/上136
故治有取標而得者/中160
故鍼有懸布天下者五/上264
故快然而不痛/中123
故奪其食卽已/上438
故太過者化先天/中424
故太陽不退位也/下24
故太陰不退位也/下24
故太陰雨化/中436
故太陰爲之行氣於三陰/上301
故痛甚不可按也/上375
故痛而嘔也/上375
故痛而閉不通矣/上376
故偏虛爲跛也/上460
故砭石者/上133
故肺熱葉焦/上418
故肺爲喘呼/中99
故風無常府/上342
故風勝則動/中433
故風熱參布/中360
故風者百病之長也/上404
故風寒在下/中198
故皮者有分部/中54
故下經曰骨痿者/上421
故下經曰筋痿者/上420
故下經曰肉痿者/上421
故下部之天以候肝/上220
高下不相慕/上29
高下之理/中311
高下之宜/上144
故寒甚至骨也/上331
故合於道/上29
故虛實不同/上342

故血易寫/上269
故脇肋與少腹相引痛矣/上375
故形壞而無子也/上32
苦形傷其外/上138
故形藏四神藏五/上107
故或渴或不渴/上348
故環臍而痛也/上384,上443
故後泄腹痛矣/上376
故喉主天氣/上299
故休數日乃作也/上348
故胸痛少氣也/上463
故胸脇痛而耳聾/上309
故喜怒傷氣/上70
穀氣不盛/中125
谷氣通於脾/上81
哭不悲也/下256
穀不入而氣多/中32
穀生於精/上321
穀盛氣盛/中32
曲牙二穴/中62
曲搸上骨穴各一/中74
穀肉果菜/中329
哭泣悲哀/下197
哭泣而淚不出者/下252
曲而過之/中274
穀入多而氣少/中32
穀入多而氣少者/中32
穀入少而氣多者/中32
穀虛氣虛/中32
骨枯而髓減/上418
汨汨乎不可止/上49
骨傷則內動腎/上18
骨髓堅固/上52
骨髓酸痛/中43
骨熱病已止/中43
骨痿血便/上352
骨有度量/中50
骨者髓之府/上166
骨將憊矣/上166
骨節變肉痛/中440
骨節有動/中117
骨正筋柔/上54
工巧神聖/下172

空竅堤閉塞不通/下230
恐內傷脾/上386
攻裏不遠寒/中440
工勿失其法/中36
工不能禁/上111
工不能禁也/上285
工不能禁帝曰/上111
工不能知/下209
恐邪干犯/下46
工常先見之/上272
恐傷腎思勝恐/上75,中206
空積沈陰/中415
共湊於目也/下252
攻之奈何/上346
工之所循用也/下216
工之所疑也/下101
工之所知/下252
恐則氣下/上379
恐則脾氣乘矣/上206
恐則精却/上379
公何年之長而問之小/下197
工候救之/上270
過筋中骨也/中22
裏大膿血/上384
踝上各一行/中100
踝上各一行行六穴/中92
踝上橫二穴/中62
過失序與民作災/下73
寡於畏也帝曰善/中206
過肉中筋也/中22
過者伐之/中274
過者死帝曰善/中442
過者折之/中442
過在手巨陽少陰/上125
過在手陽明太陰/上125
過在足少陽厥陰/上125
過在足少陰巨陽/上125
過在足太陰陽明/上125
過在表裏/下213
過之則內傷/中17
過之則失時也/上356
霍亂刺兪傍五/上294
貫膈絡肺/上184

인 지
생 략

동양학총서[54]

황제내경소문(黃帝內經素問)·하

초판1쇄 인쇄   2004년 8월 20일
초판1쇄 발행   2004년 8월 25일

해역자 : 최형주
펴낸이 : 이준영

회장·유태전
주간·이덕일 / 편집·강유련 / 교정·홍유정 / 기획 영업·한정주
조판·태광문화 / 인쇄·천광인쇄 / 제본·기성제책 / 유통·문화유통북스

펴낸곳 : 자유문고
서울 영등포구 문래동6가 56-1 미주프라자 B-102호
전화·2637-8988·2676-9759 / FAX·2676-9759
홈페이지 : http://www.jayumungo.com
e-mail : jayumg@hanmail.net
등록·제2-93호(1979. 12. 31)

정가 18,000원

※잘못 만들어진 책은 구입하신 서점에서 바꿔드립니다.

ISBN 89-7030-065-1 04150
ISBN 89-7030-000-7 (세트)